IMPRESSUM

LEBEN OHNE KREBS

von A. J. Lodewijkx

Herausgeber:
SENSEI Verlag, Cannstatter Str. 13
71394 Kernen.

Alle Rechte, auch die des auszugsweisen Nachdruckes, der fototechnischen Wiedergabe und der Übersetzung, nur nach vorheriger schriftlicher Genehmigung durch den Herausgeber. Eine Haftung des Verlags, des Vertriebs und der Autoren für Personen-, Sach- und Vermögensschäden ist ausgeschlossen.

Erste Auflage erschienen bei B.V. Naturgeneeskundig Adviesbüro N.G.A.B.
Ermelo, Niederlande

Dritte Auflage, Juli 2007

ISBN 978-3-932576-65-2

Inhaltsverzeichnis:

Einführung	6
Was ist orthomolekulare Heilkunde?	9
Wie ist die heutige Situation?	27
Was für eine Krankheit ist Krebs?	35
Wie werden Menschen krebskrank?	47
Wie ist Früherkennung von Krebs möglich?	86
Der Weg zur Gesundung.	96
Die Vorbereitung.	115
Der Kern.	123
Die große innere Reinigung.	129
Die Wiederherstellung des Blutsäuregrades.	135
Die Nahrung:	139
A: Dr. O. Warburg	139
B: Dr. H. Jung	141
C: Dr. P. G. Seeger 1	142
D: Dr. J. Kuhl	145
E: Dr. L. Wendt	153
F: Dr. J. Issels	160
G: Dr. C. Spengler	169
H: Dr. P. G. Seeger 2	170
I: Dr. W. F. Koch	176
Mehrfach ungesättigte Fette als Bedingung für ein gesundes Leben - Dr. Johanna Budwig.	181
Meine Therapie	188
Die Diät	190
Ergänzende Nährstoffe uvm.	193
Zusammenfassung der wichtigsten Punkte	198
Schadstoffliste	202
Rezepte	205
Literaturverzeichnis	216

EINFÜHRUNG

Schon lange beabsichtigte ich, einige Ratschläge zur Krebsverhütung und Krebsheilung dem Papier anzuvertrauen. Aber wie so oft im Leben, bedurfte es eines Anlasses, diese Absicht in die Tat umzusetzen. Ein Ereignis im Frühling 1985 brachte mich dazu.

Viele vor mir, die ebenfalls von den offiziell anerkannten medizinischen Therapien abwichen, empfanden dasselbe wie ich. Ein Schulmediziner duldet im allgemeinen keine andere Behandlungsweise als die, in der er ausgebildet wurde. Die mit konventionellen Mitteln arbeitenden Mediziner bieten alle Kräfte auf, andere Heilmethoden zu verunglimpfen.

1964 spürte Dr. Issels in der Bundesrepublik, wie groß der Einfluss dieser etablierten Ordnung ist. Ganz zu Unrecht war dieser berühmter Krebsspezialist, der es wagte, auch einmal neue Wege zugehen, einige Monate in Untersuchungshaft, weil man ihn für den Tod zweier Krebspatienten verantwortlich gemacht hatte. In einer Berufungsverhandlung wurde Issels freigesprochen und man billigte ihm eine Haftentschädigung zu.

In den Niederlanden führte der Arzt Moerman fast vierzig Jahre lang einen ähnlichen Streit. Unermüdlich und ganz auf sich selbst gestellt ging er den Weg, den er aus Gewissensgründen gehen musste. Spott und Hohn, Anklagen und Prozesse musste er über sich ergehen lassen. Aber sowohl Issels als auch Moerman gaben nicht auf. Sie konnten und wollten auch nicht anders.

So hat die Geschichte viele Männer und Frauen hervorgebracht, die unermüdlich für ihr Ideal kämpften. Ein anderes Beispiel ist Semmelweis. Als Semmelweis nicht aufhörte, seine Ansichten über die Ursache des Kindbettfiebers zu verbreiten, entließ ihn sein Vorgesetzter Doktor Klein, der Chefarzt des Krankenhauses, in dem Semmelweis arbeitete. Ein solcher Arzt gehöre nicht in seine Klinik. Trotzdem gelang es Semmelweis, ein Referat vor der Wiener Gesellschaft für Medizin zu halten. Bei dieser Gelegenheit rief er »um Gottes willen, waschen sie ihre Hände!« Wer war jedoch dieser Semmelweis, dass er Ärzte hätte verpflichten können, ihre Hände zu waschen? Semmelweis verließ Österreich. Doktor Klein und seine respektierten Mediziner waren einen Kollegen los, der ihren ärztlichen Stand zu diskreditieren versuchte. Die Geschichte hat über Herrn Doktor Kleins Respektabilität geurteilt: Heute ehrt und lobt man Semmelweis seines klaren Geistes wegen. Man betrachtet ihn als einen Helden der Heilkunde. Dennoch war in jener Zeit Doktor Klein ein angesehener und hervorragender Vertreter der Medizin. Und jetzt brüstet sich die Medizin mit ihrem Pionier Semmelweis, obwohl er mit der heutigen orthodoxen Medizin nicht einverstanden war. Ganz im Gegenteil. Klein war der Vorläufer des orthodoxen medizinischen Denkens, das auch heutzutage Urständ feiert. Fortschritte gab es nicht »dank« der »Respektablen« der Medizin, sondern »trotz« der »Respektablen«, denen es immer um die Handhabung ihrer Macht und der traditionellen Interessen ging.

Zunächst brachte man Semmelweis an den Bettelstab, indem die »Respektablen« seiner Epoche sich gegen ihn wandten und ihn als Idioten und Hochstapler verketzerten. Später, als die Ärzte sich trotz dieses Widerstands entschlossen, sich die Hände zu waschen, identifizierte man sich allmählich mit Semmelweis und beschrieb ihn als einen Wegbereiter, mit dem sich die etablierten Mediziner identifizieren dürften.

So erging es auch Männern wie Dr. F. W. Koch und Dr. Max Gerson. In Dänemark kämpfte Frau Kirstine Nolfi für ihre Methode, in den Vereinigten Staaten Professor Linus Pauling. In allen Fällen sahen sich diese Männer und Frauen mit einem Gegner konfrontiert, dem zur Erreichung seiner Ziele alle Mittel recht waren.

Die medizinisch Etablierten fordern eine Art Behandlungsmonopol, wissend, dass diese Forderung von staatlicher Seite unterstützt wird. Noch heute betrachtet man den Patienten als »Leibeigenen", der unbedingt gegen alle Einflüsse, die im Widerspruch mit dem eigenen Denken stehen, geschützt werden muss. Sollte dies vielleicht ein Zeichen der Schwäche sein? Spürt man vielleicht, dass das Bollwerk einzustürzen droht?

Ich habe mich jahrzehntelang auf die orthomolekulare Heilkunde spezialisiert. Diese Heilmethode ist in den Niederlanden ziemlich unbekannt. Der Begründer und Förderer dieses Wissenschaftszweiges ist der amerikanische Professor und zweifache Nobelpreisträger Linus Pauling. Von ihm stammt auch der Begriff »orthomolekular". Pauling hat sich in seinen Artikeln und Büchern sehr für seine orthomolekulare Denkweise eingesetzt und diese viele Ärzte und Naturheilpraktiker in der ganzen Welt populär gemacht. Im Jahre 1980 begann ich mit der praktischen Anwendung bei Patienten, die sich in den meisten Fällen von den herkömmlichen Behandlungsmethode nichts mehr versprachen. Schon bald zeigte sich, welch großartige Auswirkung diese Heilmethode bei schwerkranken Menschen hat. Durch die viel positiven Resultate wuchs allmählich die Zahl der Patienten. In kurzer Zeit entstand eine Warteliste von einigen Monaten. Eine solche Entwicklung erregt natürlich Aufsehen. So lange man Wege geht, bei denen beide Augen zugedrückt werden, wird man in seiner Arbeit kaum gehindert. Diese Wege, bedeuten ja fast oder gar keine Gefahr für die herkömmlichen Therapien.

Gefahr droht, wenn Patienten, die oft jahrelang erfolglos behandelt worden sind, geheilt werden und begeistert die neue Behandlungsmethode verkünden.

Menschen auf eine andere Weise zu behandeln, das wird noch akzeptiert. Aber Menschen nach einer ganz neuen Formel zu heilen, das sollte man unbedingt unterlassen.

Da die orthomolekulare Denkweise in sehr vielen Fällen imstande ist kranken Menschen Hoffnung zu geben, habe ich mich entschlossen, die-ses Buch zu schreiben. Man muss einfach erfahren, dass manches Leiden unnötig ist.

Ermelo   A.J. Lodewijkx

WAS IST ORTHOMOLEKULARE HEILKUNDE?

Beim Wort Heilkunde weiß jeder, was gemeint ist. Wenn ich krank werde, gehe ich zum Arzt. Er wird mich untersuchen und mir meistens eine Arznei zur Bekämpfung meiner Beschwerden verschreiben. Nach einigen Tagen werde ich mich wieder besser fühlen und alles scheint wieder wie früher. Ist die Krankheit komplizierter, muss ich ins Krankenhaus, wo ein Facharzt eine eingehende Untersuchung vornimmt. Man macht Röntgenbilder, eine Blutprobe und eine Harnuntersuchung.

Wenn der Arzt aus dem daraus hervorgehenden Untersuchungsergebnis eine bessere Einsicht in die Art der Krankheit gewonnen hat, wird er seine Behandlungsmethode festlegen. Manchmal entschließt er sich zu einer Operation, manchmal versucht er die Krankheit mit Medikamenten zu heilen.

So stellen wir uns im allgemeinen die Behandlung einer Krankheit vor. Eine Krankheit ist leidig, ärgerlich und kommt immer ungelegen. Vor allem in dieser unserer heutigen, hektischen Epoche, in der wir keine Zeit haben krank zu sein; ein Grund mehr, weshalb wir uns über die aktuellen medizinischen Kenntnisse freuen. Die meisten Krankheiten können wir bekämpfen. Auf welche Weise das geschieht, ist für viele unwichtig; wenn wir bloß nicht zu leiden brauchen. Im Grunde beschäftigen wir uns nie mit Krankheit. Warum auch, wenn wir doch gesund sind? Das wäre doch nur unbequem! Wir haben schließlich keine Zeit. Und sind wir einmal krank, dann gehen wir einfach zum Hausarzt.

Sie werden verstehen, dass eine solche Auffassung mit Heilkunde nichts zu tun hat. Heilkunde bedeutet im Grunde aber, die Kunst jemanden gesund zu lassen! Das ist die Heilkunde in ihrer optimalen Form. Krankheiten und Leiden vorzubeugen, ist jedoch eine Kunst, die nur wenige beherrschen und praktizieren. Sie ist vor allem eine Kunst, die nicht oder kaum unterrichtet wird!

Unsere angehenden Ärzte studieren Medizin. Von krankheitsbekämpfenden Medikamenten wissen sie so gut wie alles. Vielleicht klingt es respektlos, aber auch die Stadtreinigung hat Vertilgungsmittel gegen alle möglichen Arten von Unkraut. Die Leute, die Unkraut vernichten, wissen, dass die Unkrautvertilgungsmittel immer stärker und aggressiver sein müssen, da sich Unkraut auf die Dauer nicht mehr ausrotten lässt und solange weiterwächst, bis dabei auch andere Pflanzen ersticken. Dieser Vergleich trifft zwar nicht ganz zu, aber beinhaltet doch einen Kern von Wahrheit. Nun gibt es, wie ich in meiner Praxis oft erfahre, Menschen, die dem entgegnen: »So etwas dürfen sie von meinem Arzt nicht sagen. Mein Arzt ist doch so ein netter Mensch. Er ist immer für mich da."

Das ist sicherlich sehr wichtig, denn es gibt viele Ärzte, die kaum Zeit für ihre Patienten finden. Hat ein Arzt also Zeit für seine Patienten, so ist das zu begrüßen. Trotzdem möchte ich behaupten, dass unsere Behandlungsweisen nichts taugen. Meiner Ansicht nach gibt es Hunderte, ja Tausende von gutwilligen und gewissenhaften Ärzten, die von ihrer Warte aus alles versuchen, um ihren Patienten zu helfen und falls notwendig, auch zu betreuen. Man sollte jedoch bedenken, dass die herkömmlichen Behandlungsweisen jährlich 17,5 Milliarden Euro kosten und trotzdem kaum erfolgreich sind.

Trotz dieser enormen Summe sterben jedes Jahr mehr Menschen den Krebstod als zu Anfang unseres Jahrhunderts. Die Anzahl der Herz- und Gefäßkrankheiten nimmt zu. Kürzlich erklärte ein Regierungssprecher: im Jahre 2000 gäbe es jährlich 12.000 Herzoperationen. Nie gab ein Land soviel für die Gesundheit seiner Bewohner aus wie heute, andererseits war ein Land auch seinem Bankrott nie so nahe wie es heute der Fall ist. Wenn man die Zahl derer betrachtet, die wegen Krankheit arbeitsunfähig sind, sträuben sich einem die Haare. Mehr als 700.000 Menschen sind erwerbsunfähig geschrieben. Wohin soll das führen? Welcher Betrieb kann existieren, wenn Millionen investiert werden, Gewinne jedoch ausbleiben?

Im Gesundheitswesen gibt es das! Immer mehr Geld, immer größere Krankenhäuser, immer bessere Apparate. Die Resultate werden jedoch immer kläglicher. Patientenvereine schießen wie Pilze aus der Erde. Vereine von Psoriasispatienten, Diabetikervereine, Rheumavereine, usw. Für jede Krankheit gibt es einen Patientenverein und für jedes Übel eine Auffangstelle. Es sind wohlwollende Initiativen von Leuten, die es gut meinen. Viel Arbeit wird ehrenamtlich erledigt. Dennoch scheint vieles umsonst zu sein, denn die Resultate sind auch hier sehr dürftig. Vielleicht sollten wir gemeinsam noch einmal nachlesen, was ich gerade über die Medizin gesagt habe. Wenn wir erkranken, so schrieb ich, dann gehen wir zum Arzt. Wann tun wir das? Die Antwort liegt auf der Hand. »Wenn ich mich nicht wohl fühle", werden Sie sagen. Genau, Sie verstehen mich. Wir waren jedoch schon lange erkrankt, bevor wir Halsschmerzen spürten. Aber wir gehen erst dann zum Arzt, wenn uns die Beschwerden wirklich behindern. Vorher ging es ja noch, obwohl uns schon seit Wochen nicht so ganz wohl war. Wir hatten keinen Appetit. Wir leisteten nichts. Wir gingen zwar noch zur Arbeit und das Familienleben litt auch nicht besonders unter den Beschwerden. Trotzdem war alles etwas anders.

Eine extra Tasse Kaffee, eine extra Zigarette betäuben die alljährlich aufkommenden Schmerzen. Aber dann, diese stechenden Schmerzen, die man nicht mehr los wird. Bei einer Halsentzündung kann man noch rechtzeitig handeln. Wie aber, wenn eine Frau einen Knoten in der Brust hat? Seit Jahren ist sie ständig müde. Man hat ihr gesagt, sie sähe schlecht aus. Sie schläft schlecht. Bis sie eines Morgens erwacht und in ihrer linken Brust, gerade unter der Brustwarze, eine ziemlich harte Scheibe entdeckt. Sie geht zum Hausarzt. Sollte sie krebskrank sein?

Der Doktor schickt sie ins Krankenhaus. Nun kommt das ganze System auf Touren. Es werden Röntgenbilder angefertigt, eine Laboruntersuchung findet statt, und schließlich erfolgt eine Brustamputation.

Wir sind Symptombekämpfer geworden, die sich weitgehend auf die »Folgen" einer Krankheit spezialisiert haben. Symptome bekämpft man mit Medikamenten. Wie in jedem Berufszweig übertrifft ein Arzt dabei den anderen. Man begegnet Ärzten, die diesbezüglich über enorme Kenntnisse verfügen, was man dann ihren Patienten anmerkt.

Ich kenne Patienten, die gegen jedes Leiden Medikamente schlucken; gegen Kopfschmerzen und Schlaflosigkeit; damit sie urinieren oder defäkieren. Ist der Puls zu langsam, dann gibt es ein Medikament. Ist der Puls jedoch zu schnell, dann schluckt man ein anderes. Für jede Beschwerde gibt es Pillen.

Die Aufmachung wird immer moderner. Früher bekam man die Wunderpillen in einem einfachen Karton. Heute erleichtert die moderne Durchdrückverpackung den Gebrauch. Die Tabletten und Kapseln sind bunt. Sie ähnlen Süßigkeiten, mit denen wir manchmal unsere Kinder verwöhnen. In

Wirklichkeit sind es jedoch Giftmischungen. Die heutige Medizin bedeutet, dass Erwachsene sich gegenseitig beschwindeln, nicht mehr und nicht weniger. Man steckt den Kopf in den Sand, betreibt Vogel-Strauß-Politik. Man gibt Geld aus für Arzneimittel, die unseren Körper nur noch schlimmer verseuchen. Man bekämpft die Symptome, aber nicht die Ursachen.

In diesem Zusammenhang ist es interessant zu hören, wie die Vertreter einer solchen Medizin dazu stehen. Neulich behauptete einer von ihnen in einem Zeitungsartikel, dass Quacksalberei in der offiziellen Medizin genau so oft vorkomme wie in der alternativen Heilkunde. Seine Auffassung steht nicht allein. Folgende Zitate aus verschiedenen Quellen belegen dies: »Die heutige Medizin ist in hohem Maße krankheitserregend. Medikamente werden oft zu Unrecht verschrieben. Bei Antibiotika ist dies sogar die Regel. Die Mehrzahl der Kranken könnte ohne Behandlung wieder gesund werden. Dennoch unterzieht man die meisten Patienten einer Behandlung, die oft schädlich und riskant ist. Eine Verringerung der medizinischen Behandlung wäre dem Gesundheitszustand viel zuträglicher."

In Bezug auf die hausärztliche Verabreichung von Medikamenten: »Der Patient wird nicht geheilt, sondern muss nach Einnahme einer bestimmten Pille oder Arznei mit viel ernsthafteren Beschwerden ins Krankenhaus. Oft ist dies die Folge einer Verschreibung von falschen Medikamenten."

Zwischen fünf und sieben Prozent aller Krankenhausaufnahmen stehen im Zusammenhang mit der Einnahme falscher Medikamente. Die Folge kann eine Maskierung der wirklichen Krankheit sein. Es können dadurch sogar andere Krankheiten entstehen. Ein neues Krankheitsbild tritt auf, oder der Wirkung regelmäßig eingenommener Medikamente wird entgegengearbeitet. In den USA sterben jährlich 30.000 Menschen durch Arzneimittelvergiftung.

Und wiederum frage ich mich, wohin dies alles eigentlich führen soll. Interessant ist, was wir zum Beispiel in einem Leitfaden für Ärzte und Verbraucher lesen, der von Van Gennep in Amsterdam herausgegeben wird. In der Einleitung zu diesem Buch schreiben die Autoren: Der Arzneimittelverbrauch in den Niederlanden ist hoch. 1978 kauften die holländischen Konsumenten Arzneimittel im Werte von 1 bis 1,25 Milliarden Euro. Schätzungsweise ein Drittel der erwachsenen Frauen nimmt regelmäßig Medikamente. Bei den Männern greift ein Viertel des öfteren zu Medikamenten. Die Autoren folgern aus ihrer Studie u.a., dass sehr viele Arzneimittel verkauft würden, deren Heilwirkung nicht feststehe oder unwahrscheinlich sei. Sehr oft sei der Gebrauch eines Medikamentes nicht die bestmögliche Lösung eines Problems, sondern dies wäre ein Berufswechsel, eine Änderung der Lebensumstände, oder eher wären eine Veränderung der Lebens- und Eßgewohnheiten zu empfehlen.

Dieser letzten Bemerkung der Autoren stimme ich von ganzem Herzen zu. Es gibt Zeiten und Umstände, wobei man Patienten tatsächlich Medikamente verschreiben sollte. Nicht alle Verordnungen von Medikamenten sollten abgeschafft werden. Betonen möchte ich jedoch, dass es in unserer Gesellschaft einen Überkonsum dieser Mittel gibt, weil unsere Ärzte zu oft auf Medikamente spezialisiert sind, die sie allzu leicht verabreichen. Man bekämpft die Symptome der Krankheiten, die wirklichen Ursachen behandelt man aber nicht

Stellen Sie sich bitte einmal vor, welche Konsequenzen sich aus der Nichtbehandlung unserer Beschwerden ergäben. 1983 lag die Sterberate in den Niederlanden bei 0,82 Prozent. Aber 42,25 Prozent, also fast die Hälfte aller Todesfälle, sind auf Erkrankungen des Herzens und des Kreislaufes zurückzuführen. Als Todesursache übertrafen die Erkrankungen des Herzens und des Kreislaufs den Krebs bei weitem, denn nur 27,3 Prozent aller Todesfälle sind auf »bösartige Neubildungen" zurückzuführen. Man kann sich kaum vorstellen, dass Krebs-, Herz- und Kreislauferkrankungen zu 72,5 Prozent die Todesursache sind. Es sind nicht nur ältere Leute, die von diesen »Killern" umgebracht werden. Kennt doch jeder in seiner eigenen Umgebung Menschen, die in der Blüte ihres Lebens mit diesen Krankheiten kämpfen, daran zugrunde gehen oder bereits daran gestorben sind. Von 100.000 Einwohnern in den Niederlanden fallen 371 den Herz- und Kreislaufkrankheiten und 224 dem Krebs zum Opfer. Das sind insgesamt 595!

Wenn wir davon ausgehen, dass die Niederlande 14 Millionen Einwohner haben, dann bedeutet das, dass jährlich 52.000 Menschen durch Herz- und Kreislauferkrankungen, und mehr als 31.000 durch Krebs dahingerafft werden. Insgesamt sind das mehr als 83.000 Menschen. Das ist die Einwohnerzahl einer mittelgroßen Stadt in den Niederlanden. Eine fast unvorstellbare Realität. Und wiederum muss man sich die Frage stellen: Wohin soll dies eigentlich führen? Ist es nicht an der Zeit, einmal klipp und klar darauf hinzuweisen, dass es so nicht weitergehen kann? Warum schneidet man Tausende von Menschen auf und unterzieht sie einer offenen Herzoperation? Wozu dient eine Behandlung, bei der den Patienten die Haut verbrennt und die Haare ausfallen? Müssen Tausende wirklich durch eine Rheumabehandlung verstümmelt werden?

Es ist an der Zeit, dass wir uns fragen sollten, ob der Schöpfer von Himmel und Erden dies beabsichtigt hat. Auf meinem Schreibtisch stehen oft Geburtsanzeigen. Es sind Anzeigen glücklicher Eltern, die uns mitteilen, dass sie ein gesundes Kind bekommen haben. Wenn wir diese kleinen Erdenbürger in der Wiege liegen sehen, die kleinen Hände, Füße, Nägel und Falten betrachten, dann ist alles wie ein Wunder. Später werden Tausende und Abertausende dieser kleinen Wunder einen zu frühen Tod sterben. Der eine im Alter von vierzig Jahren, ein anderer vielleicht schon als Kind im Vorschulalter. Fest steht, dass nur wenige in hohem Alter zu Grabe getragen werden. Diejenigen, die ein hohes Alter erreichen, werden die letzten Jahrzehnte ihres Lebens mit Medikamenten leben müssen, damit ihr Leben einigermaßen erträglich ist.

Aus diesem Grund, so meine ich, ist es an der Zeit, dieser Medizin, dieser Behandlungsweise eine andere gegenüberzustellen. Eine Methode, die es eigentlich schon immer gab und die im Grunde nicht neu, derzeit jedoch fast völlig verschwunden ist. Die heutige Medizin hat diese alte, aber nie veralterte Sicht völlig verdrängt, sie möchte nichts mehr mit ihr zu tun haben. Es ist eine Auffassung, die oft Aggressionen hervorruft. Und dennoch sollten Sie und ich diese Sicht zur Kenntnis nehmen, wenn wir gesund leben möchten.

In der Bibel lesen wir, dass Gott Himmel und Erde geschaffen hat. Viele Menschen glauben das nicht oder zweifeln an dieser Auffassung. Ich aber glaube wirklich, dass es einen Gott gibt, der die Macht hat, Himmel und Erde zu erschaffen. In diesem Glauben bin ich aufgewachsen, und meine Eltern gehörten einer Glaubensgemeinschaft an. Als ich noch ein Kind war, lasen sie mir aus der Bibel vor, schon früh schickten sie mich in den Kindergottesdienst, wo ebenfalls Texte aus der Bibel vorgelesen wurden, genau wie später in der Konfessionsschule. Deshalb empfinde ich die Bibel als ein sehr schönes Buch, das mir in meinem Leben immer eine große Stütze gewesen ist Aus dieser Sicht arbeite ich gesundheitsfürsorglich. Während meines Studiums bin ich zu der Erkenntnis gelangt, dass die Bibel unseren Lebenspfad erleuchten soll, damit wir erleuchtet werden, auch auf dem Gebiet der orthomolekularen Heilkunde.

Vorausgesetzt, dass ich den tieferen Sinn erfasse, beantwortet die richtige Lektüre der Bibel fast immer all meine Fragen. Wir lesen in der Bibel zum Beispiel, dass Gott dem Menschen »das Kraut, das sich besamt" und »alle Früchte« des Baumes gegeben hat. Auch gebietet Gott dem Menschen, die Erde zu bebauen und zu bepflanzen. Wenn wir über diese Worte nachdenken, dann sollten wir uns fragen, inwiefern wir uns diese Gebote zu Herzen genommen haben.

Versteht der heutige Mensch noch etwas von dem »Kraut, das sich besamt"? Fragen Sie Ihre Mitmenschen, und Sie werden bemerken, dass jeder Ihnen eine andere Antwort geben wind. Fragen Sie jedoch, was Pommes frites, Bockwurst oder Bratwurst bedeutet, dann bekommen Sie gleichlautende Antworten. Die Früchte des Baumes haben sich in Schnaps und Bier verwandelt Die wirklichen Früchte des Baumes sind Scheinfrüchte geworden. Wir können uns mit Recht fragen, was wir mit der Erde gemacht haben. Wir haben die Erde in einen künstlichen Planeten verwandelt, der nur Scheinfrüchte und Ersatzprodukte hervorbringt. Deshalb sind die Menschen auf diesem Planeten nur scheinbar gesund.

Die Erhaltung dieser scheinbaren Gesundheit kostet jährlich mehr als 15 Milliarden Euro. Der heutige Mensch ähnelt dem einst von Gott geschaffenen Menschen überhaupt nicht mehr. Es werden heutzutage Herzen und Nieren implantiert, und bald wird es vielleicht auch möglich sein, ein Gehirn zu transplantieren. Allmählich entsteht eine Kreatur, die nur noch eine Karikatur des ursprünglichen Menschen ist. Diese Entwicklung und der Zerfall des einst schönsten Bauwerks der Schöpfung hat die Augen vieler Menschen geöffnet. Man fängt an, sich der Torheit dieser Entwicklung bewusst zu werden und sie zu bekämpfen. In den Vereinigten Staaten leisteten Professor Linus Pauling, Dr. Abraham Hoffer und Morton Walker Pionierarbeit auf diesem Gebiet. Professor Pauling ist der Begründer des Begriffes »orthomolekular". In der orthomolekularen Heilkunde hat die Nahrung einen zentralen Stellenwert. Pauling beschrieb in der Zeitschrift des amerikanischen Vereins zur Förderung der Wissenschaft, was ihm vor Augen steht. Das Wort 'Ortho' bedeutet 'recht, gerade'. Viele Krankheiten können geheilt werden, indem man die Konzentrationen bestimmter Moleküle im Körper durch orthomolekulare Nahrung ausgleicht In der orthomolekularen Nahrung sind die Nährstoffe in optimalen Mengen vorhanden, und das Hauptanliegen dieser Diät ist es, den Körperzellen auch die optimale Mengen an Nährstoffen zu zuführen, wobei man die großen Unterschiede zwischen den Menschen berücksichtigen muss.

Hinsichtlich der Nahrung müssen wir uns die Frage stellen, was unsere Zellen brauchen. Unsere Zellen benötigen eine lebendige, vollwertige Nahrung voller Vitamine, Mineralsalze, Enzyme und Spurenelemente. Unser Körper braucht keine tote, das heißt künstliche Nahrung. Der deutsche Arzt und ehemalige Nahrungsexperte Professor Dr. W. Kollath definierte den Begriff »lebendige Nahrung« folgendermaßen: »Ganzheit und Frische oder das Natürliche so natürlich wie möglich". Darauf achtet man jedoch heutzutage überhaupt nicht.

Wir bearbeiten alles, was die Natur uns bietet. Wir entnehmen den natürlichen Produkten wichtige Nährstoffe und fügen Fett-, Konservierungs- und Geschmacksstoffe hinzu. Wir ernähren uns heute mit Fabriknahrung statt mit lebendiger Nahrung. Auch Apfelsinen- und Birnensaft werden industriell hergestellt. Die Nahrungs- und Genussmittelindustrie erlebt goldene Zeiten. Wir ernähren uns mit künstlich hergestellten Nahrungsmitteln, aus denen man alle wichtigen Nährstoffe entfernt hat.

Die orthomolekulare Nahrung dagegen verschafft uns möglichst unbearbeitete Nahrungsmittel. Der weltberühmte Schweizer Arzt Dr. Bircher Benner unterstrich bereits die Bedeutung einer solchen Ernährungsweise. Er wies in seinen Büchern und Artikeln darauf hin, dass unsere Nahrung vollwertig und möglichst unbearbeitet sein sollte. Er half Tausenden von Menschen in seiner Praxis und sah, wie sie geheilt wurden. Er war einer der ersten orthomolekularen Ärzte in Europa.

Die orthomolekularen Ärzte und Naturheilkundigen stellen für ihre Patienten eine Diät zusammen, bei denen die Lebens- und Arbeitsumstände berücksichtigt werden. Ein Polizist, der den Großstadtverkehr regelt und stundenlang die mit Benzopyren verschmutzte Luft einatmet, braucht nun einmal eine andere Nahrung als ein Bauer, der seinen Acker auf dem Lande bearbeitet, wo ausreichend Sauerstoff vorhanden ist. Bei der Zusammenstellung einer Diät sollte berücksichtigt werden, ob jemand schwere körperliche Arbeit leistet oder nicht. Orthomolekulare Therapeuten versuchen, Krankheiten und Anomalien ebenfalls durch eine Diät vorzubeugen.

Manchmal habe ich das Gefühl, dass gerade dies der Grund ist, weshalb die orthomolekulare Behandlung so vielen Anfeindungen ausgesetzt ist. Viele Menschen verdienen sich ihren Lebensunterhalt dank der Kranken. Die Wirtschaft würde zusammenbrechen, wenn alle Menschen ihre Ernährung auf Krankheitsvorbeugung abstimmen würden. Auf jeden Fall würden wir die 15 Milliarden Euro, die wir heute für das Gesundheitswesen aufwenden, einsparen.

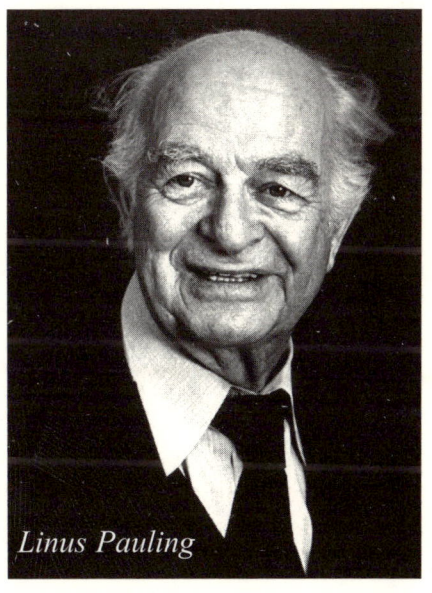

Linus Pauling

Kann man dann noch berechtigterweise behaupten, es gäbe keinen Zusammenhang zwischen Ernährung und Gesundheit beziehungsweise Krankheit? Dennoch behaupteten viele Fachleute immer wieder, ein solcher Zusammenhang zwischen Essen und Trinken einerseits und Krebs andererseits bestünde nicht. Glauben dies denn wirklich gebildete Menschen?

Professor Pauling und andere wiesen in ihren Veröffentlichungen darauf hin, dass es einen realen Zusammenhang zwischen der Ernährung und der Gesundheit gibt. Bircher Benner schuf zu Beginn unseres Jahrhunderts die Grundlage dieses Gedankens, und auch die Bibel spricht ihn von Anfang an aus.

MEINE THERAPIE

Vor vielen Jahren spürte ich morgens beim Aufwachen sekundenlang stechende Schmerzen im großen Zeh. Anfangs achtete ich kaum darauf, aber als die Schmerzen sich immer häufiger einstellten, entschloss ich mich, meinen Hausarzt aufzusuchen. Er stellte fest, dass der Zeh rot, geschwollen und warm war. Seiner Meinung nach handelte es sich um eine Infektion. Er gab mir ein Medikament. Als dieses Medikament die Schmerzen jedoch nicht linderte, gab er mir den Rat, mich röntgen zu lassen. Nachdem das geschehen war, sagte der Röntgenologe, es handele sich um den Anfang einer Arthrose. Auch die Blutuntersuchung deutete daraufhin, und außerdem hätte ich ein Gichtleiden. Man verschrieb mir die üblichen Medikamente und sagte mir, dass die Krankheit sich wahrscheinlich allmählich weiterentwickeln würde. Das war keine erfreuliche Mitteilung. Ich fand es nicht gerade verlockend, mein Leben lang die schmerzstillenden Mittel einnehmen zu müssen.

Ich entschloss mich, auf eigene Faust Dr. Moermans Diät anzuwenden und die Schmerzmittel nicht länger einzunehmen. Das Resultat war erstaunlich. Schon nach drei Wochen verschwanden die Schmerzen. Die rote Schwellung war kaum noch sichtbar. Der Zeh genas, und der ganze Organismus spürte die heilsame Wirkung der gesunden Nahrung. Nach drei Monaten fühlte ich mich wie neugeboren und seitdem ist meine Gesundheit ausgezeichnet.

Dieser Erfolg ermutigte mich, die sogenannte alternative Heilkunde intensiv zu studieren. Schon bald fiel mir auf, dass fast alle Naturkundigen »saubere« Nahrung verordnen. Saubere Nahrung bedeutet »lebendige Nahrung". Die Nahrungsmittel sollen möglichst wenig bearbeitet und dadurch vollwertig sein. Dies ist eine Grundbedingung der Naturheilkunde. Wie gesagt, waren Bircher Benner, Professor W. F. Koch und Dr. Max Gerson Pioniere auf diesem Gebiet. Moerman hat in den Niederlanden ein halbes Jahrhundert naturheilkundlich gearbeitet. In Dänemark arbeitete Frau Dr. Kirstine Nolfi. In der Bundesrepublik Deutschland, wo die Naturheilkunde schon immer eine wichtige Rolle spielte, waren es Dr. Budwig, Dr. Kuhl, Dr. J. Issels, Dr. W. Kollath, Dr. P.G. Seeger, Professor L. Wendt, Professor W.

Zabel, Dr. Hans Nieper und andere. In den Vereinigten Staaten waren es Professor L. Pauling, Dr. R. Passwater, Dr. A. Hoffer und auch die Nahrungsexpertin Adle Davis.

Ich könnte noch Dutzende von führenden Personen nennen, die alle auf die Bedeutung einer gesunden Ernährung hingewiesen haben. Viele von ihnen konzentrierten sich auf die Krebsvorbeugung und Krebsheilung. Ihre Behandlungsweisen zeigten aber auch, dass im Grunde jede Krankheit auf diese Weise geheilt werden kann. Die verordneten Diäten stimmen größtenteils überein.

Trotzdem arbeitet jeder Therapeut aus eigener Sicht. Dr. Budwig betont den von ihr eingehend studierten Gebrauch von mehrfach ungesättigten Fetten. Professor Wendt befürwortet dagegen eine Nahrung mit der richtigen Zusammensetzung der Eiweiße. Dr. Nieper erforschte den Gebrauch von Mineralien und Enzymen.

Viele Forscher und Therapeuten sind Einzelgänger, die bei der Lösung einer Frage nur selten zusammenarbeiten. Sie kennen sich zwar gegenseitig und weisen auch auf die Veröffentlichungen der anderen hin, aber trotzdem arbeiten sie für sich. Sie versuchen selten sich kennen zu lernen. Das führt oft zu paradoxen Situationen. Man erhebt darauf Anspruch, die einzig richtige Behandlungsmethode anzuwenden und kämpft für deren Anerkennung. In den Niederlanden versuchten Dr. Moerman und seine Mitkämpfer, die staatliche Anerkennung der sogenannten Moermantherapie zu erreichen. Wäre dies gelungen, dann hätte die Krankenkasse die Kosten dieser Behandlung tragen müssen. In der Bundesrepublik setzte Frau Dr. Budwig sich bisher ebenfalls ohne Erfolg für eine Anerkennung ihrer Therapie ein. Meiner Meinung nach wäre es nicht zu begrüßen, wenn man die Therapien einzeln anerkennen würde. Weder Moerman noch Budwig, weder Professor Pauling noch Dr. Issels haben die Krebsfrage gelöst Sie alle haben jedoch zur endgültigen Lösung beigetragen. Jeder hat bestimmte Teilgebiete der Frage studiert und erläutert. Gemeinsam kann man einer Lösung der Krebsfrage nahe kommen.

Andererseits ist es fraglich, ob wir uns über die Tatsache, dass die Krankenkassen die Kosten der alternativen Heilmethoden nach deren Anerkennung erstatten würden, freuen sollten. Es ist das gute Recht eines jeden

Menschen, für bestimmte Dinge Anerkennung zu bekommen, aber soll diese Anerkennung dazu führen, dass die Krankenversicherungen die Unkosten erstatten?

Birgt ein solcher Vorgang nicht die Gefahr in sich, die wir der heutigen Schulmedizin vorwerfen? Wie steht es mit der eigenen Verantwortung, seine Gesundheit nicht zu gefährden?

Kann man es sinnvoll nennen, wenn ein Staat 15 Milliarden Euro auf das Gesundheitswesen verwendet und alle Menschen so leben, als hätten sie das ewige Leben hier auf Erden? Sollten wir nicht allmählich begreifen, dass Versicherungsbeiträge nicht gleichbedeutend sind mit Gesundheit? Man darf die von der Krankenkasse erstatteten, unbenutzten Medikamente zur Vernichtung in die Apotheke zurückbringen. Das ist reine Geldverschwendung und bringt nur der Pharmaindustrie einen Gewinn. Soll es den Naturheilmethoden und den natürlichen Heilmitteln genau so ergehen?

Nein, man sollte zwar eine andere, verantwortungsbewusstere Lebensführung propagieren, aber das bedeutet nicht zwangsläufig, dass die Gesellschaft die Kosten für Behandlungen tragen muss, den unser leichtsinniger Lebenswandel oft verursacht

In meiner Therapie übernimmt jeder Patient die Verantwortung für sich selbst Auch wir müssen uns immer wieder vorhalten, dass wir die Pflicht haben, unseren Körper optimal zu versorgen. Diese Tatsache ist ein wesentlicher Bestandteil meiner Therapie und ich betone nachdrücklich die Eigenverantwortung des Menschen.

Es waren nicht Wissenschaftler oder Forscher, die dieses Grundthema, diese Grundlage schufen. Gott gab dem Menschen diesen Auftrag. Er schenkte dem Menschen die Zehn Gebote, in denen er uns beauftragt, unsere Nächsten wie uns selbst und Gott über alles zu lieben.

Es ist unrichtig, uns selbst und andere zu gefährden. Bei dem Wort Gefährdung denken die meisten nicht an Essen und Trinken. Meiner Meinung nach verstößt man gegen dieses Gebot, wenn man täglich 25 Zigaretten raucht, denn das Rauchen hat eine verheerende Wirkung auf den Körper. Wer raucht, verkürzt sein Leben. Ich könnte Hunderte von Beispielen nennen, die verdeutlichen würden, wie wir unsere Gesundheit gefährden. Es wird Ihnen klar sein, dass der Erfolg meiner Therapie vom

Lebenswillen des Patienten abhängt. Der Patient muss verstehen, dass er sich selbst behandeln muss, statt von anderen behandelt zu werden. Er braucht zwar die führende Hilfe eines Arztes oder eines Naturheilkundiger, aber er soll sich an der Behandlung aktiv beteiligen. Viele Menschen sind zwar bereit, etwas für die Gesundheit zu tun, wollen jedoch ihre alten Angewohnheiten nicht aufgeben. Man kann solche Menschen nicht behandeln, denn sie sind nicht bereit, einen aktiven Beitrag an der Behandlung zu leisten.

Meine Therapie basiert größtenteils auf der Arbeit und den Forschungsergebnissen anderer. Da bisher aber niemand außer mir all die Erkenntnisse zusammengefügt hat, nenne ich diese Behandlung »meine« Therapie. Sie bildet sozusagen den letzten Teil eines Puzzles, zu dem andere die restlichen Teile beigesteuert haben.

Zwei Beispiele seien hier erwähnt.

Dr. Bircher Benner, der in der Schweiz lebte und arbeitete, begründete die Rohkosttherapie. Frau Dr. Kirstine Nolfi aus Dänemark betätigte sich ebenfalls auf diesem Gebiet. Ihr Hauptanliegen war es nicht, nur Kranke zu heilen, sondern auch den Krankheiten durch eine verbesserte Nahrung und eine bessere Nahrungsauswahl vorzubeugen.

Damals wusste man ziemlich wenig über Vitamine und Mineralien. Die Forschungen von Dr. Benner und anderen machten deutlich, wie wichtig diese Nährstoffe sind. Dr. Benner sah ein, dass die Gesundheit des Menschen in einem engen Zusammenhang mit seiner Nahrung steht. Man sollte die Natur zu Rate ziehen. Jeder Eingriff in die Natur zieht Folgen für den Menschen nach sich. Sowohl Dr. Benner als auch Dr. Nolfi hielten die tierische Nahrung für schlecht. Die Erfahrung lehrte sie, dass eine aus Obst, rohem Gemüse und gewellten Getreidesorten zusammengesetzte Nahrung sich für die Heilung von Krankheiten sehr eignet. Sie stellten hinsichtlich der schädlichen Stoffe einen Vorschriftenkatalog zur Verbesserung der Nahrung auf. Man sollte den Gebrauch von Kaffee, Tee, Schokolade, Tabak und Alkohol einstellen. Bestimmte chemische Konservierungsmittel sind ebenfalls schädlich. Alle Nahrungsstoffe, die dem Patienten schaden könnten, wurden verboten. Der frischen Luft wurde wegen der idealen Sauerstoffzufuhr besondere Bedeutung beigemessen. Scharfe Gewürze gehörten nicht in ihre Rezepte. Sie beschränkten den Gebrauch von Salz und Zucker und achteten besonders auf das Gleichgewicht zwischen den Säuren und den Basen. Dr. Benner und auch Dr. Nolfi stimmten ihre Diät völlig auf die Krankheit des Patienten ab. Die Natur der Krankheit bestimmte die Wahl der Nahrungsmittel, welche die Mängel oder Fehler der früheren Ernährungsweise ausgleichen und die eigene Abwehr stimulieren mussten. Müsli, nur eines der Rezepte Dr. Bircher Benners, wurde sehr bekannt. Das von Bircher Benner einst zusammen gestellte Apfelmüsli hat sich als Diätmittel äußerst gut bewährt.

DR. J. BUDWIG
Meine Therapie gründet sich ebenfalls auf die Arbeit von Dr. Johanna Budwig. Diese Frau lebt und arbeitet in Freudenstadt. Man hatte sie staatlich beauftragt, die Sicherheit der im Einzelhandel verkauften Speisefette zu überprüfen. Das gab ihr die Gelegenheit, die gesundheitlichen Einflüsse verschiedener Fette zu untersuchen. Sie stellte grundlegende Forschungen an, die den Herstellern von Speisefetten einen Schock versetzten. Diese legten ihr bei ihren Veröffentlichungen möglichst viele Steine in den Weg. Man führte gegen sie Prozesse und bot ihr sogar ein Schweigegeld. Die Welt lernte die aufsehenerregenden Resultate ihrer Untersuchungen durch Vorträge in Europa und in den Vereinigten Staaten kennen und auch durch Veröffentlichungen in Zeitschriften und vor allem durch ihre zahlreichen Bücher. Ihre Krebstherapie, deren Grundlage ihre Untersuchungen auf dem Gebiet der Speisefette sind, rettete vielen Menschen das Leben.

DR. J. KUHL
Dr. J. Kuhl hat ebenfalls einen bedeutenden Stellenwert in meiner Therapie. Die heutige Krebstherapie der Schulmedizin gründet sich auf der unbewiesenen These, Krebs wäre eine örtliche Krankheit, die man örtlich behandeln sollte. Man müsste örtliche, krankhafte Abweichungen, Tumoren genannt, entweder entfernen oder vernichten. Zu diesem Zweck hat man nach Auffassung des bekannten Krebsspezialisten Professor O. Warburg die folgenden Mittel: Chemotherapie, Operation oder Röntgenbestrahlung. Obwohl man die von Professor Warburg veröffentlichten Forschungsergeb-

nisse respektieren muss, bestreiten viele führende Krebsforscher seine von ihm vertretene und immer noch befolgte These.

Ein erklärter Gegner der Bestrahlung ist der bekannte Dr. Med. Dr. Phil. J. Kuhl, der sich auf eine über dreißigjährige Erfahrung in der Krebsbehandlung berufen kann und zahlreiche Untersuchungen vorgenommen hat. Er meint schlichtweg, die Bestrahlung von Krebspatienten sei keine Heilmethode, sondern führe deren Tod herbei. Es ist nämlich unmöglich, nur die Krebszellen zu vernichten. Bei der Bestrahlung werden immer wieder auch viele gesunde Zellen zerstört oder getötet. Man schädigt ebenfalls den Verteidigungsgürtel, den der Körper um den Tumor herum gebildet hat. Das Resultat der Bestrahlung ist oft schlimmer als die Krankheit. Sowohl eine Operation als auch eine Bestrahlung bergen das Risiko der Aussaat in sich. Die einschlägige Literatur und die Statistiken beweisen, dass die Lebenserwaltung der Patienten, die auf diese Weise behandelt werden, nicht länger sondern eher kürzer ist als die Lebenserwartung der nicht behandelten Krebspatienten. Die massive ionisierende Strahlung blockiert, bzw. schädigt oder vernichtet das Zellatmungssystem der Zellenorganellen.

Dr. Kuhl bemühte sich, viele aus der medizinischen Literatur stammenden Argumente gegen die Strahlung hervorzuheben. Er schließt daraus, dass die Bestrahlung ein medizinischer Irrtum ist. Auch erwähnt Kuhl die Tatsache, dass der Geigerzähler drei Monate nach der Behandlung immer noch radioaktive Strahlung bei Krebspatienten anzeigt.

Das Studium der Fachliteratur und die eigenen Erfahrungen bestätigten Kuhl in der Meinung, die Krebskrankheit sei eine allgemeine Vergiftung, die durch einen Überschuss an Milchsäure verursacht wird. Viele kranke Zellen schalten für die eigene Energieversorgung auf einen Gärungsprozess um und produzieren dann diesen Überschuss an Milchsäure. Dank der ausreichenden Sauerstoffzufuhr findet in gesunden Zellen dagegen ein Oxydationsprozess statt. Wenn es einer Zelle durch Giftstoffe aufgrund der Nahrungsaufnahme oder Giftstoffe aus der Luft, also durch innere oder äußere Ursachen an Sauerstoff mangelt, dann wird diese Zelle sich auf einer niedrigeren Stufe entwickeln und auf den Gärungsprozess umschalten. Durch die Gärung entsteht sehr viel Milchsäure, die die Umgebung der Zelle vergiftet. Milchsäure ist ein Abfallstoff, den der Körper normalerweise bei

Muskelarbeit produziert Ein mangelhafter Abtransport dieser Abfallstoffe führt zur Krankheit.
Als Kuhl diesen Prozess begriff, war ihm seine Strategie der Krebsbekämpfung klar. Er bekämpfte die Ursachen auf dreifache Weise:

1. Die Ursachen des Sauerstoffmangels in den Zellen und die Ursachen der Zellschädigung müssen beseitigt werden.
2. Der Überschuss an Milchsäuren muss abtransportiert und der Körper gereinigt werden.
3. Die Abwehrkräfte müssen durch vollwertige Nahrung gestärkt werden.

Kuhl ist nicht der einzige, der diese Behandlungsmethode befürwortet.
Viele Forscher wurden durch ihre Einsicht in diese Materie bekannt. Kuhl erforschte jedoch im Gegensatz zu anderen den Effekt der Milchsäure in der Diät. Auf Grund seiner Arbeit habe auch ich den Milchsäureprodukten einen wichtigen Stellenwert in meiner Therapie eingeräumt. Übermäßige Mengen toxischer Milchsäuren, die sich bei Krebs im Gewebe befinden, werden durch isopathische Milchsäuren leichter und schneller abtransportiert. Im Rahmen dieses Buches würde es zu weit führen, alle Therapeuten eingehend zu beschreiben. Einige möchte ich jedoch erwähnen.

DR. H. NIEPER
Der Internist Dr. Hans Nieper aus Hannover arbeitete über zwanzig Jahre an einer völlig neuen Krebsbehandlung. Seiner Meinung nach gab es eine wichtige Grundregel: nur der eigene Organismus kann den Krebs bekämpfen. Kein Arzt kann das übernehmen. Wenn ein Patient von einer Krankheit befallen ist, muss der Arzt die Abwehrkräfte im Körper des Patienten verstärken. Die Behandlung darf den Patienten nie schwächen. Gegen Ende der fünfziger Jahre begann Dr. Nieper in Zusammenarbeit mit einem Freund nach unschädlichen krebsbekämpfenden Stoffen zu forschen. Er nahm schon damals als Grundlage, dass die Stoffe nicht giftig sein dürften, da der Patient sie über längere Zeit einnehmen müsse.

Eine Krankheit, die sich allmählich entwickelt, wird nur langsam verschwinden. Der Schaden, den die Bestrahlung und die aggressiven, gegen die Krebszelle gerichteten Medikamente dem Patienten zufliegen, ist oft größer als der Genesungseffekt. Außerdem hat die Krebsgeschwulst dem Organismus während der Krankheitsphase schon viel Kraft genommen. Man hat zwar im großen und ganzen den Tumor unter Kontrolle, aber das Gleichgewicht zwischen dem Körper des Patienten und der Krankheit bleibt gestört. Diese Art der Behandlung führt quasi in einen Treibsand, aus dem man selten oder nie wieder herauskommt

Auch Nieper wusste, was es bedeutet, in der eigenen Arbeit von anderen sabotiert zu werden. Obwohl er in seiner Heimat seine Therapie uneingeschränkt anwenden darf, stehen viele seiner Arbeit und seinen Produkten abweisend gegenüber.

1979 verbrachte Frau Rust aus Kalifornien zwecks der Behandlung einer bösartigen Geschwulst an den Eierstöcken drei Wochen in Hannover, sie hatte die übliche Krebsbehandlung mit giftigen Medikamenten abgelehnt. »Nachdem ich gesehen hatte, wie fürchterlich sich diese Stoffe auf andere Patienten auswirkten, vor allem im Falle des meines Erachtens unnötigen Todes von Senator Hubert Humphry, entschloss ich mich, nach Europa zu reisen«, schrieb Frau Rust später. Dr. Nieper schickte sie nach einer dreiwöchigen Behandlung nach Hause, wo sie die nötigen Heilmittel dann weiterhin einnehmen sollte. Übrigens ist es einer der Vorteile der Nieper-Diät, dass die Patienten die Behandlung zu Hause selbständig fortsetzen können. Im Falle von Frau Rust bedeutete das jedoch, dass Nieper seine Medikamente in die Vereinigten Staaten schicken musste. Im März fing die Behörde für Nahrung und Medikamente in New York ein Paket aus Hannover ab, das für Frau Rust bestimmt war. Die Sendung enthielt Bromelaine und Kupfergluconat. (Man kann letzteren Stoff mit Kupferorotat vergleichen.)

Nachdem man sich geweigert hatte, der verzweifelten Patientin das Paket auszuhändigen, wandte diese sich an Henri Waxman, einen Kongressabgeordneten. Waxman hatte nicht den Mut, den Kampf gegen die Behörde für Nahrung und Medikamente aufzunehmen, trotz der Tatsache, dass Kupfergluconat in mehreren, frei erhältlichen Produkten enthalten ist. Der Gesundheitsdienst FDA blieb unerbittlich. Es war dem FDA gleichgültig, dass Niepers Rezepte in der Bundesrepublik vollkommen legal sind. Ein Vertreter der FDA sagte: »Ein Mineralsalzpräparat soll Krebs bekämpfen?

Ich glaube nicht, dass so etwas bei der Krebsbehandlung notwendig ist. Wenn man ein solches Mittel bei der Behandlung der Krankheit benutzt, ist es ein Medikament, und als Medikament ist das Mittel verboten«.

Auf Grund dieser »Logik« werden unschädliche Stoffe verboten, weil sie als Heilmittel benutzt werden. Für Dr. Nieper war dies völlig unverständlich und unangemessen kritisch. »Die Politiker sollten endlich zu der Einsicht gelangen, dass man eine solche Entwicklung nicht aufhalten kann. Ebenso wenig wie man den Durchfall aufhalten kann, indem man den Hintern mit Klebeband versiegelt ... Es kommt doch heraus, und Unterdrückung macht alles eher noch schlimmer. Ich sage offen, dass die Entwicklung ungiftiger Heilmittel dazu führen wird, dass man Behörden und Ärzte übergehen wird. Diese Medikamente werden unmittelbar vom Hersteller zum Konsumenten gelangen. Vielleicht erhält man schon im Jahre 2000 solche Mittel gegen Krebs oder Arteriosklerose im Kaufhaus oder im Supermarkt«, sagte ein selbstsicherer Dr. Nieper.

Die Namen einiger Forscher seien hier noch besonders hervorgehoben: Dr. Max Gerson, Dr. W.F. Koch, die hervorragende Untersuchungen durchführten, der schon erwähnte Dr. P. Seeger und sein Zeitgenosse Professor W. Zabel, Dr. Issels und Dr. Jarvis.

Die Arbeiten dieser Gelehrten dienten als Grundlage meiner Therapie. In den folgenden Abschnitten werde ich ihre Untersuchungen eingehender erörtern.

WIE IST DIE HEUTIGE SITUATION?

Jeden Tag begegne ich in meiner orthomolekular-heilkundlichen Praxis vielen ernsthaft erkrankten Patienten, von denen manche sogar Krebspatienten sind. Die Krebskranken leiden schwer, und man muss sich manchmal fragen, ob dies unvermeidlich ist. Wie viele Menschen fürchten, dieser Krankheit eines Tages zum Opfer zu fallen? Man trifft Krebspatienten in fast jeder Familie. Trotz aller offiziell veröffentlichten Berichte steigt die Zahl der Patienten von Jahr zu Jahr.

Viele Frauen untersuchen jeden Monat ihre Brust nach einer Verdickung oder einem Knötchen. Auch viele Männer fürchten diese Krankheit und stellen heute immer öfter die Frage: »Es ist doch nicht etwa?« Mancher wagt es nicht einmal, den Namen auszusprechen. Manche Menschen grübeln darüber Nächte lang. Es ist schwer, wenn jemand von der Familie im Krankenhaus untersucht worden ist und es sich herausgestellt hat, dass die Geschwulst tatsächlich »bösartig« ist. Dann sieht die Welt plötzlich ganz anders aus. Alle Zukunftshoffnungen sind dahin. Was bleibt einem Menschen, wenn er hört, er habe Krebs? Für die meisten ist diese Krankheit doch gleichbedeutend mit sterben! Es werden heute zwar laut offizieller Verlautbarung viele geheilt, aber wie sieht die Wirklichkeit aus?

Die meisten Menschen assoziieren Krebs immer noch mit dem Tod. Fragen Sie einmal Personen, denen mitgeteilt wurde, sie seien krebskrank. Sie werden Ihnen sagen, wie geschockt sie waren, als sie diese Nachricht erfuhren. Alle Lebensfreude ist dahin und das angsterfüllte Herz stellt Tausende von Fragen. Deshalb möchte ich diese Frage, mit der wir uns alle auseinandersetzen müssen, in dem vorliegenden Buch eingehend behandeln. Es wird höchste Zeit, dass man sich fragt, was mit dem Menschen los ist, wenn eine Krankheit derart um sich greift und Tausende ihr zum Opfer fallen.

Denn alle zuversichtlichen Berichten über verbesserte Behandlungsmethoden zum Trotz sterben immer mehr Menschen an Krebs. Die Sterberate der Krebstoten betrug im Jahre 1900 laut offiziellen Statistiken 3 Prozent. Heute stirbt jeder Vierter an Krebs. Die Krankenhäuser werden immer größer und die Krebskliniken beherbergen immer mehr Patienten. Man hat die Operationstechniken enorm verbessert. Die Pharmaindustrie hat in den letzten achtzig Jahren viele neue Medikamente entwickelt. Die Apparate, mit denen man bestrahlt, sind immer mehr präzisiert worden. Unsere Kenntnisse über diese Krankheit haben sich verbessert. Trotzdem führten bisher alle Verbesserungen nicht zu einer befriedigenden Krebsvorbeugung oder einer völligen Krebsheilung.

Während ich über diese Krankheit schreibe, denke ich an viele Patientinnen und Patienten. Eine Frau hatte dreißig Jahre lang als Nonne in einem Kloster gelebt. Nachdem sie ausgetreten war, entdeckte sie ein Knötchen in der Brust. Ihr Hausarzt schickte sie ins Krankenhaus, wo man ihr nach den üblichen Untersuchungsmethoden die gefürchtete Vermutung, es handle sich um Krebs, bestätigte. Als die rechte Brust amputiert worden war, versicherte man ihr, die Operation hätte gerade rechtzeitig stattgefunden. Man hätte die ganze Geschwulst entfernen können und nach Ansicht der Ärzte gehöre sie zu den wenigen Glücklichen, bei denen keine Anzeichen von Metastasen vorhanden seien. Ein knappes halbes Jahr später entdeckte sie jedoch in der linken Brust eine Verhärtung. Es stellte sich heraus, dass auch diese Verhärtung bösartig war. Man entfernte schleunigst diese Brust und schlug ihr vor, die operierte Stelle zu bestrahlen. Nach 36 Bestrahlungen durfte sie nach Hause. Es wäre fast sicher, dass nichts zurückgeblieben sei. Das gab ihr neue Hoffnung. Die Wirklichkeit sah jedoch anders aus. Einige Monate später stellten sich Beschwerden an der Hüfte ein. Man untersuchte sie abermals. Bösartige Zellen hatten das Skelett angegriffen. Da gab es nur noch eine Möglichkeit der Behandlung: Zytostatika, d.h. giftige Medikamente! Nachdem man ihr diese Stoffe einige Male eingespritzt hatte, begannen ihr die Haare auszufallen. Sie kaufte sich eine Perücke. Ein Jahr später stellte sich heraus, dass auch die zytostatische Behandlung keinen Erfolg brachte.

Eine andere Frau wurde an der Gebärmutter operiert. Drei Jahre zuvor hatte man bereits eine Brust amputiert, aber die Krankheit hatte man durch diese Operation nicht bezwingen können. Im Bauch befand sich ebenfalls eine Geschwulst, die man nicht entfernen konnte. Man teilte ihr mit, nichts mehr für sie tun zu können und schickte sie nach Hause. Völlig ratlos wandte sie sich an einen alternativen Heilkundigen. In ihrem letzten Lebensjahr versuchte sie alles, um geheilt zu werden. Es nützte ihr nichts. Sie starb im Alter von 43 Jahren. So kommen die Patienten tagaus, tagein zu mir. Manchmal sind sie völlig ratlos und haben nur noch eine einzige Frage: »Was muss ich tun, damit ich geheilt werde?« Diese Frage beschäftigt Tausende und Abertausende. Wer hilft mir? Wer kann mich vor dem nahenden Tod retten? Wir lesen mitunter in der Zeitung einen Artikel über eine vielversprechende, neue Methode. Immer wird jedoch hinzu gefügt, dass noch viele Fragen geklärt und viele Versuche angestellt werden müssen, bevor man das Mittel oder die Methode praktisch anwenden könne. Jedes mal werden Hoffnungsschimmer ratloser Patienten zerstört. Sie sagen oft: »Für mich wird das bestimmt zu spät kommen«.

In der ganzen Welt stellt man viele Untersuchungen an und man wendet alljährlich viele Millionen Euro für die mögliche Lösung der Krebsfrage auf. Viele Wissenschaftler sind bestrebt, die Geheimnisse dieser Krankheit zu klären. Zellbiologen erforschen allerlei Eiweißstrukturen, die möglicherweise bestimmte Veränderungen in den Zellen verursachen. Die Bevölkerung spendet jährlich viele Millionen, um die Kosten der sich allmählich zu einer Industrie entwickelnden Krebsforschung zu bestreiten.

Es stehen große finanzielle Interessen auf dem Spiel. Viele Finnen investieren erhebliche Summen in Forschungspläne, die das erlösende Medikament gegen Krebs finden sollen.

Es finden Kongresse statt, auf denen namhafte Wissenschaftler die Krebsfrage diskutieren und Forschungsergebnisse austauschen. Man arbeitet auf allen Gebieten fieberhaft an der Lösung dieses Problems. Jahr um Jahr geht vorbei, und man hat immer noch keine Lösung gefunden. Allmählich verbreitet sich die Ansicht, es werde nie eine Lösung geben. Die Wissenschaft beschwichtigt inzwischen das Volk. Man liest in der Zeitung, dass die Krebsforschung gute Fortschritte mache. Wenn man die optimistischen Äußerungen hört, wundert man sich, weshalb immer noch so viele Menschen an Krebs sterben. Ist der verbreitete Optimismus realistisch? Was bedeuten diese Zahlen dem Krebspatienten? Sie befreien ihn nicht von seiner Krankheit. Es sind immer die anderen, die geheilt werden.

Man kann die Frage stellen, was die heutige Krebsbekämpfung beinhalte. Es gibt Aufklärungsprogramme, und man legt wohlgemeinte Broschüren in die Wartezimmer der Ärzte und Krankenhäuser. Man fordert

Frauen auf, jeden Monat ihre Brust auf etwaige Geschwülste zu kontrollieren. Den Männern wird wegen des häufig vorkommenden Prostatakrebs geraten, darauf zu achten, ob sie problemlos urinieren können.

Die offizielle Aufklärung hinsichtlich der Krebsvorbeugung beinhaltet im allgemeinen die Beachtung von Blut in den Exkrementen, einer langfristigen Heiserkeit oder einer Entwicklung von Knötchen usw. Die Aufklärung verursacht unbeabsichtigt Angst, aber die Verfasser dieser Broschüren sind sich dessen nicht bewusst.

Viele Männer trauen sich trotz der monatelang andauernden Halsschmerzen nicht zum Arzt zu gehen. Manche Leute finden Blutspuren in den Exkrementen und leben dadurch in großer Angst. Man hat nicht den Mut, mit jemandem darüber zu sprechen, aber die Angst nagt von früh bis spät.

Die größte Weisheit der heutigen offiziellen Krebsaufklärung besteht darin, dass man sich keine Sorgen zu machen braucht, solange man keine Beschwerden hat. Eine solche These müssen wir scharf verurteilen. Diese Art von Aufklärung ist eine lebensgefährliche Quacksalberei, die jährlich viele Tausende in den Tod schickt, trotz der Klugheit oder der Stellung der Aufklärer. Die Entdeckung eines Knötchens oder einer Geschwulst bedeutet immer die Feststellung des Anfangs der Endphase.

Viel schlimmer jedoch ist, dass die Aufklärer den Eindruck erwecken, die Krankheit sei durch die Früherkennung erst im Anfangsstadium, und eine Heilung sei dank einer Operation, Bestrahlung und Chemotherapie noch möglich. Viele Patienten erzählen, dass der Spezialist sich über die Früherkennung gefreut habe. Jedes Jahr erzählt man Tausenden von Patienten solche Geschichten und trotzdem sterben sie. Diese Ansichten sind sehr verbreitet. Allgemein schenkt man diesen Lügen Glauben und das hat schwerwiegende Folgen. Ich kann in diesem Buch nicht genug davor warnen, wie betrügerisch diese Aufklärung ist. Die Bevölkerung ist unwissend und gutgläubig und man nimmt an, gesund zu sein, da es zum Beispiel keine Knötchen gibt. Diese Meinung wird durch die üblichen Untersuchungsmethoden bestätigt. Man schickt viele Menschen für eine Röntgenuntersuchung ins Krankenhaus. Wenn auf den Röntgenaufnahmen keine Veränderung des Gewebes sichtbar ist, dann heißt es, wir seien kerngesund und brauchten keine Angst zu haben, krebskrank zu sein. Viele sind desillusioniert, wenn sich einige Monate später doch ein Knötchen entwickelt. Sie fragen sich verzweifelt, wie denn so etwas möglich sei, da ja erst kürzlich eine eingehende Untersuchung stattgefunden habe. Wir sollten endlich zu der Einsicht gelangen, dass man falsche Hoffnungen weckt und Quacksalberei betreibt!

Fragen Sie Ihren Arzt einmal, wie viel bösartige Zellen ein Knötchen enthält. Bevor ein Knötchen die Größe einer Murmel erreicht, haben schon Millionen von Zellteilungen stattgefunden. Die Entdeckung eines Knötchens bedeutet, dass man die Endphase der Krankheit festgestellt hat. Wir lassen durch die erwähnte Aufklärung zu, dass Menschen erkranken und bis in die Endphase der Krankheit kommen!

Eine solche Aufklärung bedeutet nicht eine Früherkennung, sondern ganz im Gegenteil: eine Späterkennung. Gerade weil wir es auf die Späterkennung ankommen lassen, sterben so viele Menschen an Krebs, und deshalb fürchten wir uns alle sosehr vor dieser Krankheit. Jeder sieht, wie dieses Übel Freunde, Bekannte und Familienmitglieder wegrafft, da wir oft zu lange warten.

Auf welche Weise kann man den Krebs so früh erkennen, dass eine Behandlung und Genesung noch möglich ist? Das Ziel der vorliegenden Arbeit ist es, diese Frage zu beantworten. Zum einen möchte ich Sie vor einer unwissenschaftlichen Aufklärung warnen, und zum anderen werde ich erläutern, wie man feststellen kann, ob jemand krebskrank ist, noch bevor ein Knötchen oder eine Geschwulst vorhanden ist Es wird jedem klar sein, dass eine Geschwulst nicht ohne Grund entsteht. Geschwulstträger leiden schon lange an einer Krankheit, die die Geschwulst verursacht. Man kann das Vorhandensein dieser Krankheit schon in einem sehr frühen Stadium feststellen und eine gezielte Behandlung kann die Entstehung der Geschwulst verhindern! Prominente Wissenschaftler haben dieser Krankheit längst den Schrecken genommen. Krebsvorbeugung ist möglich und Krebs kann geheilt werden. Wir alle können diese Krankheit durch Vorbeugung und Früherkennung verhindern. Es wird jedem Leser einsichtig sein, dass ich für die offizielle Krebsforschung keinen Pfennig spende. Eine solche Aussage, dessen bin ich mir bewusst, bedeutet für die offiziellen Stellen eine Beleidigung. Wer kann es wagen, die amtlich beglaubigte Forschung zu kritisieren? Jährlich bringen Spendenaktionen für diese Forschung viele Millionen Euro ein. Wer steuert seinen Teil nicht dazu bei? Ich tue es nicht, weil diese Forschungen sehr teuer sind, aber nie die erhoffte Lösung der Krebsfrage bringen werden, denn die Praxis beweist dies.

Jährlich kostet die Krebsforschung erneut 25 Millionen Euro, obwohl die Krebsfrage längst gelöst ist! Ich stelle hier die Frage: Halten wir fest an einem wissenschaftlich völlig unbegründeten Glauben? Man sollte endlich bekannt machen, dass man Krebs vorbeugen und in manchen Fällen heilen kann. Vor allem aber soll bewusst gemacht werden, dass Krebserkennung vor der etwaigen Entwicklung eines Knötchens oder einer Geschwulst möglich ist. Wir selbst können viel dazu beitragen, dieser Krankheit zu entgehen. Aber auch unsere Kinder sollen nicht krebskrank werden. Wir sind für sie verantwortlich. Das vorliegende Buch hat sein Ziel erreicht, wenn Sie diese Botschaft verstehen.

Verdoppelungen
Als Beispiel ein Lungentumor mit einer Verdoppelungszeit von 130 Tagen

Verdoppelung	Anzahl der Zellen	Volumen in Kubikmillimeter	Jahre	
1	2			
2	4			
3	8			
4	16			
5	32			
6	64			
7	128			
8	256			
9	512			
10	1.024	0,001	3,6	Dreiviertel der Wachstumsphase = medizinisch nicht feststellbare Phase
11	2.048			
12	4.096			
13	8.192			
14	16.384			
15	32.768			
16	65.536			
17	131.072			
18	262.144			
19	524.288			
20	1.048.576	1	7,2	
21	2.097.152			
22	4.194.304			
23	8.388.608			
24	16.777.216			
25	33.554.432			
26	67.108.864			
27	134.217.728			
28	268.435.456			
29	536.870.912	1000		
30	1.073.741.824	(= 1 cm³)	10,8	
31	2.147.483.648			Letztes Viertel Medizinisch feststellbare Phase
32	4.294.967.296			
33	8.589.934.592			
34	17.179.869.184			
35	34.359.738.368			
36	68.719.476.736			
37	137.438.953.472			
38	274.877.906.944			
39	549.755.813.888	1 Mio		
40	1.099.511.627.776	(10cm³)	14,4	

Wachstumskurve der Tumoren

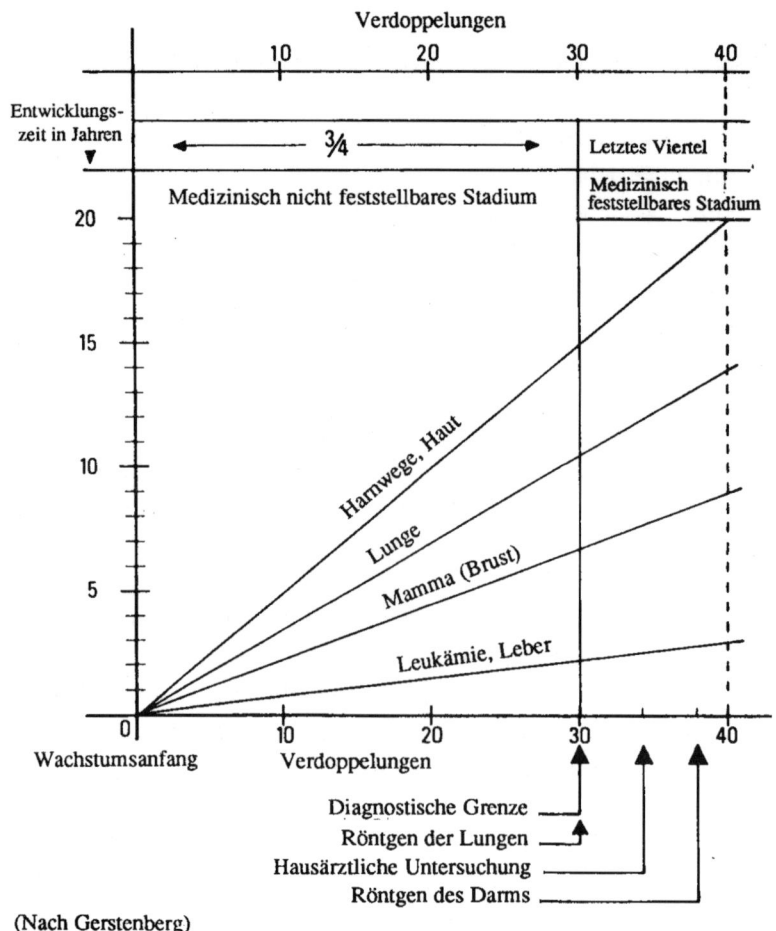

(Nach Gerstenberg)

WAS FÜR EINE KRANKHEIT IST KREBS?

Wenn ich irgendwelche Personen frage: »Was für eine Krankheit ist Krebs?« dann bekomme ich sehr unterschiedliche Antworten. Der eine sagt: »Krebs ist eine bösartige Krankheit«, der andere antwortet: »Krebs ist eine Geschwulstkrankheit« und ein dritter meint: »Krebs ist ein unheilbares Leiden.« Ein Arzt wird mir antworten, Krebs sei eine Geschwulst, die durch eine bösartige Neubildung von Zellen in einem bestimmten Körperteil verursacht wird. Welche Antwort auch immer gegeben wird, eines steht fest: alle meinen eine bösartige, weiterwuchernde Geschwulst, die unseren Körper zugrunde richtet.

Deshalb zielen alle Behandlungsmethoden darauf ab, die Geschwulst zu entfernen oder zu vernichten. Es ist tatsächlich oft möglich, eine Geschwulst ganz herauszuoperieren. Wenn eine Operation nicht oder nur teilweise möglich ist, dann versucht man die Geschwulst durch Bestrahlung zu verkleinern. Notfalls versucht man, eine Verkleinerung durch sogenannte zytostatische Medikamente zu erreichen. Wenn die Geschwulst, die bösartige Neubildung verschwunden ist, soll der Patient geheilt sein. Stimmt das jedoch auch? Ist Krebs wirklich eine Geschwulst, die durch Neubildung von Zellen verursacht wird? Ist die Krebsgeschwulst in der Tat der große Übeltäter, oder ist es vielleicht die KREBSKRANKHEIT, an der wir leiden? Das ist ein wesentlicher Unterschied!

Die orthomolekulare Heilkunde betrachtet die Krebsgeschwulst als Produkt oder vielmehr als Folge der Krebskrankheit. Es ist gut, wenn man dem Körper durch die Entfernung der Geschwulst sehr viele kranke Körperzellen nimmt. Wenn man es dabei jedoch bewenden lässt, hebt man die eigentliche Krebsursache nicht auf. Das ist der Fall in der heutigen Krebsbehandlung durch die Schulmedizin. Man bestreitet in vielerlei Weise die Folgen des Krebses, aber nicht die Ursachen.

Ein solches Vorgehen bedeutet natürlich, Eulen nach Athen zu tragen. Die Praxis zeigt, dass solche Behandlungsmethoden nichts nützen. Deshalb sollten wir uns fragen, warum so viele Menschen krebskrank werden. Krebs hat viele Ursachen, die man in vielen Fällen auf die Art und Weise, wie wir mit unserem Körper umgehen, zurückführen kann. Es besteht ein enger

Zusammenhang zwischen dieser Krankheit und der Verantwortung für uns selbst. Krebs überfällt uns nicht ohne weiteres. Ohne Grund wird man nicht krebskrank. Es widerspräche der natürlichen Ordnung. In der Natur und in unserem Körper läuft alles auf natürliche Weise ab.

DER ENTBINDUNGSSAAL

Sehen wir uns einmal im Entbindungssaal um, wo ein neugeborenes Kind zufrieden in der Wiege liegt. Nach einer Geburt liegt ein kleines, gesundes Baby in der Wiege. Die Verwandtschaft kommt zu Besuch und erkennt schon bald bestimmte Gesichtszüge des Vaters oder der Mutter. Da das Kind vom Vater und der Mutter abstammt, muss es ihnen einfach ähnlich sehen. Es gleicht den Eltern, sowohl äußerlich als hinsichtlich seiner Anlagen.

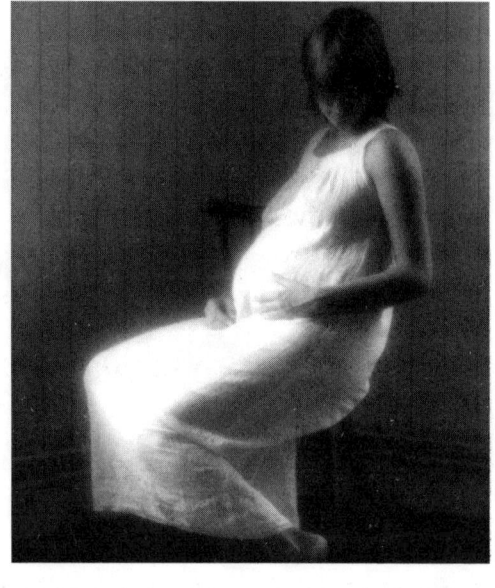

Betrachten wir einmal eines der wichtigsten Organe des Neugeborenen, nämlich das Blut. Im Blut eines jeden Menschen befinden sich allerlei Stoffe. Es sind rote und weiße Blutkörperchen vorhanden. Die roten Blutkörperchen transportieren den Sauerstoff zu den Zellen. Die weißen Blutkörperchen sind die Soldaten, die bei drohender Gefahr alarmbereit sind und Entzündungen oder Infizierungen aktiv bekämpfen. Auch gibt es im Blut die sogenannten Blutplättchen, deren Zerfall nach einer Verwundung die Blutgerinnung einleitet, was ein Verbluten verhindert. Es kommen noch andere Stoffe im Blut vor. Viele von Ihnen werden diese für die Gesundheit lebenswichtigen Mikroorganismen, die von ihrem Entdecker Professor Dr. G. Enderlein ENDOBIONTEN genannt wurden, nicht kennen. Diese Mikroorganismen stammen ursprünglich aus dem Pflanzenreich und gehören dem Mucor-racemosis-Stamm von Frezen an. In ihrer kleinsten Form heißen sie:

Protit-Spermit-Chondrit. In dieser Form erregen sie keine Krankheiten, sind sie a-pathogen. Die Mikroorganismen können jedoch wachsen. In dieser vergrößerten Form können sie uns krank machen, sind sie pathogen. Sie erreichen ihre maximale Größe nach unserem Tode, wenn sie zur Fibrinform ausgewachsen sind. In der Fibrinform bauen sie den Körper ab und setzen ihn um in Staub. Hier erbrachte Professor Dr. Enderlein unabsichtlich den wissenschaftlichen Beweis für die biblische Aussage: »Denn du bist Erde und sollst zu Erde werden«. Die Endobionten sind für unsere Gesundheit lebenswichtig. In ihrer kleinsten Form erhalten sie uns gesund, in vergrößerter Form jedoch machen sie uns krank. Wir müssen also dafür sorgen, dass sie klein bleiben. Wir können das erreichen:

1. indem wir wenig tierische Eiweiße essen
2. indem wir den Blutsäuregrad möglichst neutral halten.

1. ESSEN SIE NICHT ZUVIEL TIERISCHE EIWEISSE

Milch, Butter, Käse, Eier, Fleisch und Fisch sind alles Nahrungsmittel, die tierische Eiweiße enthalten. Die Endobionten erkranken nicht durch tierische Eiweiße an sich, sondern durch einen Beschluss an tierischen Eiweißen. Fast jeder nimmt zuviel tierische Eiweiße zu sich. Der Mensch braucht, laut Angaben der Weltgesundheitsorganisation WHO, für den täglichen Bedarf nur etwa 30 bis 40 Gramm tierische Eiweiße. Wir können auch die Berechnung von Professor Dr. W. F. Koch als Grundlage nehmen. Er schreibt in einem seiner Bücher, dass wir nicht mehr als 0,3 Promille an Eiweißen pro Kilogramm Körpergewicht essen dürften. Eine Person mit einem Körpergewicht von 75 Kilogramm darf täglich also nicht mehr als 22,5 Gramm Eiweiße zu sich nehmen. Vielleicht sollten sie an Hand dieses Beispiels jetzt erst einmal Ihren persönlichen Eiweißbedarf errechnen. Es wird sich wahrscheinlich herausstellen, dass Sie zuviel tierische Eiweiße zu sich nehmen. Ein zu starker Fleischkonsum führt also ins Verderben.

Der erste Schritt in der Krebsbekämpfung ist die Verringerung unseres täglichen Eiweißkonsums. Hundert Gramm Fleisch enthalten 20 Gramm Eiweiß und Hundert Gramm Käse enthalten 28 Gramm Eiweiß. Auf Grund dieser Berechnung essen wir alle täglich viel zu viele Eiweiße.

2. HALTEN SIE DEN BLUTSÄUREGRAD MÖGLICHST NEUTRAL

Die zweite Ursache für die zu starke Entwicklung der Endobionten ist die Verschiebung des Blutsäuregrades ins alkalische Gebiet. Unsere Nahrung ist mitbestimmend für den Säuregrad oder pH-Wert des Blutes. Ein leicht alkalischer pH-Wert von 7.2 ist für die Endobionten optimal. Ein höherer Wert, von 7.5 zum Beispiel, führt zu einem Wachstum der Endobionten. Die Stoffwechselprodukte der Endobionten lassen anschließend das Gewebe erkranken. Der Überschuss an tierischen Eiweißen und die Verschiebung des Blutsäuregrads sind also zwei Krankheitsursachen. Immer mehr junge Leute haben heutzutage vergrößerte Endobionten im Blut. Sie sind sich dessen jedoch nicht bewusst. Wenn diese jungen Leute heiraten und Kinder erzeugen, dann erben die Kinder nicht nur die äußerlichen Züge der Eltern, sondern auch deren vergrößerte Endobionten. Jede Samenzelle und jede Eizelle trägt diese Endobionten in sich. Sie werden also schon bei der Konzeption auf das neue Leben übertragen. Das hat schwerwiegende Folgen.

Die Vorbeugung gegen Krebs und anderen Stoffwechselkrankheiten soll deshalb schon vor der Geburt und vor der Erzeugung anfangen. Krebsvorbeugung soll anfangen, wenn die zukünftigen Eltern sich entschließen, ein Kind zu bekommen! Wir sollten nicht nur das Kinderzimmer und die Säuglingsausstattung herrichten, sondern vor allem unseren Körper gesund machen und dafür sorgen, dass wir gesunde Endobionten haben.

Es empfiehlt sich, den Zustand der Endobionten alljährlich durch eine Blutuntersuchung feststellen zu lassen, damit eventuell rechtzeitig Maßnahmen getroffen werden können. Früher gab es solche Untersuchungen nicht und es wurden Kinder mit pathogenen Endobionten geboren. Die Natur versucht jedoch, dies wieder zu korrigieren. Säuglinge befreien sich durch Erkrankung von diesen »erblichen Toxikosen«, die durch hohes Fieber aus dem Körper entfernt werden. Es ist also sehr wichtig, dass unsere Kinder erkranken und Fieber bekommen. Das Fieber ist ein sehr geeignetes Mittel zur Oxidation der Gifte. Akzeptiert man jedoch heutzutage noch Kinderkrankheiten? Für die meisten Menschen sind Krankheiten ärgerlich und gehören nicht zum Leben. Kinder sollen gesund sein und kein Fieber haben. In der Pharmaindustrie hat man inzwischen sehr wirksame Fiebermittel entwickelt. Eine solche Krankheitsbekämpfung hat jedoch üble Folgen. Die Kinder überwinden ihre von Antibiotika unterdrückten Krankheiten nicht mehr selbst. Aber gerade diese Antibiotika schaden der Darmflora und der Flora der Schleimhaut. Eine Antibiotikabehandlung macht Kinder extra anfällig für Infektionskrankheiten, da Antibiotika ihr Immunsystem schwächen.

Ein schlecht funktionierendes Abwehrsystem ist eine der Krebsursachen. Eine Behandlung mit Penizillin ist eigentlich eine krebserzeugende Behandlung. Wir schwächen das Abwehrsystem unserer Kinder anstatt es zu stärken.

Geben Sie Ihrem Kind Zeit, krank zu sein, damit die Krankheit die Giftstoffe entfernen kann. Schon bei kleinen Kindern bekämpft man lediglich die Folgen der Krankheit; um die Ursachen kümmert man sich jedoch nicht. Man behandelt Krebspatienten in der gleichen Weise: man entfernt die Geschwulst, behandelt aber nicht die Krebskrankheit. Ein Gleiches gilt für Zuckerkranke und Rheumapatienten. Mit den Ursachen der Krankheit befasst man sich nicht. Kinder haben das Recht, krank zu sein, um sich auf diese Weise von Giftstoffen und erblichen Toxikosen zu befreien. Das ist der erste Schritt zur Krebsvorbeugung.

Zur Beantwortung der Frage, was für eine Krankheit Krebs ist, möchte ich Sie bitten, mich in mein Sprechzimmer zu begleiten. Morgens um acht fängt die Sprechstunde an und meistens kommt nach ungefähr einer Dreiviertelstunde ein neuer Patient in mein Sprechzimmer. Die Patienten leiden an unterschiedlichen Krankheiten. Der eine ist krebskrank, der andere ist Rheumatiker, ein dritter hat schon jahrelang Darmbeschwerden und der vierte klagt über andauernde Migräne.

Alle diese Menschen kommen zum selben Arzt. Das ist normalerweise nicht üblich. Ein Rheumatiker wird von seinem Arzt zu einem Rheumatologen geschickt. Ein Patient, der an Darmbeschwerden leidet, muss zum Internisten, und wieder andere werden zu einem Kardiologen geschickt. Jeder Spezialist hat sein eigenes Fachgebiet. Der Zahnarzt beschäftigt sich nicht mit der Blase und der Herzspezialist behandelt nicht die Leber. Die Medizin hat den menschlichen Körper zergliedert und jedes Glied muss fachärztlich behandelt werden. Nach dieser Auffassung sind die Organe krank und brauchen eine Behandlung. Diese Auffassung ist jedoch falsch! Wenn das Herz oder die Leber nicht richtig funktionieren, dann liegt die Ursache in einer unbefriedigenden Funktion der Herz- bzw. Leberzellen. Die orthomolekulare Heilkunde beschäftigt sich hauptsächlich mit den Körperzellen statt mit einzelnen Organen. Da nun alle Körperzellen nach dem gleichen Prinzip arbeiten, ist eine Zergliederung des Körpers überflüssig. Der Körper setzt sich aus vielen Millionen von Zellen zusammen. Alle diese Zellen sind geschaffen worden, UM ZU LEBEN. Zwar hat eine Herzzelle eine andere Funktion als eine Leber- oder Darmzelle, aber jede Zelle hat einen Lebenswillen und wird alles tun, damit sie am Leben bleibt.

Jede Zelle braucht zwei Stoffe zur Instandhaltung des Lebens:

1. GESUNDE NAHRUNG

2. REINEN SAUERSTOFF

Ich werde Ihnen das an einem Beispiel erklären. Vom Augenblick der Zeugung an vermehren die Zellen sich durch die Zellteilung. Neun Monate später liegt ein sieben oder acht Pfund schweres Kind in der Wiege. Es wuchs durch Nahrung und Sauerstoff. Nur diese zwei Dinge brauchen die Zellen zu ihrem Wachstum. Die vielen Millionen Zellen haben sich innerhalb von neun Monaten geteilt und entwickelt. Wenn wir erkranken, sollten wir uns fragen, was mit den Zellen los ist. Weshalb entwickeln die Zellen sich auf eine andere Art und Weise? Was ist los mit der Nahrung und mit der Sauerstoffzufuhr? Die Zelle kann ja nicht ohne gesunde Nahrung und ohne reinen Sauerstoff leben.

    Schauen wir uns die Zelle einmal genauer an. Die Zelle ist ein seltsames, kleines Organ, nur einige Tausendstel von Millimetern groß. In der Zelle befinden sich noch andere Organe. Der Zellkern liegt in der Mitte und enthält die GENE. Die Mitochondrien oder Atmungsorgane sind die Lungen der Zelle und liegen um den Kern herum. Die Mitochondrien sorgen dafür, dass die Zelle Sauerstoff aus dem Blut aufnimmt. Die Zelle braucht Sauerstoff zur Verbrennung von Nahrungsstoffen, denn ohne Sauerstoff findet keine Verbrennung statt. Es gibt noch andere Organe in der Zelle. Die Mikrosome sorgen für die Synthese der Eiweiße und die Lysosome betreuen die Enzymfunktionen. Ich werde das später eingehender erörtern. Im Augenblick genügt es, zu wissen, dass die Zelle ein seltsames Organ ist.

Wir nähern uns jetzt der Beantwortung der Frage, was Krebs für eine Krankheit ist. Krebs ist eine Krankheit, bei der die Körperzellen die Nahrungsstoffe nicht mehr verbrennen (oxidieren), sondern vergären (Glykolyse) infolge einer Schädigung oder Blockierung der Mitochondrien oder Atmungsorgane der Zelle.

Der zweifache Nobelpreisträger und Zellbiologe Professor Dr. Otto Warburg zeigte diese Grundursache auf. Warburg war der Entdecker dieser Störung. Professor Dr. P. G. Seeger, Dr. Jung, Professor Dr. W. F. Koch, Professor Dr. Kuliney und viele anderen folgten ihm. Krebs ist, laut Warburg, eine Krankheit, bei der die Zellen ihre Nahrungsstoffe nicht mehr verbrennen, sondern vergären.

Ich erwähnte bereits die Instandhaltung eines richtigen Blutsäuregrades und bemerkte, dass der Säuregrad eng mit unserer täglichen Ernährung zusammenhängt. Wenn der Säuregrad aus dem Gleichgewicht gerät, dann können sich die Endobionten aufwärts entwickeln und den Zellen schaden. Eine denaturierte Nahrung oder eine Nahrung, die reich an chemischen Giftstoffen ist, z. B. an Farb-, Geschmacks- und Konservierstoffen, schaden der Zelle und insbesondere den Atmungsorganen der Zelle.

Die Atmungsorgane können sogar langfristig blockiert werden. Das hat ernsthafte Folgen für die Zelle. Die Zelle hängt schließlich vom Vorhandensein einer ausreichenden Sauerstoffmenge ab. Normalerweise werden die Kohlehydrate in der Zelle in Pyrotraubensäure umgesetzt, die unter dem Einfluss des Sauerstoffs verbrennt. Eine Schädigung oder Blockierung der Atmungsorgane nimmt der Zelle die Möglichkeit, den Sauerstoff zu verwenden, wodurch die Zelle den ihr zugeführten Zucker nicht mehr verbrennen kann. Um auch weiterhin Energie liefern zu können, muss die Zelle auf einen anderen Verbrennungsprozess, nämlich einen Gärungsprozess umschalten. Dieser Gärungsprozess ist eine niedrigere Stufe der Energieerzeugung, bei der ein Abfallstoff, den wir Milchsäure nennen, entsteht. Je weniger Sauerstoff vorhanden ist, desto mehr muss die Zelle auf diesen Gärungsprozess umschalten. Wenn gar kein Sauerstoff vorhanden ist, schaltet die Zelle ganz auf Gärung um, was eine große Milchsäureproduktion verursacht. Wir können also auch sagen: Krebs ist eine Krankheit der Zellen, die unfähig sind, die zugeführten Nährstoffe zu verbrennen, da die Atmungsorgane nicht mehr funktionieren. Die Krebszelle ist eine kranke Körperzelle, die Milchsäure produziert. Diese Milchsäure vergiftet das Gewebe. Eine Krebsgeschwulst ist eine Anhäufung kranker Körperzellen die andauernd Milchsäure ausscheiden. Warburg stellte fest, dass das Blut, das eine Geschwulst verlässt, reich an Milchsäure ist, im Gegensatz zu dem Blut, das in die Geschwulst fließt.

Wenn wir eine Geschwulst entfernen, befreien wir den Körper von einem Giftherd. Wenn wir es jedoch dabei belassen, versäumen wir, das Stoffwechselchaos anzupacken. Wenn dieses Stoffwechselchaos bestehen bleibt, werden sich in kürzer Zeit neue Geschwülste entwickeln. Wie wir sahen, kann die Krebsursache aus dem Jugendalter stammen. Es gibt jedoch noch andere Ursachen, die auf die Krebsentwicklung einwirken. Obwohl ich diese Einflüsse noch eingehend erläutern werde, möchte ich bereits an dieser Stelle einige Bemerkungen dazu machen. Das Wesen der Krebskrankheit ist ein Oxidationsproblem; die Ursachen kann man in vier Kategorien verteilen.

1. Chemische Ursachen wie Benzopyren, Teerprodukte, Nikotin und Auspuffgase sind häufig verantwortlich für Lungen- und Blasenkrebs.

2. Physikalische Ursachen wirken ebenfalls auf die Krebsentwicklung ein. Der amerikanische Forscher Myrden zeigte, dass eine regelmäßige Röntgenbestrahlung von Frauen unter 40 Jahren die Ursache eines späteren Brustkrebses ist. Der japanische Forscher Dr. Kitabatake stellte fest, dass sich nach einer Bestrahlung leichter Metastasen entwickeln. Die Bestrahlung der Krebspatienten nach einer Operation bedeutet deshalb immer ein gewisses Risiko.

3. Biologische Ursachen für die Krebsentwicklung sind schlechte Nahrung, denaturierte Kohlenhydrate, Zucker und zuckerhaltige Produkte, Fabriknahrungsmittel.

4. Eine schwere seelische Belastung fördert ebenfalls die Krebsentwicklung sehr.

Die meisten Menschen sind diesen Ursachen ausgesetzt. Wir alle sind täglich der Luftverschmutzung, Auspuffgasen und industriellen Abgasen ausgesetzt. Wir alle leben in einer schmutzigen Umwelt. Der Wohlfahrtsstaat fordert diesen Tribut. Es gibt keinen Weg zurück. Die Zahl der Autos und der Autobahnen nimmt ständig zu. Das Übel der Röntgenstrahlen breitet sich beängstigend aus. Die Kliniken strotzen vor Röntgenapparaten. Was auch immer die Beschwerden sein mögen, es muss geröntgt werden. Viele Patienten wurden schon ein Dutzend Mal geröntgt. Dies ist vor allem auf mangelnde ärztliche Kenntnisse und ein dürftiges Verständnis für die Krankheitsursachen zurückzuführen. Ich möchte Sie ausdrücklich vor übertriebener Röntgenbestrahlung warnen. Fragen Sie Ihren Arzt, ob eine Röntgenaufnahme wirklich gemacht werden muss.

Die Bestrahlung der Krebspatienten nach der Operation ist mit einem erhöhten Risiko der Metastasierung verbunden. In Japan wurde auf diesem Gebiet viel geforscht. Dr. Kitabatake zeigte, dass gerade nach einer Bestrahlung Krebsgeschwülste vielfach vorkommen. Auch hierzulande ist das Röntgen der Krebspatienten nach der Operation üblich. Eine Brustkrebspatientin erzählte mir neulich, sie sollte sich nach der Brustamputation vierzigmal einer Bestrahlung unterziehen. Als sie den Spezialisten fragte, aus welchen Gründen dies geschehen müsse, antwortete er, es sei eine Vorsorge. Die Patientin gab sich mit dieser Begründung nicht zufrieden und lehnte die Behandlung ab. Wenn wir anfangen würden, die Patienten aus Vorsorge zu bestrahlen, könnte die vorsorgliche Bestrahlung der ganzen Bevölkerung der nächste Schritt sein.

Das erinnert mich an eine andere Patientin, bei der eine Brust amputiert worden war. Ein Jahr nach der Operation besuchte sie wiederum den Spezialisten. Er machte ihr den Vorschlag, auch die noch anwesende rechte

Brust zu amputieren. Obwohl er mit absoluter Sicherheit meinte, in der Brust befänden sich keine Geschwülste, plädierte er für eine »vorsorgliche« Amputation, weil dadurch diese Brust auch nicht krebsgefährdet werden könne!

Wie ich bereits erwähnte, haben biologische Ursachen direkte Auswirkungen auf den Blutsäuregrad. Ich werde die Nahrung noch im Einzelnen besprechen. Hier sei nur hervorgehoben, dass die von der Werbung angepriesene Nahrung in vielen Fällen keinen Nährwert hat und oft krebsfördernd ist. Unsere Nahrung soll sich aus natürlichen Baustoffen zusammensetzen und wir sollen sie möglichst natürlich essen.

Eine zu starke seelische Belastung ist die vierte Krebsursache. Viele unserer Zeitgenossen leiden unter einer solchen Belastung. Arbeitslosigkeit und Unzufriedenheit verursachen Spannungen in der Familie und in der Gesellschaft. Die Zahl der Ehescheidungen nimmt ständig zu, was natürlich kein Anzeichen eines harmonischen Familienlebens ist. Oft werden Menschen nach einer Trennung krebskrank. Sie können die Probleme nicht mehr verarbeiten und dadurch wird die Körperchemie gestört.

In der Gesellschaft gibt es sehr viele Beweise von Unzufriedenheit. Man demonstriert heutzutage gegen alles und jedes. Wenn ein Minister eine Maßnahme ergreift, dann protestieren die einen, trifft sein Kollege eine Maßnahme, dann protestieren die anderen. Es hat den Anschein, als ob wir nicht mehr ohne Demonstrationen leben könnten. Früher nannte man die Holländer ihres Arbeitseifers wegen die »Chinesen von Europa«, heute spricht man über »Hollanditis« und diese Bezeichnung deutet auf die holländische Demonstrationslust hin. Zwiespalt kennzeichnet die heutige Gesellschaft. Die eine Hälfte der Bevölkerung befürwortet Atomwaffen, die andere lehnt sie ab. Manche treten für die Abtreibung ein, viele andere sind erklärte Gegner der Beseitigung der Leibesfrucht. Dieser Zwiespalt ruft Assoziationen mit der Krebskrankheit hervor.

Das WESEN der Krebskrankheit ist die Milchsäuregärung. So wie die Körperzelle gärt, so gärt auch die Gesellschaft. Die Gesellschaft hat sich so entwickelt, dass sie zwangsläufig Krebs verursacht. Gefühle der Geborgenheit und der Zusammengehörigkeit innerhalb der Familie und innerhalb der Gesellschaft verschwinden.

Im Gegensatz zu den asiatischen Völkern stecken wir unsere Eltern während der letzten Jahre ihres Lebens ins Altersheim. Eltern und Kinder leben getrennt. Fernsehsendungen beeinträchtigen das Familienleben und die Gemütlichkeit. Statt der Gesellschaftsspiele gibt es heute die unpersönlichen Computerspiele. Die Kinder gehen immer früher eigene Wege. Die Ehe wird in Frage gestellt. Viele junge Leute lehnen eine feste Bindung ab und leben unverheiratet zusammen, so dass sie sich eventuell leichter trennen können. Auch die Erzeugung von Nachkommen ist geregelt. Wer sich keine Nachkommen wünscht, nimmt die Pille. Wer sich dagegen ein Kind wünscht, doch keins bekommt, nimmt ein Retortenbaby. Beide Methoden stehen jedoch im Widerspruch zur Natur und beeinflussen die körperliche und seelische Gesundheit.

Das sich Entfernen vom Glauben ist groß. Viele brauchen Gott als Grundlage ihrer Existenz nicht mehr. So lange es uns gut ergeht, kümmern wir uns nicht um Gott. Man behauptet, Gott sei tot. Wir leben in einer Zeit der seelischen Armut. Ist es ein Wunder, wenn Menschen krebskrank werden? Vielleicht sollten wir uns darüber wundern, dass nur wenige krebskrank werden. Wir leben heutzutage in einer vor Unzufriedenheit gärenden Welt, in einer krebserzeugenden Atmosphäre. Man schneidet zwar die Krebsgeschwülste weg, aber die Krebssituation ändert sich dadurch nicht. Wir müssen uns selbst, unsere Krebssituation, unsere Krebsatmosphäre ändern, um der Geschwulstbildung vorzubeugen. Wir müssen unsere Nahrung sorgfältig auswählen, die zwischenmenschlichen Beziehungen regulieren und die Interessen unserer Mitmenschen suchen. Die Unzufriedenheit soll dem Frieden Platz machen und wir sollen unsere Gefühle der Unlust klären.

Ich habe mich gefragt, was Krebs ist. Meiner Meinung nach ist Krebs eine rein körperliche Angelegenheit, deren Wurzeln im seelischen »Unwohlsein« liegen. Der Körper überträgt die seelische Disharmonie in Geschwulstbindung. Krebs deutet immer auf eine UNORDNUNG hin, ganz im Gegensatz zum Leben, dessen Kennzeichen immer die ORDNUNG ist.

Zu Beginn der Schöpfung setzte Gott den ersten Menschen ins Paradies. Der Mensch lebte in vollkommener Harmonie mit seinem Schöpfer und mit seiner Umgebung. In der Gemeinschaft seines Schöpfers genoss er alles, was ihm zum Leben geschenkt worden war. Der Mensch zog sich jedoch von seinem Schöpfer zurück und stellte sich ins Abseits, außerhalb der Gemeinschaft mit Gott. Es entstand eine Krebssituation im Paradies, im Garten Eden. Etwas HEILES, nämlich der schöne Umgang des Geschöpfes mit seinem Schöpfer, wurde zertrennt. Erst wenn wir die abgebrochene Beziehung zu unserem Schöpfer wiederhergestellt haben, können wir von unserer eigenen Krebssituation befreit werden. Diese Wiederherstellung ist das höchste Gut, das einem Menschen auf dieser Erde beschert ist. Es ist fabelhaft, wenn die Geschwulst eines Menschen geheilt wird. Wichtiger und von einer höheren Ordnung ist es jedoch in unserem Dasein zu lernen, die persönliche Krebssituation in einen freundlichen Umgang mit Gott zu verwandeln. Der Mensch wird durch eine solche Verwandlung nicht nur für das heutige Dasein, sondern für immer geheilt. Dann erregt der Tod keinen Schrecken mehr.

WIE WERDEN MENSCHEN KREBSKRANK?

Wie Menschen krebskrank werden, ist eine nicht so leicht zu beantwortende Frage. Es ist eine Frage, die im Sprechzimmer oft gestellt wird. Weshalb sollte gerade dieser Mann oder diese Frau krebskrank werden? »Verstehen Sie denn das?«, fragt man mich, »Er war doch immer so gesund und vital, und jetzt ist er nach wenigen Monaten verstorben, wie ist so etwas nur möglich?« Ja, an sich sollte es nicht möglich sein.

Vom Augenblick der Befruchtung an dauert es neun Monate bis ein Mensch geboren wird. Wenn der Samen und die Eizelle sich vereinigt haben, kostet es einige Zeit, damit aus einer einzigen Zelle ein voll ausgetragenes Kind wird. Auch die Krebskrankheit braucht Zeit, damit aus einer einzigen Krebszelle eine Krebsgeschwulst wächst. In beiden Fällen erfolgt dieser Prozess nach einem fest umrissenen Plan. Ein Kind wächst nicht ohne weiteres, eine Krebsgeschwulst auch nicht. Eines haben sie gemeinsam: die Zellteilung, die aufs Überleben gerichtet ist.

Das ist kein einfacher Gedanke. Dass die Entstehung eines Kindes »auf Leben abzielt«, ist selbstverständlich, aber gilt dies auch für eine Krebsgeschwulst? Im Prinzip schon. Wenn wir das jedoch begreifen wollen, so müssen wir uns erst einmal eingehender mit dieser Krankheit auseinandersetzen.

Kehren wir zurück zu der Frage, wie Menschen krebskrank werden. Diese Frage kann man nicht ohne weiteres beantworten. Dem Krebs liegt ein Komplex von Ursachen zugrunde. Ursachen, die sozusagen eine Kette bilden und deren Glieder ein Ganzes. Jedes Glied einzeln betrachtet führt nicht automatisch zum Krebs, aber miteinander bilden die Glieder eine Kette, die die Krebskrankheit verursacht.

Ernährung
Zehn Glieder sind zusammen verantwortlich für die Entstehung des Krebses. Von diesen zehn Gliedern habe ich die Ernährung an erster Stelle gesetzt und zwar im Bewusstsein, wie wichtig sie ist. Es ist ein Glied, mit dem wir tagtäglich zu tun haben. Versuchen Sie mal, einen Tag lang nicht zu essen und zu trinken. Das fällt schwer! Nicht weil wir nicht einige Tage

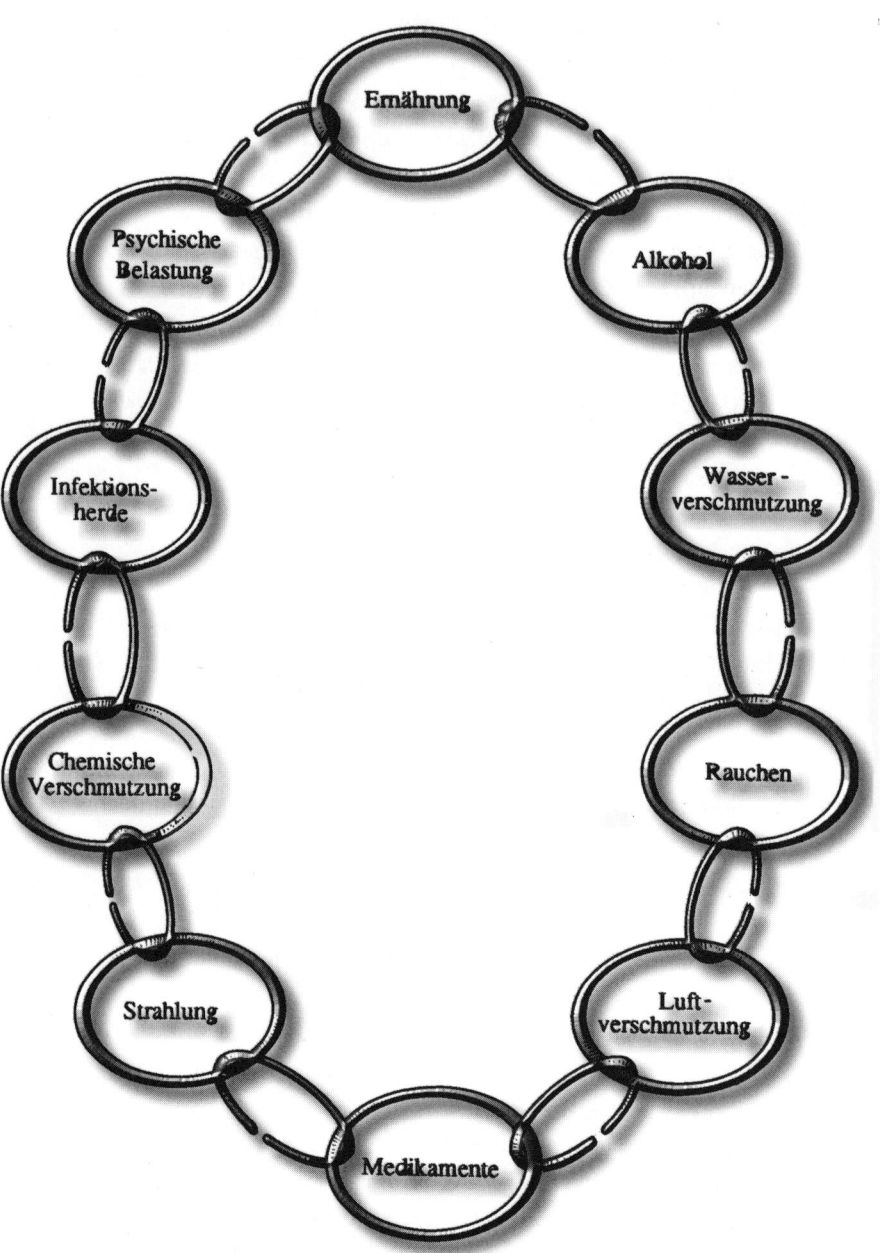

ohne Nahrung auskämen, sondern weil wir uns so daran gewöhnt haben, jeden Tag zu essen. Da ist ein Tag ohne Essen kaum denkbar. Nahrung ist also ein wichtiges Glied, das unsere volle Aufmerksamkeit verdient, da die Vernachlässigung dieses Gliedes uns viel Sorgen bereiten kann.

Über Nahrung ist schon viel geschrieben worden. Dadurch stehen uns erfreulicherweise viele gute Bücher zur Verfügung. Darum will ich hier auch nicht alle Einzelheiten eingehend beschreiben. Wichtig ist, dass man die Hauptlinien unserer Ernährung versteht. Hauptziel der Ernährung ist, das Leben zu erhalten.

»GIB JEDER ZELLE, WAS SIE BRAUCHT (NAHRUNG UND SAUERSTOFF), SO WIRD SIE MACHEN, WOZU SIE DA IST, NÄMLICH LEBEN!"

Lebendige Nahrung
Es stellt sich die Frage: »Welche Nahrung braucht eine Zelle?« All unsere Körperzellen brauchen LEBENDIGE NAHRUNG. Lebendige Nahrung ist das von uns aufgestellte Kriterium für richtige Ernährung.

1. Lebendige Nahrung enthält Biophotonenkraft. Biophotonen sind energiereiche Sonnenteilchen, die in der Nahrung gespeichert sind und unseren Körper mit Energie versehen.

2. Lebendige Nahrung strahlt.

3. Lebendige Nahrung ist elektronenaktiv geladene Nahrung.

Diese Bedingungen soll man an gesunde Nahrung knüpfen. Wir sollten immer überprüfen, ob Nahrung diesen Anforderungen gerecht wird. Ist das nicht der Fall, dann ist die Nahrung untauglich und macht uns meistens krank. Begriffe wie Biophotonen und elektronenaktive Nahrung sind den meisten Menschen nicht geläufig. Deshalb wollen wir diese Begriffe etwas näher erläutern. Elektronen sind negativ geladene Solarenergieteilchen oder Photonen. Die von der Sonne abgegebenen Photonen können sich an ungesättigte Fettsäuren in einer Pflanze binden. So werden die Fettsäuren elektronenaktiv. Diese elektronenaktiven Fettsäuren befinden sich in Getreide und Saatgut sowie in Pflanzen und Früchten, und sie sind imstande, die elektromagnetischen Potenziale unserer Körperzellen aufzubauen. Dadurch kann uns die Körperzelle mit Energie versorgen. Lebendige Nahrung bewirkt also, dass die Sonnenenergie mittels pflanzlicher Nahrung unserem Körper zugeführt wird.

Nicht lebendige Nahrung, zum Beispiel Fabriknahrungsmittel oder gekochte Speisen, enthalten diese elektronenaktive Kraft nicht und bauen unsere Körperzellen nicht auf. Wir essen zwar, aber die Nahrung hat keinen Aufbauwert, produziert keine Energie. Es ist Nahrung, die nicht strahlt und den Körper nur belastet; kurz gesagt: tote Nahrung.

Fabriknahrungsmittel
Außerdem sollte unsere Nahrung möglichst wenig bearbeitet sein. Bei der Bearbeitung von Nahrung entfernt man in der Fabrik oft wichtige Baustoffe wie Vitamine, Mineralien und Enzyme. Professor W. Kollath aus der Bundesrepublik hat einmal gesagt: »Nahrung soll möglichst natürlich sein«. Er meint, wir sollten unsere Nahrung möglichst wenig verändern. Die Natur weiß meistens genau, was gut für uns ist. Dies widerspricht jedoch den Interessen der Industrie. Man bearbeitet die Nahrung, Vitamine werden entfernt, Farb- und Geschmacksstoffe hinzugefügt. Dann verpackt man die Nahrung in Glas oder Dosen.

Natürliche Nahrungsmittel bringen im Gegensatz zu Fabriknahrungsmitteln keine großen Gewinne. Fabriknahrungsmittel sind oft krebsfördernd. Wir sollten sie möglichst wenig essen.

Viele Menschen bitten mich um Ratschläge über Diäten, da sie nicht wissen, was ihnen bekömmlich ist und was nicht. Sie fragen, wie viel Eiweiß sie essen dürfen oder wie ich zum Fleischessen stehe. Ich könnte das hier weitgehend erläutern, doch das ist nicht Zweck dieses Kapitels. In der Praxis ist dies notwendig, da ich mehrere Krankheiten behandle und ein Diabetiker sich anders ernähren muss als ein Gallenpatient. Wenn ich das Glied 'Nahrung' in die Kette der Krebsursachen einfüge, so ist es nicht unbedingt erforderlich, dass wir genau wissen, was erlaubt ist und was nicht.

Jeder einzelne Fall ist unterschiedlich zu bewerten. Des Pudels Kern jedoch bleibt: Was immer wir essen - für unsere Nahrung gibt es zwei Bedingungen.

1. Unsere Nahrung sollte lebendig sein, d. h. elektronenaktiv.

2. Unsere Nahrung sollte möglichst unbearbeitet sein.

Die Zusammensetzung einer Wurzel oder Nuss kann man der Natur überlassen. Die Natur baut alles nach festen Prinzipien auf. In jeder Frucht und Pflanze sind alle Baustoffe im richtigen Maß vorhanden. Vor einer einseitigen und falschen Ernährung brauchen wir uns beim Essen natürlicher Nahrung nicht zu fürchten. Nur sollten wir uns bei jedem Nahrungsmittel fragen, ob es elektronenaktiv sei. Strahlt es? Sind Kräfte darin, die meinem Körper Brennstoff zuführen? Nehmen wir einmal die Kuh auf der Wiese. Die Kuh frisst immer nur Gras, Sommer wie Winter. Das Gras gibt der Kuh tagtäglich die für viele Liter Milch benötigten Baustoffe. Noch erstaunlicher ist, dass das einfache Gras die Kuh so zu ernähren vermag, dass sie ein Kalb zur Welt bringen kann. Der einzige Baustein dafür ist Gras. Gras enthält also alles, was zum Leben benötigt wird. Es ist reich an mehrfach ungesättigten Säuren, die elektronenaktiv sind. Außerdem enthält Gras natürliches pflanzliches Eiweiß, Mineralien wie Kalzium, Magnesium und viele Enzyme. Für die Kuh ist Gras lebendige, unbearbeitete Nahrung.

 Was glauben Sie, würde mit der Kuh geschehen, wenn wir das Gras jeden Tag kochen würden? Und wenn wir dieses gekochte Gras für den Winter eindosen würden? Würde die Kuh weiterhin Milch produzieren und überleben? Ich glaube nicht. Tieren tun wir so etwas nicht an, dafür aber uns selbst. Wir kochen und backen unsere Nahrung. Wir dosen oder frieren die Nahrung ein. Wertvolle Nährstoffe entfernen wir, allerlei wertlose Dinge fügen wir der Nahrung zu. Die Supermärkte und Konditoreien sind voll mit solchen Nahrungsmitteln. Wir machen diese Fehler mit der Milch und mit dem fleisch. Wir verändern die Getreide, indem wir Delikatessen daraus machen. Natürliche Nahrung isst der Mensch nicht mehr. Alle Nahrung ist vorher bearbeitet und denaturiert.

Kartoffeln schälen wir. Dann kochen wir sie 20 Minuten lang aus. So verliert die Kartoffel alle wichtige Mineralsalze, die wir durch das Spülbecken abfließen lassen. Vorgeschnittenes Gemüse kauft man beim Gemüsehändler. Zu Hause kocht man es bei einer Temperatur von 100 Grad Celsius, so dass alle Verdauungsstoffe vernichtet werden. Ob wir Gemüse lang oder kurz kochen ist völlig egal.

Schon bei 30 Grad Celsius werden die Enzyme zerstört. Eine Erhitzung über 30 Grad schadet der Nahrung in jedem Fall. Fleisch wird bearbeitet und liegt manchmal stundenlang in der Bratpfanne und brutzelt. Dadurch entsteht ein Überschuss an »gehärteten« Fetten, die unserem Kreislauf schaden. Fleisch belastet die Leber erheblich, da es viele schädliche Stoffe wie Indol, Scatol und Phenol im Körper ablagert. In welchem Maß dies auf Bratwurst und Frikadellen zutrifft, brauchen wir wohl gar nicht erst zu erwähnen.

Vergegenwärtigen wir uns einmal, was wir beim Abendbrot alles essen. Bei vielen Familien kommt immer wieder Erdnussbutter und Schokoladenkreme auf den Tisch. Die Regale der Läden strotzen nur so vor diesem »herrlichen« Brotaufstrich. Die Kinder sind versessen darauf. Aber welch einen Schaden richten wir damit an. Es sind alles Produkte, die sehr viel raffinierten Zucker und zudem Geschmacks- und Farbstoffe enthalten. Das sind einige wenige Beispiele krankmachender und tötender Nahrungsmittel. Und was halten Sie von der Genussmittelindustrie? Sie erlebt goldene Zeiten. Funk und Fernsehen strahlen tagtäglich Genussmittelwerbung in unsere Wohnzimmer. »Ein Mars gibt Energie« heißt es im Slogan, aber inzwischen fallen Sie diesem Mars zum Opfer.

Körpersäfte

Was für die Nahrung gilt, trifft auch auf das zu, was wir trinken. Der menschliche Körper setzt sich zum Großteil aus Flüssigkeiten zusammen. Daher ist es so wichtig, unsere Körpersäfte gesund zu erhalten. Unser Blutgefäßsystem und die Lymphbahnen sind die Zu- und Abfuhrkanäle unserer Körperzellen. Wenn diese Zu- und Abfuhrkanäle verstopft und verschmutzt sind, dann entstehen große Schwierigkeiten. Das zeigt uns auch die Natur. Die Gewächse auf dem Feld wachsen nur gesund, wenn genügend frisches Wasser da ist. Das ist heutzutage problematisch, vor allem in Europa. Der

Rhein ist eine der Hauptadern, der das Schmelzwasser der Gletscher abführt und die angrenzenden Länder mit Wasser versieht. Wir haben den Rhein jedoch zum Abort gemacht. Die Industrialisierung hat in unserem Jahrhundert riesige Ausmaße angenommen. Viele Fabriken wurden an den Ufern des Rheins gebaut. Tag für Tag schütten sie viele Tonnen an Schadstoffen in den Fluss. Der Rhein kann uns daher nicht mehr mit reinem Trinkwasser versorgen. Wenn wir trotzdem Rheinwasser für die Trinkwasserversorgung verwenden wollen, müssen wir dieses Wasser zuvor in Kläranlagen entgiften.

Genauso ist das bei unseren Körpersäften. Normalerweise verfügt die Leber über genügend Kapazität, das Blut zu entgiften. Aber auch in dieser Hinsicht ist es traurig um uns bestellt. Das Blut der meisten Menschen ist derart verschmutzt, dass die Leber überfordert ist. Große Giftmengen bleiben im Blut zurück und setzen sich im Körpergewebe ab, das dadurch erkrankt. Das Blut ist unsere Lebensader. Es hat u.a. die Aufgabe. den durch die Lungen aufgenommenen Sauerstoff mittels der roten Blutkörperchen zu den Gewebezellen zu befördern.

Die Verschmutzung dieser Lebensader hindert die roten Blutkörperchen daran, ihre Aufgabe richtig zu erfüllen. Dadurch entsteht ein folgenschwerer Sauerstoffmangel. Sehr wichtig ist deshalb, dafür zu sorgen, dass die roten Blutkörperchen in einer gesunden Umgebung leben können. In dieser Hinsicht kann man sie mit den Fischen im Rhein vergleichen. Wenn der Rhein verschmutzt wird, wird der Fischbestand zurückgehen. Bei Blutverschmutzung werden die roten Blutkörperchen nicht richtig funktionieren. Den Bau und die Funktion der roten Blutkörperchen werde ich noch eingehender erläutern. Wichtig ist zunächst einmal, dass unser Blut rein sein und rein bleiben muss. Dies bedeutet jedoch, dass wir aufhören müssen Getränke zu trinken, die diesen Qualitätskriterien nicht genügen und das Blut verschmutzen.

Kaffee

Auch Getränke sollen strahlen, sollen »lebendig«, d. h. voller Aufbaustoffe sein. Das trifft auf Kaffee nicht zu. Kaffee ist ein sehr gefährliches Getränk, weil Kaffee Sucht erregt. Viele Menschen können den Tag nicht ohne Kaffee anfangen. Andere behaupten, die sozialen Kontakte würden ohne Kaffee versiegen. Alle haben wir bestimmte Motive, jeden Tag Kaffee zu trinken. Der eine trinkt mehr Kaffee, der andere weniger, aber im allgemeinen trinkt man viel zuviel Kaffee. Professor Dr. Defares schreibt in seinem Buch

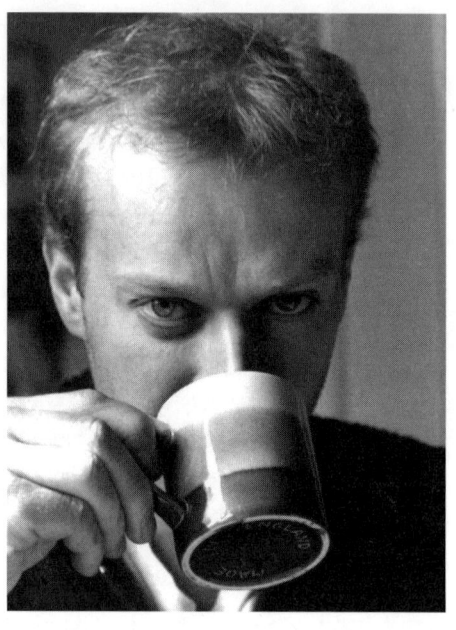

»Länger vital bleiben«: »Die Zeit, in der man Kaffee für harmlos hielt, liegt weit zurück. Ich möchte Ihnen den Genuss Ihres Kaffees nicht verderben, indem ich die vielen schädlichen Wirkungen des Kaffees (und des Tees) aufzähle. Ich werde mich deshalb vor allem auf zwei wichtige Aspekte beschränken.

Erstens enthalten Kaffee und Tee Co-Karzinogene, also Stoffe, die zwar nicht den Krebs erregen, aber das Wachstum einer bestehenden Krebsgeschwulst fördern. In diesem Zusammenhang ist auch Kaffee Hag nicht unschuldig, um so mehr, da bei der Herstellung, trotz neuer gesetzlicher Maßnahmen, extra karzinogene Stoffe hinzugefügt werden. Die ungünstige, subtile Einwirkung auf die Psyche bei starkem Kaffeeverbrauch hat den neuen medizinischen Terminus »Coffeinismus« hervorgebracht. Die Symptome dieses Syndroms umfassen Nervosität, Herzklopfen, undefinierbare Angst, Schlafstörungen und sogar leichte Depressionen. Nach Dr. John Greden sind die Symptome schlimmer, je stärker die Person im Stress steht.

Das Koffein, welches sowohl im Kaffee (100 mg Tasse), als auch im Tee (50 mg Tasse) vorhanden ist, bindet sich an bestimmte Punkte (die sogenannten Rezeptoren) der Gehirnzellen, wodurch die biochemischen Aktivitäten im zentralen Nervensystem nicht normal ablaufen.

Zum vollständigen Bild des Coffeinismus, eines chronisch übermäßigen Kaffeekonsums, gehören nachstehende Symptome und Anzeichen: Abmagerung, Kopfschmerzen, Blässe, übermäßige Ermüdung, eine schlechte Verdauung, oft in Verbindung mit Übelkeit und Vomieren, Herzrhythmusstörungen, starke Schweiß- und Zornausbrüche, Nervenschmerzen, Juckreize, Krämpfe, Alpträume, Aufregung oder Depression und letzten Endes extreme Magersucht und Arterienverkalkung.

So weit Professor Dr. Defares. Kaffee ist auch ein starkes Alkaloid. Das heißt, Kaffee stört das Gleichgewicht des Säuregrades im Blut, was wiederum den Nieren und der Leber ernsthaft schadet. Viele Menschen sind süchtig nach Kaffee und können sich ein Leben ohne Kaffee nicht vorstellen. Wenn Ihnen Ihre Gesundheit wichtig ist und Sie ernsthaft bestrebt sind, dem Krebs vorzubeugen, tun Sie gut daran, den Kaffeegebrauch einzustellen. Kaffee ist ein »totes« Getränk, das keine Aufbaustoffe enthält. Für Tee gilt das gleiche. Zwar ist Tee nicht so schädlich wie Kaffee, Tee enthält jedoch die gleichen Stoffe wie Kaffee, nur in geringerem Maße. Zwei Tassen Tee kommen einer Tasse Kaffee gleich. Dies trifft selbstverständlich nicht auf die verschiedenartigen Kräutertees zu, die Sie im Reformgeschäft kaufen können. Kräutertee ist gesund und in verschiedenen Zusammensetzungen erhältlich. Gesüßt mit Honig ist der Kräutertee ein oft reinigendes warmes Getränk.

Wasserverschmutzung
Neben Kaffee und Tee werden auch viele Erfrischungsgetränke konsumiert Die Industrie verfügt über eine Anzahl von Mitteln, diese Getränke schmackhaft zumachen, was jedoch der Gesundheit nicht zuträglich ist. Ich denke bei diesen Mitteln vor allem an Kohlensäure, Koffein, Farb- und Geschmacksstoffe. Auch die angeblich aus »frischen« Früchten hergestellten Fruchtsäfte sind ungesund. Es sind alles tote und ungesunde Getränke. Eine Ausnahme bilden jedoch die Mineralwässer. Mineralwasser ist gut und oft sogar dem Leitungswasser vorzuziehen. Die Beliebtheit von Mineralwasser nimmt immer mehr zu, da Mineralwasser im Gegensatz zu

den Erfrischungsgetränken, die eine Menge Zucker enthalten, keine Energie liefert. Die Katalyse-Umweltgruppe in Köln ist ein unabhängiges Institut, das im Auftrag Nahrung und Umwelt untersucht und Auskünfte über diese Untersuchungen erteilt. Ein Bericht dieses Instituts erwähnt, dass es kaum noch qualitativ gutes Wasser aus der Leitung gibt. Obwohl die Wasserwerke ihr Bestes tun und die Behörden versuchen, Normen aufzustellen, kann man sagen, dass das heutige Leitungswasser krank macht. Der Rhein sollte nicht länger für die Trinkwasserversorgung benutzt werden.

Alkohol
Alkoholische Getränke sind, wie allgemein bekannt, sehr schädlich. Alkoholika sind industriell hergestellte Getränke, im Gegensatz zu Weinen, die durch natürliche Gärung genussfähig gemacht werden. Deshalb sollte Wein nicht zu den alkoholischen Getränken gerechnet werden. In geringen Mengen getrunken, ist Wein sogar sehr bekömmlich. Ein guter Rotwein enthält viel rechtsdrehende Milchsäure aufgrund des Gärungsprozesses. Der Alkohol des Genevers, der Liköre und der anderen Derivate ist dagegen sehr gesundheitsschädlich. Alkohol verringert die Leistungen der Herzkammern und beschädigt die Herzmuskelzellen. Zudem erhöht Alkohol die Fettablagerung in der Leber, wodurch das Funktionieren dieses Organs ungünstig beeinflusst wird. Ebenfalls erhöht Alkohol den Säuregehalt des Harns. Er wirkt negativ auf die Nierenfunktion und erhöht die Ausscheidung von Phosphor und Magnesium. Alkohol verursacht einen Mangel an Vitamin und Mineralien.

Der Alkoholkonsum nimmt bedrohliche Ausmaße an. Immer jüngere Menschen werden alkoholsüchtig. An Wochenenden geht so mancher in eine Bar und trinkt dort mit Freunden 10 bis 20 Glas Bier. Selbstverständlich ließe sich über Alkohol noch so einiges sagen, aber ich bin davon überzeugt, dass dies überflüssig ist. Wir alle wissen ja, welche schädliche Folgen der Alkohol hat.

Das Glied Nahrung in der Kette der Krebsursachen habe ich kurz erläutert. Unvollständig zwar, aber das macht nichts, da es viele gute Bücher über richtige Ernährung gibt. Den therapeutischen Gebrauch der Nahrung werde ich noch eingehend darstellen. Wichtig ist zunächst einmal das Verständnis, dass Nahrung im direkten Zusammenhang mit der Entstehung oder Vorbeugung von Krebs steht. Deshalb sollten wir uns gemeinsam damit befassen. In letzter Zeit haben sich die Lebensumstände der Menschen derart verändert, dass wir geradezu gezwungen sind, uns mit der Nahrung eingehender zu beschäftigen. Vor 50 Jahren gab es noch keine Supermärkte voller industriell hergestellter Nahrungsmittel. Kühlschränke oder Gefrieranlagen kannte man nicht.

Man arbeitete für sein tägliches Brot. Luxus besaß man nicht. Unsere heutige Nahrung ist völlig denaturiert und enthält unvorstellbare Mengen von chemischen Stoffen wie Geschmacksstoffe und Konservierungsmittel. Die Fabrikanten mussten sogar die Verpackungen mit Spezialcodes versehen. Diese Codes informieren uns darüber, was wir alles in der Nahrung vorfinden. An sich eine gute Sache, aber es ist doch traurig, dass es soweit kommen musste.

Die Eltern möchte ich auffordern, beim Kauf von Lebensmitteln darauf zu achten, welche Stoffe der Nahrung hinzugefügt worden sind. Kaufen Sie möglichst unbearbeitete und ungespritzte Nahrung. Krebs ist eine Krankheit, die in engem Zusammenhang mit der Nahrung steht. Wir sollten unsere Nahrung sorgfältig wählen.

Geistige Nahrung
Nun gibt es auch Nahrung, die wir nicht durch den Mund zu uns nehmen, sondern durch die Ohren und Augen. Das ist die Nahrung des gesprochenen und geschriebenen Wortes. Nahrung, die mittels Zeitschriften, Zeitungen, Bücher, Funk und Fernsehen verabreicht wird. Vor allem Funk und Fernsehen sind immer wichtiger und einflussreicher geworden. Auch hier sollten wir uns fragen, was wir mit unseren Kindern davon konsumieren. Die Nahrung, die uns aus diesen Quellen zugeführt wird, enthält viel Ersatznahrung. Wir bewundern diese Scheinwelt des Jetsets und der Filmindustrie. Tagtäglich zeigt das Fernsehen Krimis. Wir konsumieren diese Kost reichlich. Sie ist aber ein krebserzeugendes Gift, wogegen ich nicht genug warnen kann.

Essen und Trinken ist mehr als der Konsum eines Apfels und einer Birne. Essen und Trinken bedeutet, körperlich und seelisch, mit unserem ganzen Wesen aufnehmen, was von außen auf uns einwirkt. Wir identifizieren uns mit den Produkten dieser Welt, oft jedoch auch mit den uns umringenden Mächten. Wollen wir Krebs vorbeugen, dann müssen wir unsere Nahrung kritisch auswählen.

Dies gilt auch für die seelische Nahrung, die uns täglich serviert wird. Auch die Bibel spricht von Nahrung. Die Bibel ist Nahrung. Es ist die Nahrung von Gottes Wort, die uns den rechten Weg weisen will. Diese Nahrung erleuchtet unseren Lebensweg. Diese Nahrung können Sie unbekümmert essen, weil diese Nahrung lebendig und strahlend ist. Es ist lebenserzeugende Nahrung!

Rauchen

Das zweite Glied in der Kausalkette des Krebses betrifft das Rauchen. Jedermann weiß, dass Rauchen ungesund ist. In den letzten Jahren hat man immer mehr darauf hingewiesen. Von staatlicher Seite wird eine aktive Politik zur Einschränkung des Rauchens geführt. Zigarettenhersteller müssen auf ihren Schachteln auf die Gesundheitsgefährdung des Rauchens hinweisen. Auch in öffentlichen Gebäuden gibt es jetzt öfter Räume für Nichtraucher. Trotz dieser 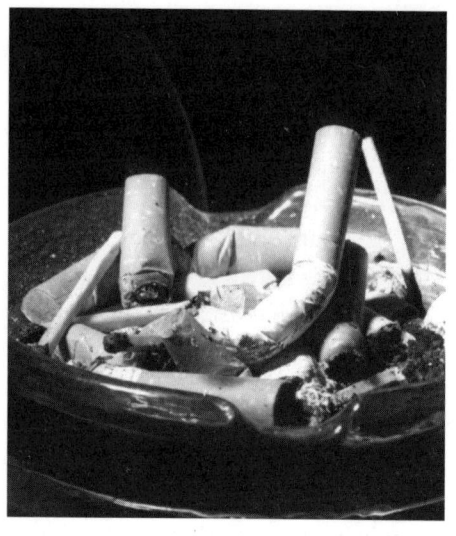 Maßnahmen verringert sich der Tabakkonsum kaum. Ein Kennzeichen unserer Zeit! Beim Rauchen bindet sich das im Rauch enthaltene Kohlenmonoxyd an die roten Blutkörperchen. Die roten Blutkörperchen transportieren den Sauerstoff im Körper. In den Lungen vermischt sich die eingeatmete Luft mit den roten Blutkörperchen, die die Körperzellen mit Sauerstoff versorgen. Statt Sauerstoff transportieren die Blutkörperchen beim Rauchen Kohlenmonoxyd. Unsere Zellen werden vergiftet. Wo immer das Blut rinnt, erscheint der giftige Tabakrauch. Blasen- und Nierenkrebs sind bei Rauchern häufige Krankheiten. Auch die Bauchspeicheldrüse und der Verdauungskanal haben viel unter dem Rauch zu leiden. Überdies sterben viele Menschen an Lungen- und Bronchialkrebs. In Russland und Großbritannien ist Lungenkrebs die häufigste Todesursache. Dann folgen die anderen Industrieländer. Für Raucher gilt ein Wort Senecas in besonderem Maße: »Die Menschen sterben nicht, sie bringen sich um«. Tabakrauch enthält Kohlenmonoxyd, Benzopyren, Teer und viele andere agressive, krebserzeugende Stoffe. Sie verursachen nicht nur Krebs, sondern auch:

1. Verengung der Blutgefäße
2. Erhöhten Blutdruck
3. Ein gereiztes Nervensystem
4. Schlafstörungen infolge Hemmung des Serotoninhormons
5. Erhöhung des Blutzuckergehaltes
6. Asthmatische Beschwerden
7. Schädigung des Embryos.

Der Tabakrauch verringert die Sauerstoffzufuhr in die Körperzellen, was die Verbrennung beeinträchtigt. Der Säuregrad der Zelle sinkt ab, ein typisches Symptom des Krebses. Die Zellmembranpotentiale ändern sich, so dass sich aus Zellen Klumpen bilden, die einen Herzinfarkt zur Folge haben können. Die Arterien verkalken; es entsteht Arteriosklerose. Rauchen gefährdet den ganzen Körperhaushalt Die meisten Menschen sind sich darüber im Klaren, dass Rauchen der Gesundheit schadet, aber es fehlt ihnen das Durchsetzungsvermögen, mit dem Rauchen aufzuhören. Ich kann das verstehen. Wir leben in einer hektischen Zeit, voller Stress. Durch die Umstände sind Menschen dem Rauchen verfallen, genau wie bei anderen Drogen. Oft müssen sie erst einmal erkranken, bevor sie damit aufhören. Nur ist es in vielen Fällen dann schon zu spät. Eine Warnung an unseren jungen Leuten ist hier gewiss nicht fehl am Platze. Tabakrauch schadet den Geschlechtsorganen. Bei Frauen kann sich der Säuregrad der Schleimhaut ändern. Durch das Rauchen können Wachstumsstörungen bei Kleinkindern auftreten. Es ist absolut notwendig, das Rauchen einzustellen, wenn die Krebschancen verringert werden sollen. Es lohnt sich sicherlich, wenn wir uns darum bemühen.

Medikamente

Das nächste Glied in der Kette Krankheit handelt von Medikamenten und deren Gebrauch. Viele Medikamente gehören zu den krebsfördernden Stoffen. Der Gebrauch von Medikamenten ist in beunruhigendem Maße angestiegen. Vor Jahren besuchte mich ein etwa fünfzigjähriger Mann, der an Blutgefäßbeschwerden litt. Bevor er mich besuchte, schluckte er täglich neun Pillen. Ich brauche Ihnen wohl nicht zu sagen, dass dieser Mann ein körperliches Wrack war. Ihm fehlte jegliche Energie. Ich behandelte ihn auf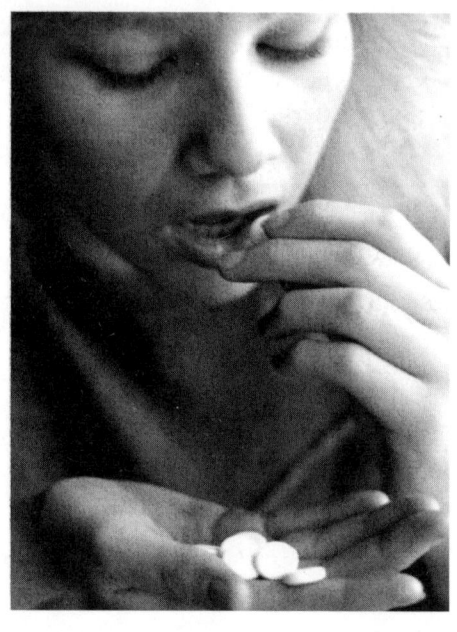
natürliche Weise. Ein Jahr später war er wieder völlig gesund. Die Pillen brauchte er nicht mehr. Dieser Fall ist nicht einmalig.

Es ist unglaublich, was heutzutage alles verschrieben und geschluckt wird! Schlaftabletten zum Beispiel. Das Heer der Schlaflosen wächst von Tag zu Tag. Es ist eine Zeiterscheinung, die man zu wenig beachtet. Professor Dr. W. F. Koch ist der Meinung, ein gesunder, angst- und sorgenfreier Schlaf sei für die Krebsvorbeugung eine Bedingung!

»Ja, wieso denn?«, könnte jemand entgegnen. »Meinem Geschäft droht der Bankrott. Wie sollte ich da ruhig schlafen können?« Ein anderer stöhnt, man sollte die Sorgen, die ihn fast zugrunde richten, erst einmal kennen. Freilich, jedes Dach hat sein Gemach. Und im Leben wird es wohl keinen geben, der nicht Angst und Sorgen kennt. Es stellt sich nur die Frage, wie wir mit diesen Sorgen fertig werden. Anscheinend sind viele mit ihrer Weisheit am Ende und wenden sich an den Hausarzt, der ihnen ein Schlafmittel verschreibt. Genau genommen ist das Wort Schlafmittel falsch, denn ein solches Mittel hilft uns nicht beim einschlafen, sondern betäubt nur. Wir sollten es deshalb besser »Betäubungsmittel« nennen. Von Schlaf kann bei Einnahme eines solchen Mittels überhaupt nicht die Rede sein. Dr. Budwig drückt sich diesbezüglich in ihrem Buch sehr treffend aus. »Durch den Gebrauch dieser Tabletten fördern wir jede Nacht schlafend unseren Tod!«, meint sie. Sie hat völlig recht. Schlafmittel nehmen nicht die Ursachen der Schlaflosigkeit weg, sondern schalten nur einen Teil der Gehirnfunktionen ab. Diese Mittel stören die Zellatmung, wodurch ein Gärungsprozess in der Zelle beginnt, der zu Krebs führen kann.

Es gibt in den Niederlanden etwa eine Million Menschen, die über Schlaflosigkeit klagen, schreibt Herr Lucas Reynders in seinem Buch »Arzneimittel in den Niederlanden«. Unter diesen Personen sind 60 Prozent Frauen über vierzig. Schlaftabletten und Medikamente, die die Gehirnaktivität unterdrücken, werden in großer Anzahl verschrieben.

Die Wahrscheinlichkeit, dass ein Arzt ein Schlafmittelrezept verschreibt, nachdem er die Beschwerden gehört hat, ist mehr als 95 Prozent. 1980 wurden 200 bis 250 Millionen Schlafpillen und Schlafpulver verkauft. Aus welchen Gründen schlucken Menschen jährlich so viele Schlafmittel? Es sind zum Teil Menschen, die körperliche Beschwerden haben. Rheumaschmerzen können zum Beispiel Schlaflosigkeit verursachen. Es kann auch sein, dass jemand nachts oft auf die Toilette gehen muss und deswegen zu wenig Schlaf findet. Wenn wir tagsüber zu viel Kaffee trinken und obendrein rauchen, werden wir in der Nacht nicht schlafen können. Das bedeutet, dass wir unsere Lebensgewohnheiten ändern müssen. In den meisten Fällen sind jedoch Sorgen, Angst, Nervosität, Spannung oder Kummer die Ursachen der Schlaflosigkeit.

Viele Menschen bangen in einer Zeit großer Arbeitslosigkeit zum Beispiel um ihren Arbeitsplatz. Andere beschleicht Angst, wenn sie an die Gefahr eines Atomkrieges denken. Wieder andere sorgen sich um das Wohl ihrer Kinder. Prüfungsangst, Spannung und Verdruss bei Problemen in der Familie, plötzliche Verluste durch Sterbefälle. Überdies leben wir in einer Welt voller Not. Eine Welt, die tagtäglich durch Funk und Fernsehen in all seinen schrecklichen Erscheinungsformen zu uns nach Hause kommt. Viel Leid und viel Kummer in dieser Welt wird uns jeden Tag aufgetischt. Es ist unmöglich, alle diese Eindrücke zu verkraften. Viele kommen dadurch aus dem Gleichgewicht. Sie versuchen deshalb, die innere Unruhe mit Kaffee,

Tee, Zigaretten und Alkohol zu verdrängen. Aber gerade diese stimulierenden Mittel bewirken auf die Dauer Schlaflosigkeit. So geraten wir in einen Teufelskreis. Haben wir uns einmal an den Gebrauch von Schlafmitteln gewöhnt, können wir auf deren Gebrauch kaum noch verzichten.

Wenn wir die Schlaftabletten einmal nicht einnehmen, dann fängt alles wieder von vorne an. Die Folge ist, dass wir stundenlang wachliegen. Also schlucken wir monate- und jahrelang diese krankmachenden Stoffe, die die Gehirnfunktionen lähmen und dadurch viele andere Beschwerden verursachen.

So kommen viele alte und junge Menschen zu mir, die den Medikamenten verfallen sind. Wer kümmert sich um sie? Sicherlich nicht die Pharmaindustrie, die an ihnen verdient hat. Es ist sehr schwer, diesen Leuten zu helfen. Man braucht Geduld, vor allem aber Verständnis. Sie sind oft völlig vergiftet worden. Die schädlichen Stoffe haben sich tief im Gewebe abgesetzt. Der ganze Mensch leidet darunter und viele Körperfunktionen werden gestört. Es kostet viel Zeit, den Körper wieder zu entgiften und zu reinigen. Am wichtigsten ist dabei die seelische Betreuung, da die giftigen Stoffe die wirklichen Krankheitsursachen jahrelang verdeckt haben. Natürlich sind es nicht nur die Schlafmittel, von denen viele abhängig sind. Es werden auch unvorstellbare Mengen an Beruhigungsmitteln konsumiert. Temesta, Seresta, Valium, Librium usw. Die Namen wechseln jährlich, aber die darin enthaltenen Stoffe bleiben die gleichen. Die Verpackung wird moderner, Beruhigungsmittel werden in buntfarbenen Durchdrückverpackungen angeboten. Es sind die »Medizinbonbons« unserer Zeit.

Viele Menschen sehen sich durch Beruhigungsmittel betrogen, viele Existenzen sind durch sie vernichtet worden. Gutgläubige Menschen, die die Gefahren dieser Mittel nicht kannten, waren ihr Leben lang diesen Mitteln verfallen. Gerade der Gebrauch dieser Mittel bewirkt aber im Laufe der Zeit neue Beschwerden, wogegen man wieder andere Medikamente braucht. Das hat zur Folge, dass viele Leute allerlei Kombinationen von Pillen schlucken, was ernsthafte körperliche Schäden verursacht. Viele werden zu menschlichen Wracks, die ihren Körper Tag für Tag mit sich herumschleppen und nicht wissen, wie sie den Tag anfangen oder beenden sollen. Solche Körper sind gute Nährböden für Krebs. Der übermäßige Konsum von Medikamenten schwächt das Immunsystem, so dass pathogene Kräfte im Körper ihre Arbeit vernichten können. Und wenn dann nach Jahren endlich eine Geschwulst ausbricht, bleibt den Ärzten nur die Möglichkeit der Bestrahlung oder der Operation. Im ungünstigsten Fall behandelt man diese Menschen mit Zytostatika, was in vielen Fällen zum Tode führt.

Der Kommerz spielt in unserer vielgelobten Gesundheitsfürsorge eine zentrale Rolle. Es ist ein Gewerbe mit einem Jahresumsatz von 17,5 Milliarden Euro. Die Gesundheitsfürsorge hat sich zu einem System entwickelt, in dem Geld eine entscheidende Rolle spielt und in dem es unwichtig ist, was wir essen oder nicht. Die Leute sollen Pillen schlucken, denn nur was Gewinne bringt, zählt. Und die Leute tun das mit einer gewissen Naivität. Man wehrt sich nicht, es sei denn, der Staat würde eine Preiserhöhung der Medikamente beschließen. In einem solchen Fall empören sich sofort alle Verbände. So etwas darf einfach nicht geschehen! Das schadet den Interessen der Patienten. Wir wollen nicht auf unsere Medikamente verzichten. Wir wollen ein großes und preiswertes Angebot.

In der Tat, liebe Leser, die Gesundheitsfürsorge hat sich zu einem öffentlichen Übel entwickelt. Es wird Zeit, dass wir einsehen, wie wahnwitzig dieses System ist und dass wir uns dagegen wehren müssen.

Nun sollten wir aber nicht das Kind mit dem Bade ausschütten. Es gibt Fälle und Situationen, in denen chemische Stoffe notwendig sind und angewendet werden müssen. Viele Menschen hätten weiterleben können, wenn man ihnen zur rechten Zeit ein Medikament verabreicht hätte. Aber Sie verstehen hoffentlich, worum es mir geht. Der ungezügelte, jahrelange Gebrauch von Stoffen, von denen wir eigentlich noch gar nicht wissen, welche Auswirkung sie langfristig haben, sollte eingestellt werden.

Strahlung

Ein ganz andersartiges Glied in der Ursachenkette des Krebses ist die Strahlung. Der ganze Kosmos, die Erde auf der wir leben, die Nahrung, alles hat mit Strahlung zu tun. Sogar in unserem Körper vollziehen sich keine Prozesse ohne Strahlung.

Wir alle wissen, dass die Erde einen Nord- und einen Südpol hat. Mit einem Kompass können wir die Richtung dieser Pole genau bestimmen. Das ist möglich, weil sich rings um die Erde elektromagnetische Felder befinden. Dass solche Felder auch in den Körperzellen vorkommen, werden viele nicht wissen. Jede Zelle hat einen Plus- und einen Minuspol. Der Kern, das Zelleninnere, hat eine positive Ladung. Die Zellwände, die Membrane, haben dagegen eine negative. Nach Seeger und Schacht ist bei einer gesunden Zelle das Spannungspotential zwischen diesen beiden Polen 90 Millivolt.

Ich sage bewusst »bei einer gesunden Zelle«, denn bei kranken Zeilen ist das Zellpotential nicht 90 Millivolt, sondern vielleicht nur 40 Millivolt. Bei
Krebspatienten ist das Zellpotential sogar noch geringer und zu einem Niedrigstwert herabgesunken, auf Grund eines »Umpolungsprozesses«. Ich werde das später eingehend erläutern.

Im wesentlichen ist unser Körper also eine Energiekraftquelle, die in jeder Sekunde elektrischen Strom liefert. Diese »Lebensenergie« ist bei jedem Menschen unterschiedlich. Der russische Gelehrte Dr. Kirlian hat eine Methode entwickelt, dies photographisch festzuhalten. Durch spezielle Aufnahmen, beispielsweise unserer Hände, ist es möglich, die Ausstrahlung der Hände zu verdeutlichen und damit zu zeigen, wie groß die vorhandene Energie ist. Unsere Zellen und unser gesamter Körper sind eine einzige strahlende Energiequelle!

Daher stammt auch der Ausdruck: ein Mensch habe eine gewisse Ausstrahlung. Gemeint ist damit, die dynamische und vitale Wirkung dieses Menschen auf andere. So etwas wird man nie von einem Schwerkranken sagen. Schwerkranke haben keine oder nur wenig Ausstrahlung, weil in ihnen natürlich keine Energie mehr vorhanden ist. Das Zellpotential geht zurück, die Ausstrahlung verringert sich und verschwindet schließlich ganz.

Elektrizitätswerk
Unsere Körperzellen müssen natürlich ernährt werden, um Energie liefern zu können. Aus Luft allein produzieren sie keine Energie. Wenn die Kraftwerke in unseren Zellen gesund sind, liefern sie pausenlos Energie. Voraussetzung dabei ist, dass sie ständig mit Brennstoff versorgt werden. Brennstoff in der Form von Nahrung und Sauerstoff. Nur lebendige Nahrung kann, wie wir gesehen haben, unsere Zellen mit dem benötigten Brennstoff versorgen. Brennstoff, der geeignet ist, Energie zu erzeugen. Es ist wie bei einem richtigen Kraftwerk. Wenn wir dem Kraftwerk Kohlen oder Gas zuführen, versorgt es uns mit Strom. Würden wir ihm nur Wasser zuführen, liefe das Elektrizitätswerk miserabel. Ähnlich ist es mit den Kraftwerken in unseren Zellen. Nur lebendige, strahlende Nahrung ist imstande, die Stoffe zu liefern, die eine Zeile braucht, um Energie zu produzieren, die uns das Laufen, Arbeiten und Leben ermöglicht.

Wenn die Nahrung lebendig, d. h. elektronenaktiv ist, dann werden die Energiekraftquellen in unseren Zellen auch die zum Leben nötige Energie liefern und dafür sorgen, dass das Zellpotential auf voller Stärke bleibt.

Ich habe die Strahlung im Zusammenhang mit den Krebsursachen erörtert, um Sie darauf aufmerksam zu machen, dass der Körper durch den Gebrauch von »toter', nicht-strahlender Nahrung bedroht wird. Es wird jedem einleuchten, dass totgekochte, tiefgefrorene und eingedoste Nahrung nur wenig Strahlung enthält und somit kaum elektronenaktiv ist. Diese Nahrung kann unsere Körperzellen nicht mit Brennstoff versorgen und dadurch entsteht als logische Konsequenz ein Energiemangel. Das sieht man den Leuten an. Sie sehen nicht »strahlend« aus. Eine gute Ausstrahlung ist somit ein Kennzeichen guter Gesundheit.

Mond und Sonne
Nicht nur Nahrung beeinflusst unsere Körperzellen. Alles was in unserer Umwelt mit Strahlung zu tun hat, übt auf uns entweder einen positiven oder negativen Einfluss aus. Ein paar wichtige Strahlungsquellen seien hier erwähnt. Da sind zuerst einmal die Himmelskörper Sonne und Mond. Wie wohltuend können Sonnenstrahlen manchmal sein! Wer erholt sich nicht, wenn sich im Frühjahr die Sonne nach einem kalten und oft nassen Winter

wieder blicken lässt? Wie herrlich ist es dann, mit hochgekrempelten Ärmeln im Garten in der Sonne zu sitzen. Selbstverständlich nicht allzu lange, denn dann verbrennt unsere Haut. Daran sieht man, dass die Sonne eine sowohl positive als auch negative Wirkung ausüben kann. Die Sonnenstrahlen können unsere Haut bräunen, aber auch verbrennen.

Nun gibt es Leute, die die Sonnenstrahlen nicht vertragen. Man sagt auch, Krebspatienten sollten sich nicht in die Sonne setzen. Das ist nicht richtig. Krebspatienten dürfen sich sonnen, jedoch nicht zu lange. Es ist auch hier, wie bei so vielen anderen Dingen, wichtig, das richtige Maß zu finden. Die Sonne ist das große »Lebenslicht«. Ohne die Sonne wäre das Leben unmöglich. Es wüchse kein Blatt, und man könnte auf der Erde nicht wohnen. Sonne ist eine unabdingbare Lebensnotwendigkeit. Auch ein Krebspatient braucht die Heilkräfte der Sonnenstrahlen. Doch es gibt Menschen, die die Sonne nicht vertragen können. Hier stellt sich die Frage, wie so etwas möglich ist.

Die Ursache ist, dass es im Körper an Stoffen mangelt, die die Sonnenstrahlen absorbieren. Diese Stoffe sind die mehrfach ungesättigten Fettsäuren, die vor allem in frischem Gemüse, Nüssen und Samen vorhanden sind. Diese Stoffe sind imstande, die Sonnenstrahlen zu binden, so dass diese ihre Heilkräfte unserem Körper zuführen können.

Ein Mangel an mehrfach ungesättigten Fettsäuren entsteht durch den Gebrauch falscher Fette. Margarine zum Beispiel ist kein ungesättigtes Fett, und wenn wir Fleisch braten, entstehen nur harte Fette. Verschiedene Nahrungsmittel enthalten erhitzte und dadurch erhärtete Fette, was bei vielen Menschen zu einem Mangel an mehrfach ungesättigten Fettsäuren führt. Wenn dieser Mangel ernste Formen annimmt, können wir uns in der Tat nicht mehr in die Sonne setzen, da unser Körper die Sonnenstrahlen nicht mehr absorbieren kann. Gerade der Krebspatient hat jedoch einen entsetzlichen Mangel an diesen Fetten. Mehrfach ungesättigte Fettsäuren sind vor allem in kalt gewonnenem Leinöl und Weizenkeimöl vorhanden. Es wird unserem Körper sehr wohl tun, wenn wir unserer Nahrung täglich zwei oder drei Esslöffel dieser Öle beimischen. Schon bald werden wir bemerken, dass wir uns wieder unbeschwert sonnen können.

Die Zellmembran
Die ungesättigten Fettsäuren spielen auch eine wichtige Rolle beim Zellstoffwechsel. Die Energiekraftquellen in unseren Zellen hungern sozusagen nach diesen Stoffen. Denn gerade diese Stoffe bewirken den vollen Einsatz der Kraftwerke in unseren Zellen. Sie sind ausgezeichnete »Elektronenträger«. Der Samen, durch die Sonne gewärmt und im Sonnenschein gewachsen, hat die Sonnenphotonen gebunden. Dies ist eine Energie von ausgezeichneter Qualität. Wenn diese in den ungesättigten Säuren angestaute Energie den Zellen übergeben wird, fördert sie in hervorragender Weise die Verbrennung.

Der Zellofen wird angefacht und in ihrem Verbrennungstrieb wird die Zelle auch die Giftstoffe, die Toxine, mitverbrennen. Die Zellwand, die Zellmembran wird damit aufgebaut und die hochreaktiven Sauerstoffteilchen, die sich auf Grund von Oxydationsprozessen bilden und immer bestrebt sind, die Zellmembran zu beschädigen, werden gefangen und abgeführt. Sonnenenergie ist elektronenaktive Energie und wird mit Recht das Lebenselixier für den Menschen genannt.

Das Fehlen dieser für den Menschen so wichtigen Sonnenstrahlen kann also eine Krebsursache sein. Nicht nur zuviel Strahlung ist für den Menschen gefährlich, auch das Fehlen dieser für den Menschen notwendigen Strahlung kann zu Krebs führen. Daher ist es gut, wenn wir nicht den ganzen Tag in der Wohnung verbringen. Wir sollen die Sonnenstrahlen auf eine gute und auf eine zu verantwortende Weise nutzen. Wir sollen aber vor allem ausreichend lebendige, d. h. natürliche Nahrung essen. Nahrung, die unbearbeitet ist, so dass wir die darin angestaute Energie uns zunutze machen können. Das Essen von Walnüssen und Haselnüssen ist sehr gesund, denn diese Nüsse enthalten viele mehrfach ungesättigte Fettsäuren.

Das gilt nicht für Erdnüsse, die wir nicht essen sollten, da sie einen krebserzeugenden Stoff (Aflatoxine) enthalten. Rheumapatienten sollten keine Walnüsse essen, weil diese säurebildend sind. Auch Samen und Kerne von Früchten enthalten reichlich mehrfach ungesättigte Fettsäuren. Sonnenblumenkerne und andere Samen sind der Gesundheit ebenfalls zuträglich.

Der Kosmos
Nicht nur die Sonne, auch der Mond und die anderen Himmelskörper strahlen auf uns herab, und ihre Strahlen beeinflussen den Menschen. Viele Menschen können bei Vollmond nicht schlafen. Aus Statistiken geht hervor, dass viele Menschen während des Vollmonds deprimiert und sehr unruhig sind. In solchen Perioden gibt es mehr Autounfälle als sonst. Wir denken zu wenig über die Geheimnisse des Universums nach. Gott hat für den Menschen den Himmel und die Gestirne geschaffen. Alle Gestirne haben ihre eigene Aufgaben und Funktionen. Die Himmelskörper unterhalten viele harmonische Wechselbeziehungen. Ohne die Sonne wäre der Mond bedeutungslos. Ohne Sonne und Mond würde die Erde keine Frucht hervorbringen. Bestimmte Gewächse gedeihen besser oder weniger gut bei bestimmten Mondphasen. Auch beeinflusst der Mond die Gezeiten: Ebbe und Flut.

Nicht nur die Himmelskörper schicken ihre Strahlen zur Erde, auch die Erde selbst produziert ihre Strahlen. Diese »Erdstrahlen« können Krebs erregen. Wir nennen sie »geopathogene Strahlen«. Man könnte sehr viel darüber schreiben, doch für Sie ist es wichtig zu wissen, dass diese Erdstrahlen uns sehr krank machen können.

Viele namhafte Gelehrte haben bewiesen, dass es Erdstrahlen gibt und der berühmte Krebsspezialist Professor Dr. W. F. Koch hat als einer der ersten gezeigt, dass Krebs durch Erdstrahlen verursacht werden kann. Das Schlafen in einem Zimmer beispielsweise, in dem es Erdstrahlen gibt, belastet unser Zellpotential jede Nacht, Stunde um Stunde und bringt es aus dem Gleichgewicht. Eines haben alle Strahlen gemein: sie durchdringen alles, ganz gleich ob es aus Beton oder aus Holz ist Strahlen dringen durch Hochhäuser und haben auf die Bewohner, die im obersten oder im untersten Stock wohnen, die gleiche Wirkung.

Auch Professor P. G. Seeger aus Berlin, der mehr als fünfzig Jahre lang Krebspatienten behandelte und viele Untersuchungen durchführte, gelangte zu der Schlussfolgerung, dass Erdstrahlen sehr schädlich für den Körper sind. Der Gelehrte Dr. Josef Oberbach hat die geopathologische Strahlung intensiv erforscht und interessante Bücher über dieses Thema geschrieben. In seinem Hauptwerk, »Feuer des Lebens«, erklärt er diese Kräfte auf wissenschaftlicher Grundlage. Der altmodische Wünschelrutengänger war also doch nicht so verrückt, wie viele vielleicht gedacht haben mögen.

Schon vor hundert Jahren hat der englische Forscher Haviland festgestellt, dass auf Kalkböden weniger Menschen an Krebs sterben als auf Kleiböden. In Frankreich wies Robinet nach, dass die Krebskrankheit vor allem auf Böden entstand, die arm an Magnesium waren. P. G. Seeger meint, die für Krebs kennzeichnende Veränderung des Zellpotentials würde vor allem verursacht durch:

1. Eine Veränderung der Neutronenstrahlung
2. Gebündelte hochfrequente Strahlung
3. Impulse mit einer niedrigen Frequenz zwischen 1 und 15 Hz und 10 und 120 Volt
4. Veränderte Ionisation
5. Veränderte magnetische Impulse.

Vor allem dieser letzte Punkt ist sehr wichtig, da ein verändertes magnetisches Feld eine Änderung des Säuregrades im Blut (des pH-Wertes) in Richtung Alkalose hervorruft. Dadurch ändern sich die Eiweißstrukturen der Zellmembran, was Durchlässigkeitsstörungen zur Folge hat. Auch wird dadurch ein »Umpolungsprozess« in Gang gesetzt, wodurch eine Krebszelle eine stark negative Ladung bekommt. Die ständige von Erdstrahlen verursachte Bombardierung mit negativer Strahlung bringt kranke Zellen hervor, die sich langfristig zu Krebszellen entwickeln.

Seeger stellte während seiner jahrelangen Praxis als Krebsspezialist fest, dass fast alle Krebstoten Jahre hindurch einer geopathogenen Strahlung ausgesetzt waren!

Diese Beispiele zeigen, dass unser Körper mit vielen Gefahren konfrontiert wird. Deshalb sollten wir uns näher mit dieser Materie befassen und nicht achselzuckend daran vorbeigehen.

Röntgenstrahlung

Es gibt noch eine Art Strahlung, vor der ich warnen muss. Ich denke an den Gebrauch vieler medizinischer Apparate, die bei Röntgenuntersuchungen in den modernen Krebskliniken eingesetzt werden. Bei fast jedem Menschen sind schon einmal Röntgenbilder angefertigt worden. Viele wurden bei TBC-Untersuchungen durchleuchtet. Der Gebrauch von Röntgenapparaten nimmt ständig zu. Viele Leute kommen mit vagen Beschwerden zum Hausarzt, der sie zur Beruhigung ins Krankenhaus schickt, wo Röntgenaufnahmen gemacht werden. Wir schenken diesen Apparaten immer mehr Vertrauen. Photographien sollen heute die Diagnose stellen. Das hat sehr gefährliche Seiten.

1. Viele junge Ärzte haben sich so sehr auf diese Untersuchungsmethode eingestellt, dass sie kaum noch eine Diagnose auf Grund eigener Beobachtungen stellen können. Der alte Landarzt war in dieser Hinsicht ein Virtuose. Er hatte gelernt, zu beobachten und seine Patienten zu durchschauen. Diese alten Hasen gibt es jedoch nicht mehr. Es gibt eine neue Generation von Ärzten, die mit Computern und Röntgenapparaten aufgewachsen sind.

Für viele Ärzte ist es natürlich einfacher, den Apparat diagnostizieren zu lassen.Er nimmt ein großes Stück Verantwortung ab. Der alte Landarzt musste noch alles selber wissen und wusste, was seine Pflicht war. Heute heißt es dagegen die Röntgenbilder hätten ausgewiesen, dass dies oder jenes fehle. Wenn man auf den Röntgenbildern einmal nichts besonderes entdecken kann und es sich später herausstellt, dass irgend etwas doch nicht in Ordnung war, kann man sich immer noch gemeinsam mit dem Patienten darüber wundern, dass die Röntgenaufnahmen keinen Aufschluss gebracht haben.

Diese Art von Staunen erleben täglich Hunderte von Patienten und Ärzten. »Aber, Herr Doktor, wie ist denn das möglich?« fragt man. »Erst neulich wurde ich untersucht, da fand man nichts und nun stellt sich heraus, dass ich eine Krebsgeschwulst habe.« Der Arzt kann das natürlich auch nicht begreifen und ist mit dem Patienten einer Meinung. »Wirklich schrecklich für Sie, aber vor einigen Monaten haben wir die Röntgenbilder eingehend studiert und nichts gefunden. Alles war völlig in Ordnung.« Fassungslos starren Arzt und Patient auf ein paar schwarze, tote Abdrücke. »Nicht zu fassen«, murmelt der Patient noch.

2. Ein anderes großes Risiko dieser Untersuchungsmethode ist, dass man sehr viel Strahlung ausgesetzt wird. Der eine wird mehr davon in seinem Leben abbekommen als der andere, aber es gibt Menschen, die für jede Kleinigkeit geröntgt werden. Findet man die Ursache der Kopfschmerzen nicht schnell genug, muss eben ein Röntgenbild angefertigt werden. Hat man Probleme mit dem Stuhlgang, muss ein Röntgenbild vom Darm gemacht werden. Haben wir Schmerzen im Knie, muss sofort das ganze Bein geröntgt werden. Das fängt bei vielen schon in jungen Jahren an. Viele Kinder werden dieser medizinischen Strahlung ausgesetzt. Auf die Frage ob denn das nicht schädlich sei, bekommen wir ständig die Antwort, eine so kleine Strahlungsdosis könne keine schädlichen Folgen haben.

Ich möchte auch mal kurz auf die Bestrahlung eingehen, der unsere Krebspatienten in den Krebskliniken ausgesetzt werden. Wir alle wissen, was mit Krebspatienten geschieht. Heute entdeckt man eine Geschwulst, morgen wird operiert und übermorgen fängt die Bestrahlung an.

Jeder von uns kennt Männer, Frauen und auch Kinder, die allwöchentlich zur Klinik gefahren werden, um mit Röntgen, Radium, Isotopen, Betatron oder Kobalt bestrahlt zu werden.

Jeder kennt auch die Wirkung dieser Behandlungsmethoden. Viele bekommen Darmbeschwerden, indem die Darmflora beschädigt oder vernichtet wird. Andere Begleiterscheinungen können Hautverbrennungen, Übelkeit, Appetitlosigkeit, Schlafstörungen oder Blutarmut sein. Das Abwehrsystem wird angegriffen und in vielen Fällen entwickelt sich eine mentale Depression.

Dr. J. Kuhl, ein ehemaliger Krebsspezialist, nannte diese Art der Behandlung den »größten Irrtum der Medizin«. Röntgenstrahlen zerstören vollends die elektromagnetischen Felder unserer Zellen. Auf Grund dieser Tatsache sind Strahlungsbehandlungen eher krebserzeugend als krebsbekämpfend. Sie stören zutiefst den Zellstoffwechsel. Deshalb muss Bestrahlung abgelehnt werden. Die Auswirkungen dieser Behandlungen sind vielfach erforscht worden. Die Untersuchungen ergaben, dass Bestrahlung nach einer Krebsoperation zur Metastasierung oder Aussaat führt. Man bedenke auch, dass die Krebskliniken überfordert sind und dass es einen Mangel an Apparaten für die Krebsuntersuchungen gibt. Dadurch werden die Wartelisten der zu bestrahlenden Personen von Woche zu Woche länger. Bei vielen Patienten stellt sich leider nach den Bestrahlungen heraus, dass diese Behandlung erfolglos war, da die Beschwerden nicht abklingen. Für viele hilflose Patienten ist der Naturheilpraktiker der letzte Strohhalm an den man sich klammert. Auch er kann ihnen nicht mehr helfen. Die Krebsgeschwulst ist das Resultat mitunter jahrzehntelanger Stoffwechselstörungen, die sich schließlich zur Geschwulst entwickelt haben. Indem man sich nur auf die Geschwulst konzentriert, glaubt man, die Krebskrankheit zu bekämpfen. Dazu dienen Mittel wie Operation und Bestrahlung. Die Geschwulst verschwindet zwar, aber die Entstehungsursache hat man nicht behandelt. Das Chaos im Stoffwechsel bleibt unberührt.

Über dieses Thema ließe sich noch so einiges sagen. Im Rahmen der Besprechung der Krebsursachenkette möchte ich es dabei bewenden lassen. Interessierte Leser, die sich mit diesem Thema näher befassen wollen, rate ich, Dr. Kuhls Buch: »Krebs und Bestrahlung, ein Irrtum der Medizin« zu lesen.

Tschernobyl

Zum Schluss möchte ich einige Bemerkungen machen über nicht-medizinische Strahlung, die ebenfalls Einfluss auf unsere Gesundheit hat. Gemeint ist die Strahlung, die von der Katastrophe des Kernreaktors in Tschernobyl in der UdSSR verursacht wurde. 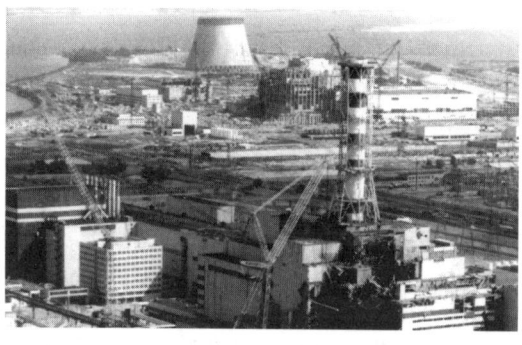 Diese Katastrophe hat viele erschüttert. Auch wir haben die schädlichen Folgen dieser Strahlung auf grausame Weise zu spüren bekommen. Gewächse mussten vernichtet werden. Fast ganz Europa wurde leicht radioaktiv. Eine solche Katastrophe hat sich zuvor niemals in der Geschichte der Menschheit ereignet. Aber wahrscheinlich war es nicht die letzte Katastrophe dieser Art. In unserem Expansionsdrang und in unserem Bestreben nach immer mehr, bauen wir Dutzende von diesen lebensgefährlichen Kernkraftwerken. Was wird wohl geschehen, wenn ein solches Kernkraftwerk explodiert? Es wäre eine undenkbare Katastrophe. Trotz dieser Gefahren gibt es sehr viele Kernkraftwerke in Europa. Ein menschliches Versagen ist überall möglich. Auf Grund der vielen Risikofaktoren befürworte ich die Stillegung aller Kernkraftwerke. Atomkraft bedroht die Menschheit. Wir sollten sie ablehnen. Zu vielen Menschen war nicht klar, wie gefährlich diese Werke sind. Die Kernkatastrophe von Tschernobyl hat hoffentlich alle wachgerüttelt. Wenn das der Fall ist, kann diese Katastrophe auch positive Folgen haben. Nur wenn wir uns alle im klaren darüber sind, in welch großer Gefahr wir leben, können diese Kraftwerke stillgelegt werden. Dann erst wird es möglich sein, uns selbst Beschränkungen aufzuerlegen.

Aber nicht nur in Krankenhäusern und Kraftwerken gibt es Strahlungsquellen. Sie existieren auch bei uns zu Hause. Das Fernsehgerät zum Beispiel ist ebenfalls eine Strahlungsquelle, deren Gefahr man nicht unterschätzen sollte. Im allgemeinen gilt, dass Krebs ein Energieproblem ist, dem wir noch des öfteren begegnen werden.

Entzündungsherde
Nahrung, Rauchen und der Gebrauch von Arzneimitteln können Krebs verursachen. Aber auch Entzündungsherde im Körper können zu Krebs führen. Gewebe, das chronisch krank oder langfristig giftigen Stoffen ausgesetzt ist, kann zu Krebsgewebe entarten. Ich möchte an dieser Stelle Ihre Aufmerksamkeit auf die Mandeln, die Backenzähne und die Därme lenken.

Die Backenzähne
Über Zähne und Backenzähne sowie deren Entstehung sind schon viele dicke Bücher geschrieben worden. Ich werde mich an dieser Stelle auf einige wenige Hauptsachen beschränken. Zähne und Backenzähne sind schon lange vor der Geburt angelegt. Die künftige Mutter sollte diese Tat-

Energetische Beziehungen zwischen Gebiss und übrigems Organismus (nach R. Voll und F. Kramer)

SINNESORGANE	Innenohr	Kieferhöhle	Siebbeinzellen	Auge	Stirnhöhle	Stirnhöhle	Auge	Siebbeinzellen	Kieferhöhle	Innenohr						
GELENKE	Schulter Ellbogen	Kiefer	Schulter Ellbogen	Knie hinten		Knie hinten		Schulter Ellbogen	Kiefer	Schulter Ellbogen						
	Hand ulnar Fuß plant. Zehen u. 1*	Knie vorn	Hand radial Fuß Großzehe	Hüfte	Kreuzsteißbein	Kreuzsteißbein	Hüfte	Hand radial Fuß Großzehe	Knie vorn	Hand ulnar Fuß plantar Zehen u. 1*						
				Fuß		Fuß										
RÜCKENMARK-SEGMENTE	Th1 C8 Th7 Th6 Th5 S3 S2 S1	Th 12 Th 11 L1	C7 C6 C5 Th4 Th3 Th2 L5 L4	Th 8 Th 9 Th 10	L3 L2 Co S5 S4	L2 L3 S4 S5 Co	Th 8 Th 9 Th 10	C5 C6 C7 Th2 Th3 Th4 L4 L5	Th 11 Th 12 L1	C8 Th1 Th5 Th6 Th7 S1 S2 S3						
WIRBEL	B1 H7 B6 B5 S2 S1	B12 B11 L1	H7 H6 H5 B4 B3 L5 L4	B9 B10	L3 L2 Co S5 S4 S3	L2 L3 S3 S4 S5 Co	B9 B10	H5 H6 H7 B3 B4 L4 L5	B11 B12 L1	H7 B1 B5 B6 S1 S2						
ORGANE	Herz rechts	Pancreas	Lunge rechts	Leber rechts	Niere rechts	Niere linke	Leber linke	Lunge linke	Milz	Herz linke						
		Duodenum	Magen rechts	Dickdarm rechts	Gallenblase	Blase rechts urogenitales Gebiet	Blase linke urogenitales Gebiet	Gallengänge linke	Dickdarm linke	Magen linke	Jejunum Ileum linke					
ENDOKRINE DRÜSEN	Hypophysen-Vorderlappen	Nebenschilddrüse	Schilddrüse	Thymus	Hypophysen-Hinterlappen	Epiphyse	Epiphyse	Hypophysen-Hinterlappen	Thymus	Schilddrüse	Nebenschilddrüse	Hypophysen-Vorderl.				
SONSTIGES	Zentrales Nervensyst. Psyche	Mammadrüse rechts								Mammadrüse linke	Z.N.S. Psyche					
OBERKIEFER R	8	7	6	5 (V)	4 (IV)	3 (III)	2 (II)	1 (I)	1 (I)	2 (II)	3 (III)	4 (IV)	5 (V)	6	7	8 L
Zahn	8	7	6	5 (V)	4 (IV)	3 (III)	2 (II)	1 (I)	1 (I)	2 (II)	3 (III)	4 (IV)	5 (V)	6	7	8
UNTERKIEFER R																L
SONSTIGES	Energiehaushalt			Mammadrüse rechts						Mammadrüse linke			Energiehaushalt			
ENDOKRINE DR. GEWEBSSYSTEME	periphere Nerven	Arterien	Venen	Lymphgefäße	Keimdrüse	Nebenniere	Nebenniere	Keimdrüse	Lymphgefäße	Venen	Arterien	periph. Nervensystem				
ORGANE	Ileum rechts Ileocoecales Gebiet	Dickdarm rechts	Magen rechts Pylorus	Gallenblase	Blase rechts urogenitales Gebiet	Blase linke urogenitales Gebiet	Gallengänge linke	Magen linke	Dickdarm linke	Jejunum Ileum linke						
	Herz rechts	Lunge rechts	Pancreas	Leber rechts	Niere rechts	Niere linke	Leber linke	Milz	Lunge linke	Herz linke						
WIRBEL	B1 H7 B6 B5 S2 S1	H7 H6 H5 B4 B3 L5 L4	B12 B11 L1	B9 B10	L3 L2 Co S5 S4 S3	L2 L3 S3 S4 S5 Co	B9 B10	B11 B12 L1	H5 H6 H7 B3 B4 L4 L5	H7 B1 B5 B6 S1 S2						
RÜCKENMARK-SEGMENTE	Th1 C8 Th7 Th6 Th5 S3 S2 S1	C7 C6 C5 Th4 Th3 Th2 L5 L4	Th 12 Th 11 L1	Th 8 Th 9 Th 10	L3 L2 Co S5 S4	L2 L3 S4 S5 Co	Th 8 Th 9 Th 10	Th 11 Th 12 L1	C5 C6 C7 Th2 Th3 Th4 L4 L5	C8 Th1 Th5 Th6 Th7 S1 S2 S3						
GELENKE	Schulter — Ellbogen	Kiefer	Knie vorn	Hüfte	Kreuzsteißbein	Kreuzsteißbein	Hüfte	Knie vorn	Kiefer	Schulter — Ellbogen						
	Hand ulnar Fuß plantar Zehen u. 1*	Hand radial Fuß Großzehe	Kiefer	Fuß		Fuß		Kiefer	Hand radial Fuß Großzehe	Hand ulnar Fuß plant. Zehen u. 1*						
SINNESORGANE	Ohr	Siebbeinzellen	Kieferhöhle	Auge	Stirnhöhle	Stirnhöhle	Auge	Kieferhöhle	Siebbeinzellen	Ohr						

sache berücksichtigen. Sie sollte vollwertige Nahrung mit ausreichend Mineralsalzen zu sich nehmen. Tabakrauch entkalkt den Körper und während der Schwangerschaft sollte eine Frau das Rauchen unterlassen.

Wir kennen den Aufbau der Zähne und Backenzähne seit dem Schulunterricht. Ein Backenzahn ist kein hartes, totes Ding im Mund, sondern ein lebendiges Organ mit Nerven und einer Blutzirkulation, die in Verbindung mit unserem ganzen Körper steht. Das vergessen leider viele Menschen viel zu oft. Wer denkt schon bei Krankheiten an die Zähne und speziell and die Backenzähne? Im allgemeinen schenkt man ihnen zu wenig Aufmerksamkeit. »Was sollte Gelenkrheumatismus mit meinem Gebiss zu tun haben?«, höre ich jemanden fragen, und: »Sie wollen doch nicht etwa behaupten, Brustkrebs könnte von einem kranken Zahn oder Backenzahn herrühren?« Gerade das möchte ich tatsächlich behaupten.

Nun gibt es verschiedene Möglichkeiten, einen kranken Zahn zu behandeln. Am einfachsten ist, man zieht ihn. Das ist noch nicht einmal eine so schlechte Lösung. Wir sind ihn auf einmal los. Ein Zahnarzt versucht jedoch immer, möglichst viele Zähne zu erhalten. Mit Recht. Das ist seine Aufgabe. Aber nicht zu jedem Preis. Wenn ein Backenzahn so krank ist, dass die Pulpahöhle - der Raum, in dem sich der Nerv befindet - geöffnet werden muss, dann gibt es nur eine Lösung: der Backenzahn muss heraus. Das geschieht jedoch noch zu wenig. Der Zahnarzt säubert in vielen Fällen die Zahnhöhle, desinfiziert, schließt und überkront sie. Von diesem Augenblick an fühlen wir keine Schmerzen mehr und der Backenzahn scheint geheilt zu sein. Das ist jedoch ein Trugschluss. Wir machen hier denselben Fehler wie beim Krebs. Wenn nur die Geschwulst verschwunden ist, und wir nichts mehr empfinden oder sehen, ist für viele auch das Übel weg.

Bei Krebs ist das jedoch nicht der Fall. Das gleiche gilt für einen Backenzahn. Oft fangen die Probleme jetzt erst richtig an. Der Innenraum des Zahns steht durch die sogenannten Zahnhöhlen in Verbindung mit dem Kiefer. In diesen Zahnhöhlen können sich schädliche Bakterien unbemerkt vermehren. Schließlich hat der Zahnarzt den Nerv aus dem Zahn entfernt. Was im Innern des Zahns vor sich geht, entzieht sich unserer Wahrnehmung, da der Schmerzauslöser fehlt. Unter diesen Umständen gedeihen diese Bakterien bestens. Sie scheiden jedoch sehr giftige Säuren aus, die über die

Zahnhöhlen in die Blutbahn gelangen. Vom Blut werden diese Säuren zu den Organen transportiert, wodurch die Organe erkranken.

Es zeigt sich, dass bei Rheuma oft das Gebiss der wirkliche Krankheitsgrund ist. Betrachtet man das Gebiss, würde man das nicht vermuten. Das Gebiss sieht wohlversorgt und sauber aus. Der Zahnarzt hat sein Bestes getan und gute Arbeit geleistet. Aber ob wir wollen oder nicht, der Zahn muss heraus, sonst wird es keine wirkliche Heilung geben. Oft sehen mich meine Patienten erstaunt an, wenn ich ihnen dies sage. »Ja, aber Sie wollen doch nicht etwa behaupten, der Zahn sei die Ursache des Rheumas? Zweimal im Jahr gehe ich zum Zahnarzt und lasse mein Gebiss kontrollieren!« »Das mag zwar stimmen, aber trotzdem ist dieser Backenzahn nicht in Ordnung.«

Professor Dr. Ernesto Adler hat ein wundervolles Buch geschrieben: »Allgemeine Erkrankungen durch Störfelder«. In diesem Buch beschreibt er Dutzende von Krankheitsgeschichten, die durch Störfelder im Trigeminusbereich hervorgerufen worden sind. Er zeigt, dass jede Krankheit von kranken Backenzähnen verursacht werden kann. Ich unterschreibe seine These, dass jede Zahnwurzelbehandlung einen Krankheitsherd verursachen kann.

Dr. Carl Spengler
Viele Patienten fragen mich, ob eine krankhafte Veränderung des Backenzahns nicht auf einem Röntgenbild zu sehen wäre. Das ist nicht der Fall. Bakterielle Entzündungsherde sind röntgenologisch nicht festzustellen. Es gibt aber zwei Methoden, mit denen man die bakterielle Entzündungsherde finden kann. Die erste heißt die Spenglermethode.

Dr. Robert Koch, der bekannte Entdecker der Tuberkulosebazillen, hat in Zusammenarbeit mit seinem Mitarbeiter Dr. Carl Spengler eine Methode entwickelt, mit der man kranke Zähne lokalisieren kann. Der Patient reibt einige Tropfen des Präparats in den Arm. Nach wenigen Minuten spürt er Schmerzen; dies ist der Beweis, dass etwas nicht in Ordnung ist. Die Methode von Koch und Spengler wurde an der Münchener Universität wissenschaftlich untersucht. Marianne Weber, eine junge Zahnärztin, schrieb ihre Dissertation über diese Methode.

Daneben gibt es die Elektro-Akupunkturmethode nach Voll. In Holland wird dieses Verfahren immer mehr angewandt. Hierbei wird elektromagnetisch festgestellt, ob ein Zahn belastet ist und mit welchem Organ dieser Zahn in Verbindung steht. Es ist eine sehr effektive Methode, mit der immer mehr Zahnärzte arbeiten und mit der erstaunliche Resultate erzielt werden.

Amalgam
Es gibt noch eine andere Gefahr der wir ausgesetzt sind. Fast all unsere Backenzähne werden mit Amalgam plombiert. Amalgam ist ein Quecksilber, das schon lange in der zahnärztlichen Praxis verwendet wird. Wissenschaftliche Erforschungen haben jedoch einwandfrei ergeben, dass das aus dem Amalgam freikommende Quecksilber im Körper in sehr giftiges Methylquecksilber umgesetzt wird.

Außerdem rufen diese Plombierungen »Potentialunterschiede« im Mund hervor, vor allem dann, wenn auch Gold vorhanden ist. Diese Spannungen haben eine schädliche Wirkung auf das energetische Körpersystem. Je höher die Spannungen, desto mehr Quecksilber und andere Metalle werden freigesetzt. Zusätzlich gibt es Menschen, die allergisch auf bestimmte Bestandteile des Amalgams reagieren.

In der niederländischen Zeitschrift »Orthomoleculair«, Jahrgang 4, 4. Nummer, fand ich nachstehende Information: »In meiner Praxis hatte ich vierzig Frauen im Alter zwischen 23 und 38 Jahren, bei denen Unfruchtbarkeit festgestellt worden war. Die Unfruchtbarkeit hatte durchschnittlich vier Jahre gedauert. Zehn Frauen waren schon einmal schwanger gewesen. Alle Patientinnen waren mindestens zwölf Monate lang von einem Frauenarzt behandelt worden. Ich machte folgende Beobachtungen: 28 Patientinnen hatten Amalgamplombierungen, bei 10 Patientinnen gab es eine Anhäufung von Quecksilber im Uterus. Bei 24 Patientinnen, von denen 20 Amalgamplombierungen (!) hatten, stellte ich eine böse Candida Infizierung fest. Acht Patientinnen hatten keine energetischen oder funktionellen Uterusstörungen.

Alle acht jedoch litten an Autoimmunkrankheiten und ernsthaftem Stress. Sechs von ihnen hatten Amalgamplombierungen. 26 Patientinnen (von denen 24 mit Plombierungen) hatten eine Allergie und/oder eine Autoimmunkrankheit. Die Behandlungen variierten von Vitaminen und homöopathischen Mitteln bis zur Entfernung der Amalgamplombierungen.

45 Prozent der Frauen war innerhalb von 4 bis 5 Monaten schwanger. Die Behandlung war vor allem bei der Gruppe mit Amalgamanhäufung im Uterus erfolgreich (80 Prozent). Diese beeindruckende Zeilen machen klar, wie gefährlich Amalgam ist.

Bitten Sie Ihren Zahnarzt, bei eventuellen Plombierungen statt Amalgam Komposit zu benutzen. Er wird nichts dagegen einwenden, denn schließlich entscheiden Sie, womit Ihre Zähne behandelt werden. Vor Goldkronen möchte ich ebenfalls warnen, denn auch unter Goldkronen können sich Krankheitsherde verbergen, die oft schlimme Folgen haben.

Die Mandeln

Auch chronisch entzündete Mandeln erweisen sich des öfteren als Brutstätten schädlicher Bakterien. Die Mandeln werden oft operativ entfernt. In manchen Fällen zu Recht. Aber meiner Meinung nach finden Operationen meistens zu voreilig statt. Man sollte vorher versuchen, den Beschwerden vorzubeugen. Manchmal stellt sich ein Mangel an ungesättigten Fetten heraus. Bleiben die Mandeln trotz aller Maßnahmen chronisch entzündet, dann müssen sie herausoperiert werden, da andernfalls der Körper fortwährend infiziert werden würde.

Die Därme

Viele Entzündungen haben ihren Ursprung in den Därmen. Die Redewendung »Der Tod sitzt in den Därmen« gilt hier in mehreren Hinsichten. Wir können mit Sicherheit behaupten, dass kein Krebs außerhalb des Darms entsteht! Jeder Krebspatient ist gleichfalls ein Darmpatient. Wer denkt jedoch an den Dann, wenn ein Knoten in der Brust entdeckt wird! Der Arzt nicht und auch Sie nicht. Wir haben uns abgewöhnt auf die Zusammenhänge im Körper zu achten. Der Körper ist ein Ganzes, alle Körperteile sind voneinander abhängig.

Die Bibel lehrt: »Und so ein Glied leidet, so leiden alle Glieder mit«. Das ist richtig. Alles steht in gegenseitiger Verbindung. In unserer Zeit haben wir daraus ein teilbares Ganzes gemacht. Unsere Därme gehören zum Verdauungsapparat. Nachdem die Nahrung im Mund vorverdaut ist, kommt sie durch den Magen, und den Zwölffingerdarm in den Dünndarm, durchläuft den Dickdarm und verlässt schließlich durch den Mastdarm den Körper. Die Därme setzen den Nahrungsbrei in Substanzen um, die durch die Darmwand hindurch vom Blut aufgenommen werden. Nachdem die Leber die meisten Giftstoffe aus dem Blut entfernt hat, kann das Blut die Nahrung in die einzelnen Körperzellen weitertransportieren. Die Zellen entnehmen dem Blut was sie brauchen. Wenn wir gesund sind, ein gutes Gebiss haben und vollwertige Nahrung zu uns nehmen, wird sich dieser Prozess tadellos abspielen. Es braucht nichts schief zu gehen. Bei vielen jedoch treten in diesem Ablauf Störungen auf. Oft fängt es schon im Mund an. Manche Leute haben keine eigenen Zähne mehr und können dadurch die Nahrung nicht ausreichend kauen. Die Nahrung gelangt in zu großen Brocken in den Magen. Der Magen wird dadurch überfordert. Er kann die unzerkauten Stücke nur halbwegs verarbeiten. Der Nahrungsbrei kommt danach nur teilweise zersetzt in den Darm, bleibt dort liegen und verfault.

Der Darm setzt sich aus vielen Schleifen und Einbuchtungen zusammen, in die die Nahrung gelangt. Die Nahrung bleibt oft tagelang in diesen warmen Höhlen und bekommt die Möglichkeit, Giftstoffe zu entwickeln, die dem Blut zugeführt werden. Viele Menschen wissen zwar, dass ihre Därme nicht in Ordnung sind, aber was genau los ist, begreifen sie nicht. Der aufgeblähte Bauch verursacht Schmerzen, sie leiden an Darmwind. Den meisten Menschen knurrt der Magen, da die Nahrung ungenügend verarbeitet ist. Alle Giftstoffe, die sich im Darm bilden, kommen ins Blut, was zu einer zusätzlichen Belastung der Leber führt.

Die Leber, das große Reinigungsorgan unseres Körpers, schafft auf die Dauer diese schwere Belastung nicht mehr. Unzulänglich gereinigtes Blut strömt durch den Organismus und hinterlässt schädliche Stoffe im Körpergewebe. Die Anhäufung schadhafter Stoffe im Gewebe ruft verschiedene Krankheiten hervor wie zum Beispiel Migräne, Ischias, Hexenschuss, Hernie, Nierenbeschwerden, Prostataleiden, Entzündungen der Eileiter, Gallenblasenentzündung und so weiter.

So geraten wir in einen Teufelskreis. Manchmal entstehen Beschwerden, die wir nicht einordnen können. Der Arzt verschreibt ein Medikament gegen die Schmerzen, aber dann spüren wir nicht einmal mehr die Schmerzauslöser. Dieser Prozess kann sich jahrelang hinziehen, bis es wirklich zu spät ist. Auch im Darm selbst können sich durch diese Verschmutzung mehrere Krankheiten entwickeln. Die Darmwand ist einer jahrelangen Vergiftung nicht gewachsen. Schon bald gibt es Defäkationsschwierigkeiten. Natürlich kann man eine Arznei nehmen. Der Stuhlgang wird fortan täglich pünktlich geregelt, aber auf diese Weise geißeln wir die armen Därme noch mehr, bis eines Tages im Stuhlgang Blutspuren entdeckt werden. Dann erschrecken wir. Es werden sofort Röntgenaufnahmen gemacht und einige Tage später teilt man uns das Ergebnis mit: Krebs.

Eine sofortige Aufnahme ins Krankenhaus und eine Operation sind die logische Konsequenz. Ein Stück des Darms wird entfernt, und die Enden werden wieder zusammengeflickt. Nach der Operation sind alle zufrieden. Der Chirurg berichtet, alles sei weggenommen worden, und die Operationsstellen sind sauber. Vor Metastasen brauche der Patient sich, wie es aussähe, nicht zu fürchten. Nachdem der Patient wieder zu Kräften gekommen ist, darf er in der Hoffnung und Zuversicht, alles werde gut gehen, wieder nach Hause.

Über Essen und Trinken wird nicht gesprochen, und sollte das doch der Fall sein, dann sagt man, wir brauchten uns in dieser Beziehung nicht einzuschränken. Man könnte sich zwar einer Moermantherapie unterziehen, notwendig sei es jedoch nicht.

Der Patient verlässt munter das Krankenhaus. In der darauffolgenden Zeit scheint alles in bester Ordnung zu sein. Die Farbe im Gesicht kehrt zurück, und auch der Appetit stellt sich wieder ein. Morgens trinkt man wie früher seine Tasse Kaffee und auch der Schlaftrunk schmeckt wieder vorzüglich. Was für kluge Ärzte wir doch haben, sagt man sich. Den Jan haben sie schön geheilt.

Kann man jedoch von einer wirklichen Genesung sprechen? Ist Jans Darm geheilt oder hat man bloß ein Stück krankes Gewebe entfernt? Hat man die wirkliche Krankheitsursache ausgemerzt? Jan wird sich langfristig gesehen betrogen fühlen. Seine Beschwerden kehren im Laufe der Zeit zurück. Sein Genesungsprozess verläuft doch nicht so rasch, wie er anfangs geglaubt hat. Er klagt über Müdigkeit, und bald kehrt die Blässe in sein Gesicht zurück. Die Defäkation wird wieder hart, und rechts ist der Bauch aufgebläht. Zum Glück muss er nächste Woche zur Kontrolle ins Krankenhaus. In der Sprechstunde trägt Jan seine Beschwerden vor. Der Arzt runzelt die Stirn. Seiner Meinung nach muss man das Blut und die Leber eingehend untersuchen. Jan soll morgen wiederkommen. Beklommenen Herzens geht Jan nach Hause, ein ängstliches Vorgefühl beschleicht ihn. Zu Hause fragt seine Frau, was denn der Herr Doktor gesagt habe. Sie versucht ihn zu beruhigen und gibt ihm eine Tasse Kaffee. Wer weiß, vielleicht ist doch alles halb so schlimm. Nur Mut! Sagte der Chirurg nach der Operation nicht, alles sähe glänzend aus? Vielleicht ist doch alles in Ordnung! Und so geht Jan am nächsten Morgen ins Krankenhaus. Nach einigen Tagen kann er wieder nach Hause, für immer! Er ist von den Ärzten aufgegeben worden. Man hat auf der Leber eine böse Geschwulst gefunden, die nicht mehr geheilt werden kann. »Ja aber, Herr Doktor, alles war doch weg! Wie kann denn nun die Leber erkrankt sein?« Es werden Tausende von Fragen gestellt, auf die in tausend Jahren keine einzige sinnvolle Antwort gegeben werden wird, da auch der Arzt diese Antwort schuldig bleibt.

Jan geht nach Hause. Er sieht jetzt eine ganz andere Welt. Er ist wach gerüttelt. Es gäbe Darmbäder, sagt man ihm. Freunde und Bekannte beraten ihn und geben ihm Broschüren über alternative Heilmethoden.

Plötzlich versteht Jan, dass Essen und Trinken in einem engen Zusammenhang mit der Gesundheit stehen. Er stellt das Rauchen ein. Kaffee mag er nicht mehr. Seinen Schlaftrunk hat er gegen Saft aus roten Beeten eingetauscht Aber es wird Jan nichts mehr nützen. Er stirbt. Er war zu krank, um jemals wieder gesund werden zu können.

Und der Chirurg? Der Chirurg hat keine Zeit, um sich mit diesem Fall noch länger zu befassen. Im Wartezimmer warten schon neue Patienten denen er helfen muss. Schließlich ist er ja Chirurg und tut seine Pflicht, so wie er es gelernt hat. Operieren und kranke Teile entfernen. Die Wunde sah nach der Operation doch gut aus, und auch die Operation war einwandfrei. Der Chirurg jedoch hat nicht gelernt, nach den wirklichen Ursachen dieser Darmkrankheit zu forschen. Ihm fehlt die Zeit, um sich mit dieser Sache jetzt eingehender zu beschäftigen. Neue Patienten warten auf ihn.

Wenn Jan bestattet ist und der erste Schock verkraftet, geht das Leben einfach weiter. So ist nun einmal das Leben, nicht wahr? Man hat aus diesem Fall nichts gelernt. Oder ist da vielleicht doch jemand, der begreift, dass man in der Gesundheitsfürsorge zwar hart arbeitet, dass aber das SYSTEM nicht taugt, und dass dieses System Schuld an Jans Tod ist. Wenn der Mensch seine Lebensweise ändert und seinen Körper wieder als das schönste Bauwerk sieht, das je geschaffen worden ist, und mit seinem Körper auch entsprechend umgeht, dann hat dieses Buch sein Ziel erreicht. Dann ist die Mühe nicht umsonst gewesen. Dann sagt unser alter Rabbiner: »Du hast die Welt behalten!« Man sieht, welch wichtige Rolle die Därme bei der Erhaltung der Gesundheit spielen.

Man könnte noch viele Glieder nennen, die zusammen die Kette bilden, die eine Krebsgeschwulst hervorbringen kann. Mit diesen wenigen Beispielen habe ich zu zeigen versucht, dass Krebs nicht ohne Grund in unserem Leben auftritt, sondern dass eine lange Krankheitsgeschichte diesem Leiden vorangeht. Es ist ein Erkrankungsprozess, der schon jahrelang dauert und seine vernichtenden Spuren im Körper hinterlässt. Es wäre einfach, noch andere Glieder zu beschreiben. Die Luftverschmutzung zum Beispiel, der saure Regen, die Umweltverschmutzung durch die Chemie, durch Waschmittel, fluoridhaltige Zahnpasten und der Gebrauch der Pille. Man könnte ein Buch ohne Ende darüber schreiben. Zu erwähnen wären noch die Vergiftung der Ackerböden durch Kunstdünger und das Bespritzen von Gemüse und Obst. Es ist ein unerschöpfliches Thema. Beim Schreiben merkt man erst, wie verschmutzt und vergiftet unsere Welt heute ist. Die Welt hat sich in eine Einöde verwandelt. Es wird Zeit, dass wir uns Gedanken um unsere Nachkommenschaft machen. Wer schlägt endlich Alarm? Wer weist uns den Weg zurück?

Gibt es überhaupt ein Zurück? Die Behandlung eines Gliedes der Kette habe ich bis zum Schluss aufbewahrt. Dieses Glied verdient besondere Aufmerksamkeit. Es ist das Glied der seelischen Spannung, das Glied des Stresses. Mit diesem Glied möchte ich die Kette schließen.

Stress

Manchmal denke ich, dass Stress das wichtigste Glied sei. Gesunde Nahrung ist notwendig, Alkohol ist der Gesundheit nicht zuträglich, das Rauchen schon gar nicht, aber Stress, psychische Belastung, steht bei mir auf der Liste der Krebsursachen ganz oben. Deshalb habe ich dieses Glied bis zuletzt aufgehoben, damit ich ihm genügend Aufmerksamkeit schenken kann. Über Stress sind viele dicke Bücher geschrieben worden, doch wissen wir auch, was Stress bedeutet? Was geschieht im Körper bei Stress? Welche Veränderungen finden statt? Darüber möchte ich Ihnen etwas erzählen, indem ich über Stress als Folge psychischer Belastung spreche. Anschließend werde ich erklären, welche Folgen Stress für den Körper hat.

Weshalb sind so viele Menschen überreizt? Diese Frage wird wohl jeder auf seine eigene Weise beantworten. Bei dem einem ist die Arbeit so aufreibend. Ein anderer hat viel Kummer. Der dritte kann mit dem leidigen Geld nicht auskommen. Ein vierter findet keine Arbeit. So könnten wir fortfahren. Seite um Seite könnten wir mit Ursachen füllen, die für den Stress verantwortlich sind. Es erübrigt sich, alle Ursachen einzeln zu besprechen. Nicht etwa, dass sie unwichtig wären, aber unsere Darlegungen würden kein Ende nehmen, und wir würden nicht zur wichtigsten Ursache gelangen.

Auch körperliche Beschwerden können Stress bewirken. Krankheiten zum Beispiel, wodurch man unter Altersgenossen nicht mehr mithalten kann, oder der Ausschluss aus der Gesellschaft wegen einer Körperbehinderung.

In diesem Zusammenhang mache ich auf Professor Dr. W. F. Koch aufmerksam. Er absolvierte sein Studium 1909 und promovierte 1916 an der Universität von Michigan zum Doktor der Philosophie. Einige Jahre später promovierte er mit einer Arbeit über die Funktion der Nebenschilddrüse. Er dozierte Embryologie und später wurde er als Professor der Physiologie an die Universität von Detroit berufen. Bis zu seinem Tode am 9. Dezember 1967 arbeitete er als Krebsspezialist. Viele wissenschaftliche Beiträge aus seiner Feder wurden in führenden medizinischen Fachzeitschriften veröffentlicht, und viele seiner Bücher fanden ihren Weg in Amerika und Europa.

Seine wichtigste Arbeit, »Das Überleben bei Krebs und Viruskrankheiten« (ISBN 3-7760-0558- 0), wurde in der Bundesrepublik vom Haug Verlag herausgegeben. Das schwierige, aber sehr lehrreiche Buch erklärt das Schlüsselprinzip unserer Heilung und behandelt die Therapie mit Karbonylgruppen und freien Radikalen. Professor Koch überblickte die Krebsfrage in seinem vollen Umfang, und erarbeitete eine geniale Krebstherapie. Koch war tatsächlich genial. Bei schon aufgegebenen Patienten erreichte er mit den von ihm zusammengestellten Heilmitteln eine Heilungsquote von 48 Prozent. Dieser Universitätsprofessor verstand den Zusammenhang zwischen Stress und Krebs und legte ihn klar dar. Im 28. Kapitel seiner obenerwähnten Arbeit schreibt Koch:

»Viel Schlaf, frei von Angst und Sorge, ein reines Gewissen, Sich-selbst-Vergessen und ein gesundes Interesse am Wohlergehen anderer sowie das Vorherrschen konstruktiver Gepflogenheiten - das alles hat einen guten Einfluss auf den Kreislauf und verhindert, dass schädliche geistige Einflüsse die Körperchemie beherrschen. Dies trifft besonders zu in bezug auf die schädliche Sekretion von Adrenalin, Adrenochrom usw., dass heißt, wenn sie in den Kreislauf durch Seelenqual und Sorge, Furcht und Unsicherheit einfließen.«

Hier wird einfach aber treffend die Entstehung der meisten Krebsarten erklärt. Krebs ist eine Störung der Körperchemie, die nicht an erster Steile durch falsche Ernährung und verschmutzte Luft, sondern durch den Ausstoß von krankmachenden Mengen von Adrenalin ins Blut verursacht wird. Dieser Ausstoß ist die Folge von Ängsten, Sorgen und Ungewissheiten. Der dadurch hervorgerufene Stress verursacht eine die Körperchemie aus dem Gleichgewicht bringende Steigerung von Adrenalin. Adrenalin wird von der Nebennierenrinde hergestellt. Die Nebennieren verausgaben sich bei vielen Menschen, wodurch im Körper ein Mangel an entzündungsbremsenden Hormonen entsteht. Das wiederum fördert die Entstehung von allerlei Entzündungskrankheiten.

Dr. Kochs Meinung nach ist Krebs eine rein körperliche Krankheit, deren Wurzel in psychischen Problemen liegt. Diese seelische Disharmonie wird vom Körper als Geschwulstbildung übersetzt. Stress, psychische Belastung und Disharmonie bringen den Stoffwechsel durcheinander, setzen die Schilddrüse unter Druck, schöpfen die Nebenniere aus und häufen Gift im Gewebe an, was schließlich zu Krebs führt. Krebs ist eine Folge der seelischen Disharmonie. Wir Menschen sind im Paradies aus dem Gleichgewicht gekommen. Gott schuf den Menschen gut und nach seinem Bild. Wir sahen ihm ähnlich. Wir wurden zum Leben erschaffen, nicht zum Sterben. Da wir jedoch Gottes Befehle nicht befolgten, warf er uns aus dem Paradies. Wir wurden zu sterblichen Wesen. Die freundschaftliche Beziehung zu Gott wurde von uns abgebrochen, nicht von ihm. Der Abwendung können wir Gott nie bezichtigen. Oft fragen Patienten mich, weshalb sie so leiden müssen. All die Fragen kann auch ich nicht beantworten, aber ich bin fest davon überzeugt, dass Gott in keinem Fall daran Schuld trägt. Der Mensch zerbrach die wunderbare Einheit von Gott und Mensch. Dann entstanden die Krankheiten. Nach dem Paradies entstand zum ersten Mal die Krebskrankheit! Was zusammen gehörte, wurde vom Menschen getrennt und in zwei Teile zerlegt. Gerade das ist das Wesen der Krebskrankheit. Aus der seelischen Disharmonie erwachsen Angst und Unzufriedenheit, Krankheiten und Schmerzen. Krebs ist mit dem Sinn des Lebens sehr eng verknüpft: wie wir uns zur Gesellschaft einstellen, zu unserer Familie und zu unseren Mitmenschen, vor allem aber wie wir uns Gott gegenüber verhalten.

WIE IST FRÜHERKENNUNG VON KREBS MÖGLICH?

Die Früherkennung von Krebs ist sehr wichtig. Wie wir sahen, stellt die Schulmedizin Krebs erst dann fest, wenn eine Geschwulst vorhanden ist. Das kommt einer Spätdiagnose gleich. Wir müssen eine Methode suchen, womit wir Krebs vor der Geschwulstbildung feststellen können. Seit der Erfindung des Mikroskops durch Anthonie van Leeuwenhoek im Jahre 1723 haben viele Forscher versucht, allerlei Krankheiten und Beschwerden aus den Körpersäften zu diagnostizieren. Der umwälzende technische Fortschritt in unserem Jahrhundert hat es uns ermöglicht, die verborgensten Geheimnisse des Lebens zu entdecken. Blutuntersuchungen haben dabei einen wichtigen Stellenwert. Schon die alten Griechen unterstellten einen Zusammenhang zwischen Krankheiten und der Zusammensetzung des Blutes. Heutzutage nimmt man in der ganzen Welt mit modernsten Geräten Blutuntersuchungen vor, um bestimmte Abweichungen im menschlichen Körper festzustellen.

Auch in der Krebsforschung haben Blutuntersuchungen einen zentralen Stellenwert. Schon 1890 entdeckte der Engländer Russel das Vorhandensein kleinster Lebewesen im Blute von Krebspatienten. Seitdem haben viele Forscher die Entdeckung Russels bestätigt. Sanfelice stellte den Zusammenhang zwischen ihnen und der Entstehung der sogenannten Blastomyziten her. 1902 war es Borel und 1903 waren es die Brüder Otto und Wolfgang Schmidt, die bei Krebs allerlei »Würmchen« im Blut entdeckten. Im Jahre 1904 berichtete Doyen darüber und 1914 der bekannte Bakteriologe Mori aus Neapel.

Enderlein entdeckte 1920 eine Mikrobe, die zu Krebs führt. Nach jahrzehntelanger Forschungsarbeit verfasste er das Standardwerk »Bakterienzyklogenie«, in dem er den Kreislauf dieser Mikroben schildert. Nach Enderlein gab es noch viele Forscher, die diese Untersuchungen bestätigten, wie zum Beispiel Tissot, Heidehain und Von Bremer. Das von Von Bremer gefundene Virus, das bei Krebs eine große Rolle spielt, wurde 1935 in Deutschland offiziell anerkannt als Siphonospora polymorpha. Nach Von Bremer bestätigten Frans Gerlach und Villequez aus Paris, Scheller aus der Bundesrepublik, Stanley aus Canada, Clara Fonti aus Mailand, Mordes und Rossini aus Massachusetts, sowie die Virologen Bishop, Vormus, Gab und Rosenberg das Vorhandensein dieses Parasiten im Blut von Krebspatienten.

Die Namensliste der Forscher ist bei weitem nicht vollständig, aber alle entdeckten sie denselben Mikroorganismus, den sie für die Entstehung von Krebs verantwortlich machen. Schilling (BRD) ist es sogar gelungen unter Benutzung von Siphonosporastäbchen Tumore bei Mäusen hervorzurufen. Dennoch verwertet die heutige Krebsforschung die Befunde dieser Forscher nicht. In den modernen Krebslaboren setzt man die Autonomie der Zelle voraus, und danach richtet sich die ganze Diagnostik. Die benutzten Methoden führen immer wieder zu einer »Spätdiagnose«. Der Krebspatient ist schon im letzten Stadium seiner Krankheit. Die Folgen dieser Denkart und Handlungsweise sind katastrophal. Jährlich sterben dadurch Tausende von Patienten in der ganzen Welt. Die klinischen Maßnahmen bei Krebs, wie Mammographie und Röntgenuntersuchung, sind lebensbedrohende Risiken, da man damit wartet, bis sich ein Tumor beim Patienten entwickelt hat.

Wie dramatisch diese Entwicklung ist, wird erst recht verständlich, wenn man weiß, dass eine jahrelange Entwicklung des Tumors dem Zeitpunkt der klinischen Diagnose vorangeht. In den sechziger Jahren haben die Röntgenologen Oeser, Krokowski und Gerstenberg festgestellt, dass eine Geschwulst sich nach so genannten Verdopplungszeiten aus einer Krebszelle entwickelt. Bei Lungenkrebs ist die Reduplikationszeit zum Beispiel 130 Tage. In dreieinhalb Jahren gibt es zehn Verdopplungen und gehen aus einer einzigen Krebszelle 1024 neue Zellen hervor. In weiteren dreieinhalb Jahren entwickeln sich daraus 1.048.576 Zellen. Erst nach elf Jahren und dreißig Verdopplungen wird die Krebsgeschwulst manifest und kann mit den heutigen Methoden Lungenkrebs bei einem Patienten röntgenologisch festgestellt werden. Dies ist um so schlimmer, wenn man bedenkt, dass sich in den dem Tumorstadium vorangehenden Jahren verschiedene biochemische Abweichungen in den Körperflüssigkeiten entwickeln.

Schon 1855 entdeckte Rokitanski eine Dyskrasie im Blut seiner Patienten. Professor Dr. P.G. Seeger wies 1951 auf die verringerte Möglichkeit der roten Blutkörperchen hin, Sauerstoff an sich zu binden. 1940 machten Bolen und Heitan auf die zugenommene Agglutination im Blut von Krebspatienten aufmerksam. Auch Issels in der Bundesrepublik wies daraufhin, während Douwes eine Verringerung der T-Lymphozyten bis zu 50 Prozent bewies. Aus all diesen Untersuchungen geht hervor, dass die heutige, die Autonomie der Zelle voraussetzende Krebsforschung, nicht zeitgemäß ist und in keinerlei Weise zur Krebsverhütung beiträgt. Statt dessen hat gerade diese Forschung Schuld an der ständig wachsenden Zahl der Sterbefälle. Auf Grund blutbiologischer Untersuchungen entwickelte ich eine orthomolekular-naturheilkundliche Methode zur Früherkennung eventueller Veränderungen im Blut. Diese Methode habe ich bei mehr als 35.000 Patienten angewendet. Die Diagnose beruht auf drei Elementen:

1. Die Blutuntersuchung nach Heitan/Lagardef/Bradford, der sogenannte H.L.B.-Test
2. Die Dunkelfelduntersuchung nach Enderlein
3. Die Erythrozytenuntersuchung nach Sklenar.

Ich integrierte diese drei Untersuchungsmethoden zu einer einzigen Diagnostik: die H.E.S.-L 3d Blutdiagnostik.

Diese dreidimensionale Blutuntersuchung könnte ein Durchbruch in der Bekämpfung von Krebs und anderen Kreislaufstörungen bedeuten, da sie sich gegen die Ursachen dieser Krankheiten richtet.

1. DIE BLUTUNTERSUCHUNG NACH HEITAN-LAGARDE-BRADFORD

Die Blutuntersuchung nach Heitan-LaGarde-Bradford, deren Theorie ihren Ursprung in den Vereinigten Staaten hat, wurde als H.L.B.- Blutuntersuchung bekannt. Weiterentwickelt und verbessert wurde der Test von dem deutschen Arzt Dr. Heitan, der in Paris arbeitete und 1977 starb. Dr. Philippe LaGarde ist ein Schüler Heitans. In Zusammenarbeit mit mehreren europäischen Ärzten versuchten Heitan und LaGarde Krebs festzustellen und bildlich darzustellen. Dr. Robert Bradford vom Bradford Research Institut ist ein amerikanischer Ingenieur, der als erster die biologischen Gründe der Strukturveränderungen in koaguliertem Blut bei dem Test erklärte.

Metabolische Dysfunktionen wie Krebs verursachen die biologischen Prozesse, die für die Manifestationen im H.L.B.- Test verantwortlich sind. Die zwei wichtigsten Prozesse in diesem Zusammenhang sind die verschiedenen Klumpenbildungsprozesse und die pathologische Produktion vielerlei Gallensalze, die gemeinsam die Struktur der roten Blutzellen zerlegen, Farbveränderungen hervorrufen und das Fibrinnetz zerstören. Der einfache Test kann in wenigen Minuten von einem Arzt oder Therapeuten ausgeführt werden. Das sichtbare Resultat kann leicht interpretiert werden. Für den Patienten ist der Test nicht traumatisch. Der Test unterscheidet zwischen Krebs und anderen, gutartigen, pathologischen Konditionen.

Ausdrücklich sei hervorgehoben, dass der Test das Anfangsstadium des Krebses in seiner frühesten Form nicht indiziert, weshalb eine Verwechslung der Interpretationen mit anderen pathologischen Umständen möglich ist.

Bei dem Test werden koagulierte Bluttropfen des Patienten unter einem Phasenkontrastmikroskop untersucht. Das Mikroskop zeigt mehrere Aspekte des Bluttropfens: das Fibrinnetz, die charakteristischen durchsichtigen Teile und die Farbveränderungen. Der Forscher versucht folgendermaßen die Krebsindizien festzustellen:

* Ist das Fibrinnetz um Gruppen von Zellen herum verschwunden?
* Gibt es Farbveränderungen?
* Haben sich die durchsichtigen Teile oder »Löcher« vermehrt, die auffälliger werden wenn der Krebs sich verschlimmert?
* Sind mikrobielle und nekrotische Körperchen innerhalb der durchsichtigen Teile vorhanden?
* Ist das Fibrinnetz unbeschädigt oder nicht?

Das Blut der Krebspatienten unterscheidet sich in folgenden Punkten vom normalen Blut:

1. Das Fibrinnetz ist teilweise oder ganz zerstört
2. Die Zellmembran ist erodiert und sieht zackig aus
3. Im Zentrum der Bluttropfen erscheinen klebstoffähnliche Massen, die von durchsichtigen Teilen oder »Löchern« verschiedener Größe umgeben sind. Innerhalb dieser Teile sind kleinere Körperchen mit anderen Formen erkennbar.

Die kovalente Bindung von Metaboliten verursacht die erwähnten Massen unter pathologischen Umständen. Sie kommen bei den meisten Krebspatienten vor, sind aber nicht immer von bestimmten Fällen akuter Anämie, Diabetes, Zirrhose, Drüsenstörungen oder Arthritis deutlich zu unterscheiden, es sei denn, es sind Farbmikroaufnahmen gemacht worden. Ich möchte noch einige wichtige Aspekte dieses Tests erwähnen. Der Arzt oder Therapeut kann sehr schnell feststellen, wie nicht-toxische und metabolische Präparate und Behandlungsprogramme den Patienten beeinflussen. Physische Traumata, Menstruation, chemotherapeutische Präparate, Hormonstimulanzien, Koagulations- und Antikoagulationspräparate werden alle Einfluss auf den Test haben und die Interpretation irrelevant machen. Ein Krebspatient darf während drei bis vier Wochen vor dem Test keine toxischen chemotherapeutischen Präparate zu sich nehmen.

Hormonstimulanzien und koagulierende Mittel ändern die Testresultate in unbekanntem, aber immer nachteiligem Ausmaß. Alle körperlichen Traumata, wie zum Beispiel Operationen, Frakturen oder starke Blutungen, verändern die Testergebnisse. Der Test ist auch altersbedingt. Bei jüngeren Menschen sind die Manifestationen weniger deutlich als bei älteren. Im Blut eines Krebspatienten sind die offenen Stellen gelb oder grüngelb gefärbt, vor allem entlang der Ränder der durchsichtigen Massen.

2. DIE BLUTUNTERSUCHUNG NACH DER DUNKELFELD METHODE VON PROFESSOR DR. ENDERLEIN

Professor Dr. Günther Enderlein wurde 1872 als Sohn eines Lehrers in Leipzig geboren. Nach dem Abitur studierte er Biologie und promovierte summa cum laude zum Doktor der Zoologie. Dann wurde er an das zoologische Museum in Berlin berufen, wo er ein eigenes mikrobiologisches Institut gründete und sein ganzes Leben lang arbeitete.

Im Jahre 1916 machte Enderlein eine große Entdeckung. Damals wie heute ging die Wissenschaft von der Annahme aus, Blut sei keimfrei. Neben roten und weißen Blutkörperchen und Blutplättchen gäbe es keine fremden Organismen im Blut. Enderlein machte jedoch mit Hilfe seines Dunkelfeldmikroskops, mit dem er einen Blutausstrich 1200- bis 1500 Mal vergrößern konnte, folgende Entdeckungen:

1. Blut ist nicht steril
2. Bakterien durchlaufen einen bestimmten Zyklus und behalten nicht immer die gleiche Form
3. Krankheit ist mit einer Störung der Symbiose im Blut und im Gewebe verbunden.

Enderlein zeigte, dass im Blut kleine Lebewesen, die sich mit höher organisierten Bakterien verbinden können, vorhanden sind. Er nannte diese Mikroben Spermiten. Er beobachtete, dass diese Mikroben einen bestimmten Zyklus durchlaufen und nicht immer dieselbe Form behalten. Enderlein machte es sich zur Lebensaufgabe, alle Formen in seinem Standardwerk »Bakterienzyklogenie« zu beschreiben.

Er ist der Meinung, der Mensch lebe mit allen Mikroorganismen in einer Symbiose. Wenn man sich falsch ernährt, dann entwickeln diese Mikroben sich zu Krankheitserregern, die die menschlichen Körpersäfte verseuchen. Krankheit ist identisch mit einer Störung der Symbiose.

Die kleinsten dieser Mikroorganismen, von Enderlein Endobionten genannt, befinden sich im a-pathogenen Protit- und Chondritstadium. Wenn sie sich weiterentwickeln, dann können sie Krankheiten hervorrufen und sie werden als pathologen klassifiziert.

Die Weiterentwicklung der Mikroorganismen hängt vom pH-Wert des Blutes ab. Ist das Blut alkalisch (pH-Wert über 7.3), dann wird der Endobiont sich pathogen entwickeln und über die Chondritform zur Bakterie werden.

Nur das Dunkelfeldmikroskop ermöglicht die Feststellung des Gesundheitszustandes eines Endobionten. In einem solchen Mikroskop wird das Licht über einen Dunkelfeldkondensor seitlich auf das untersuchte Präparat gerichtet, so dass ein Dunkelfeld entsteht, gegen welches das Untersuchungsmaterial hell aufleuchtet. Auf diese Weise sind 1200 - bis 1500 fache Vergrößerungen möglich, wodurch wir die ganze Blutprobe untersuchen können.

Das Dunkelfeldmikroskop ermöglicht die folgenden Untersuchungen:

1. Untersuchung der Form und des Zusammenhangs der Erythrozyten
2. Untersuchung des Zerfalls dieser Blutkörperchen
3. Untersuchung des Blutplasmas mit den Endobionten
4. Untersuchung der Form und Art der Endobionten
5. Untersuchung der Leukozyten, Lymphozyten und Thrombozyten
6. Untersuchung des Blutzerfalls in seinen unterschiedlichen Formen und Farben.

Enderlein entdeckte ebenfalls, dass das getrocknete Blut von schwerkranken Patienten nach zwei bis drei Stunden einen intensiv aufleuchtenden, reflektierenden Rand um die zurückgebliebenen Blutreste aufweist. Das deutet auf eine schwere Stoffwechselkrankheit hin. Wenn dieser leuchtende Rand erst nach acht bis zehn Stunden entsteht, dann ist mit Sicherheit ein Krankheitsherd da. Wenn dagegen nach drei Tagen in der Mitte des Ausstrichs noch Spemite und Symprotite vorhanden sind, dann ist das Blut gesund. Auch die Farben der im Serum gebildeten Kristallbilder weisen auf unterschiedliche Gesundheitszustände hin:

A. eine gelb-rot Reflektion deutet auf Paratuberkulose
B. eine gelb-blau-grüne Farbe deutet auf ein Frühstadium des Krebs
C. eine stahlblaue Reflektion mit kleinen, starken roten Rändern deutet auf Tuberkulose
D. eine blaue Reflektion deutet auf eine schwere Störung des Stoffwechsels, die bald zu Krebs führen wird.

Auch der Zustand des Blutplasmas ist wichtig. Ist das Plasma dunkel und enthält es gleichzeitig wenige oder keine Leukozyten und Mikroorganismen, dann hat sich allmählich Krebs entwickelt.

3. DIE ERYTHROZYTENUNTERSUCHUNG NACH DR. R. SKLENAR

Dr. Rudolf Sklenar wurde am 8. Juli 1912 in der Tschechoslowakei geboren. Er studierte Medizin an der Universität von Prag und ließ sich als Arzt in Lich bei Frankfurt nieder. Schon bald konnte er seine Ansichten mit den traditionellen Ansichten über Krebs nicht mehr vereinbaren und ging deshalb bei der Suche nach einer Lösung der Krebsfrage eigene Wege. Sklenar war ein Zeitgenosse des bekannten Forschers und Krebsspezialisten Professor Dr. Dr. Emil Scheller und studierte dessen Methode, Krebs im Blut zu entdecken. Zwölf Jahre lang arbeitete er nach der Schellermethode und er sammelte mit dieser Arbeitsweise viele Erfahrungen. Es wurde ihm bei der praktischen Arbeit klar, dass die Schellermethode noch einige unerforschte Gebiete aufwies. Nach langem, intensivem Suchen gelang es Sklenar, für seine Blutuntersuchungsmethode die richtigen Farbstoffe zusammenzustellen. Fast dreißig Jahre lang wandte er seine Methode praktisch an.

Man benutzt bei der Untersuchung ein Lichtmikroskop mit einer 1200-1500 fachen Vergrößerung. Die Erythrozyten werden mit einer speziellen, modifizierten methylenblauen Lösung eingefärbt. Das Prinzip, dass gesunde Zellen keinen Farbstoff zulassen, liegt dieser Methode zu Grunde. Nur beschädigte Zellen sind durchlässig, wodurch die größeren Farbmoleküle die Membrane passieren und abnormale Strukturen einfärben können.
Man kann bei der Krebskrankheit folgende Stadien unterscheiden:

1. das Vorstadium des Krebses, das nach Professor Chiurco der Universität Rom eine Conditio sine qua non (ohne weitere Bedingung) bei Krebs ist
2. die allgemeine Krebskrankheit, mit beginnender Milchsäuregärung in den Zellen, aber noch immer ohne sichtliche Geschwulstbildung
3. die Krebsgeschwulst
4. die Aussaat oder Metastasierung der Geschwulst.

Während des Vorstadiums des Krebses ändern sich die Erythrozyten und es entstehen Granula in den Erythrozyten. Am Anfang der Milchsäuregärung in den Zellen und beim Krebsgeschwulst entstehen kleinere und größere Blasen, die Scheller Lysome nannte.

Der gefärbte Blutausstrich zeigt bei gesundem Blut keine Veränderungen der Erythrozyten, weil die Makromoleküle des Farbstoffs die feinen Poren der gesunden Zellmembrane nicht durchdringen können. Nur eine erkrankte Zellmembrane mit vergrößerten Poren lässt die großen Farbmoleküle durch, so dass die Strukturen innerhalb der Zelle sichtbar werden.

Der dreidimensionale H.E.S.-L Blutbefund ist eine Frühdiagnose, da hiermit die Ursachen des Krebses analysiert werden, lange bevor ein Tumor auftritt. Mit dieser Methode wird nämlich die Sauerstoffzufuhr zu den Zellen untersucht.

Die in den heutigen Krebskliniken übliche röntgenologische Untersuchung ist immer eine Spätdiagnose, da sie auf einer Geschwulst beruht, die erst in der Endphase der Krankheit manifest wird. Die dreidimensionale H.E.S.-L Blutdiagnose dagegen stellt schon Jahre vor dem Ausbruch der Geschwulst die morphologischen Veränderungen an den Erythrozyten fest. Gezielte Maßnahmen können die Geschwulstbildung dann noch verhindern. Ich habe die erwähnten Blutuntersuchungen zu einer dreidimensionalen H.E.S.-L Blutdiagnostik integriert. Diese Integration hat den diagnostischen

Wert der drei Untersuchungen erheblich gesteigert. Innerhalb von sieben Jahren sind mit diesem Bluttest 35000 Menschen untersucht worden. 15.000 Menschen wurden nach der Dunkelfeldmethode des Professor Dr. Enderlein untersucht und 5.000 mit der sogenannten H.E.S.-L Blutdiagnose. Aus diesen Untersuchungen gingen interessante Ergebnisse hervor. Bei der Erörterung dieser Ergebnisse müssen wir einen Unterschied zwischen der Krebskrankheit an sich und der Phase der Geschwulstbildung machen. Die Krebskrankheit entwickelt sich normalerweise in drei bis fünfzehn Jahren. Die Krebsgeschwulst ist jedoch eine erst im letzten Stadium sichtbare Folge der Krebskrankheit.

Die Dunkelfeldmethode des Professor Dr. Enderlein sowie die Einfärbmethode des Dr. Sklenar sind vor allem in der Phase vor dem Ausbruch der Geschwulst bedeutungsvoll. Die beiden Methoden zeigen die Veränderungen im Blut: die Weiterentwicklung des Endobionten und die dadurch verursachte Schädigung des Erythrozyten. Wenn bei pathologischen Veränderungen kein Eingriff erfolgt, dann muss eine Geschwulst manifest werden. Diese Diagnose hat einen besonderen Wert, da man bei einer rechtzeitigen Anwendung der Geschwulstbildung vorbeugen kann.

Der H.L.B.-Test an sich erhebt diesen Anspruch nicht. Dieser Bluttest zeigt vor allem den Zustand des Blutes während der Geschwulstperiode und gründet sich auf dem Prinzip der »freien Radikalen«. Bei Krankheiten entstehen nach Ansicht von Bradford freie Radikale, die er ROTS (Reactive Oxygen Toxic Species) nennt. Der Körper produziert im Krankheitszustand mehr ROTS, da er über weniger schützende Enzyme verfügt. Freie Radikale können den Zellmembranen ernsthaft schaden, indem sie die vorhandenen Fettsäuren peroxydieren. Der Krebspatient und insbesondere der Geschwulstträger produziert große Mengen von ROTS, die die Änderungen im Blutbild verursachen. Diese Erläuterungen verdeutlichen, dass der H.L.B.Test verhältnismäßig spät im Krankheitsprozess seine Bedeutung erlangt.

Der Körper produziert im Frühstadium der Krebskrankheit weniger ROTS Produkte als später in der Geschwulstphase. Die Methode von Dr. Sklenar zeigt manchmal schon morphologische Veränderungen wenn der H.L.B.-Bluttest ein noch vollkommen normales Blutbild aufweist. Daraus wird ersichtlich, wie wichtig es ist, die drei Blutanalysen zu einer Gesamtuntersuchung zu integrieren. Der H.L.B.-Bluttest hat seine Bedeutung in der Praxis erwiesen und kann als eine Kontrolle der Einflüsse der auf den Patienten angewandten eumetabolischen Therapie dienen. Innerhalb weniger Minuten zeigt der H.L.B.-Bluttest, ob die Aktivität der Geschwulst durch die angewandte Therapie zu- oder abgenommen hat. Der Test ist also ein ausgezeichnetes Mittel zur Kontrolle während der Behandlung der Patienten. Als Frühdiagnose reicht dieser Test jedoch nicht aus.

Die Methode von Dr. Enderlein dagegen geht zeitlich weiter zurück. Enderlein weist vor allem auf die Bedeutung der Aufrechterhaltung eines möglichst neutralen Blutsäuregrads hin, demzufolge die Mikroben und ihr Wirt sich die Waage halten. Eine Störung des Gleichgewichts durch interne oder externe Faktoren löst die Weiterentwicklung des Symbionten durch die verschiedenen Wachstumsphasen aus. Ein geübter Beobachter kann diese Wachstumsstadien mit dem Dunkelfeldmikroskop feststellen. Zu einer Schädigung der Erythrozyten braucht es nicht zu kommen. Gezielte Maßnahmen ermöglichen eine Wiederherstellung des pH-Wertes des Blutes, was dem Symbionten den Nährboden nimmt. Schon Claude Bernard, ein Zeitgenosse von Louis Pasteur, sagte im vorigen Jahrhundert: »Die Mikrobe ist nichts, das Feld ist alles«.

An sich ist die Enderlein-Methode die früheste Diagnose, die wir beim krebskranken Patienten stellen können. Wenn die pathogene Umgebung des Symbionten nicht bekämpft wird, dann wird sich dessen Weiterentwicklung durchsetzen. Der Symbiont wird seinen Wirt angreifen, wobei er bei den roten Blutkörpern anfängt. Man kann dieses Stadium gut beobachten, wenn man die Methode von Dr. Sklenar anwendet. Seine Methode zeigt vor allem die Schädigung der Erythrozyten durch die Einwirkung der pathogenen Symbionten. Die Enderlein-Methode sowie die Sklenar-Methode sind Frühdiagnosen. Sie eignen sich jedoch auch in einer späteren Phase der Krebskrankheit zur Kontrolle der angewandten Therapie.

Die Integration dieser drei Blutuntersuchungen zu einer einzigen Methode verschafft dem Therapeuten eine ungemein starke Waffe im Kampf gegen den Krebs und gegen andere Stoffwechselkrankheiten. Die Untersuchungen sind eng miteinander verbunden und die H.E.S.- L-Untersuchung erhebt zu Recht den Anspruch, eine dreidimensionale Blutdiagnostik zu sein und uns ein machtvolles Mittel zur Vorbeugung von Stoffwechselkrankheiten wie Krebs, Rheuma, multiple Sklerose usw. zu verschaffen.
interne oder externe Faktoren löst die Weiterentwicklung des Symbionten durch die verschiedenen Wachstumsphasen aus. Ein geübter Beobachter

kann diese Wachstumsstadien mit dem Dunkelfeldmikroskop feststellen. Zu einer Schädigung der Erythrozyten braucht es nicht zu kommen. Gezielte Maßnahmen ermöglichen eine Wiederherstellung des pH-Wertes des Blutes, was dem Symbionten den Nährboden nimmt. Schon Claude Bernard, ein Zeitgenosse von Louis Pasteur, sagte im vorigen Jahrhundert: »Die Mikrobe ist nichts, das Feld ist alles«.

An sich ist die Enderlein-Methode die früheste Diagnose, die wir beim krebskranken Patienten stellen können. Wenn die pathogene Umgebung des Symbionten nicht bekämpft wird, dann wird sich dessen Weiterentwicklung durchsetzen. Der Symbiont wird seinen Wirt angreifen, wobei er bei den roten Blutkörpern anfängt. Man kann dieses Stadium gut beobachten, wenn man die Methode von Dr. Sklenar anwendet. Seine Methode zeigt vor allem die Schädigung der Erythrozyten durch die Einwirkung der pathogenen Symbionten. Die Enderlein-Methode sowie die Sklenar-Methode sind Frühdiagnosen. Sie eignen sich jedoch auch in einer späteren Phase der Krebskrankheit zur Kontrolle der angewandten Therapie.

Die Integration dieser drei Blutuntersuchungen zu einer einzigen Methode verschafft dem Therapeuten eine ungemein starke Waffe im Kampf gegen den Krebs und gegen andere Stoffwechselkrankheiten. Die Untersuchungen sind eng miteinander verbunden und die H.E.S.- L-Untersuchung erhebt zu Recht den Anspruch, eine dreidimensionale Blutdiagnostik zu sein und uns ein machtvolles Mittel zur Vorbeugung von Stoffwechselkrankheiten wie Krebs, Rheuma, multiple Sklerose usw. zu verschaffen.
Sechstes Kapitel

DER WEG ZUR GESUNDUNG

In diesem Kapitel möchte ich die Krebsheilung erörtern. Ich werde versuchen, ihnen »den Weg« zur Genesung zu zeigen. Das ist nicht einfach, denn man zeigt uns viele Wege. Hinzu kommt, dass wir uns mit dieser Materie erst dann beschäftigen, wenn wir erkrankt sind. Man überhäuft uns mit Ratschlägen. Jeder kennt irgendeinen Wunderarzt. Wir selbst müssen die schwierige Entscheidung jedoch selber treffen. Der Spezialist meint, eine Operation oder Bestrahlung sei unumgänglich. Die Krankenhausärzte meinen, die Wahl sei beschränkt und die Zeit dränge. Plötzlich sind alle in Eile. Die Geschwulst hat sich viele Jahre lang unbemerkt entwickelt Jetzt

HES-L 3d
Blutdiagnose

Heitan-LaGarde-Bradford	H
Enderlein	E
Sklenar	S
Lodewijkx	L

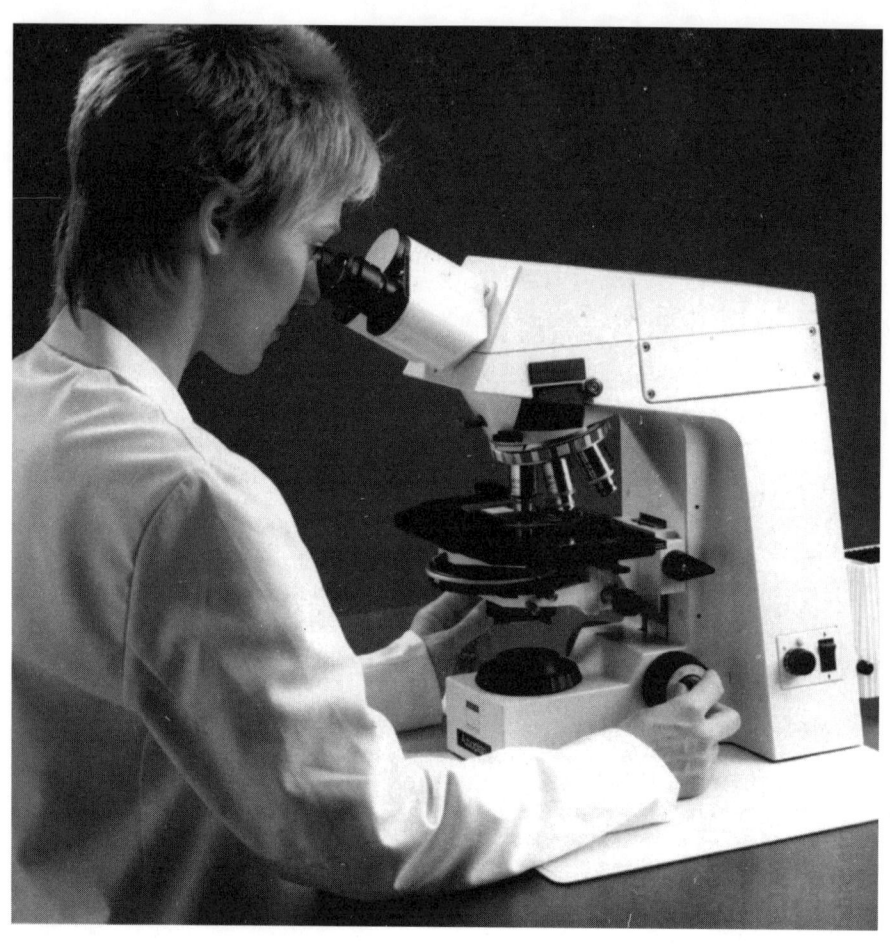

Zeiss Mikroskop

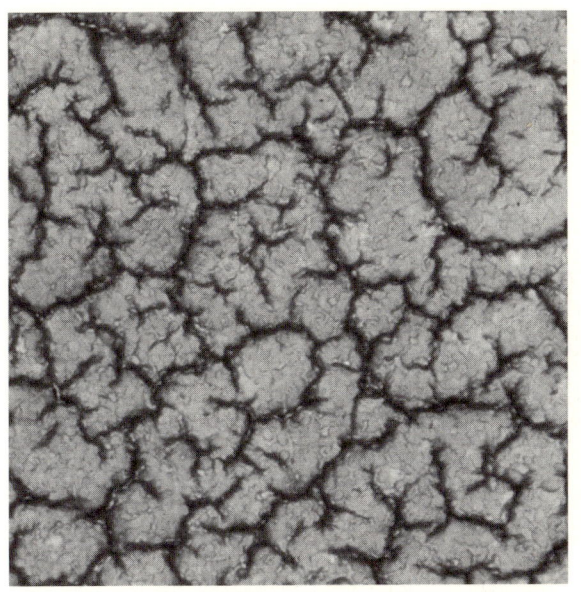

Normales Blutbild

Die Kennzeichen eines normalen Blutbildes sind ein gut geschlossenes Fibrinnetz (dunkle Trennlinien) und das Fehlen von Metaboliten unter pathologischen Umständen. H.L.B.-Test.

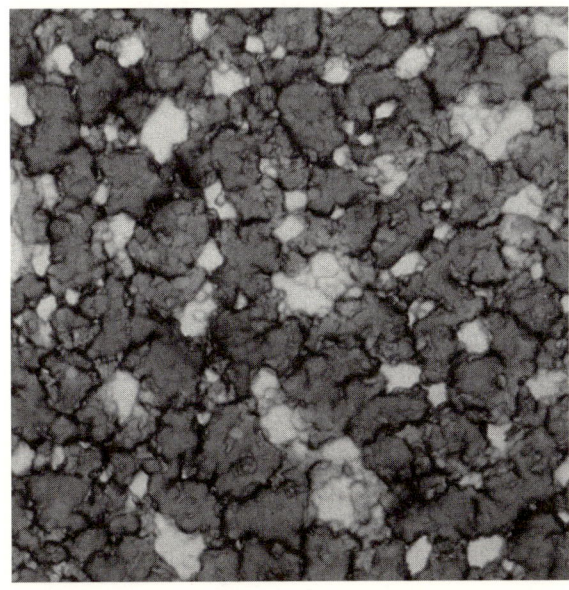

Stress

In Stressperioden entsteht eine krankhafte Menge Adrenalin im Blut, was zu kleinen weißen Stellen im Blutbild führt.
H.L.B.-Test.

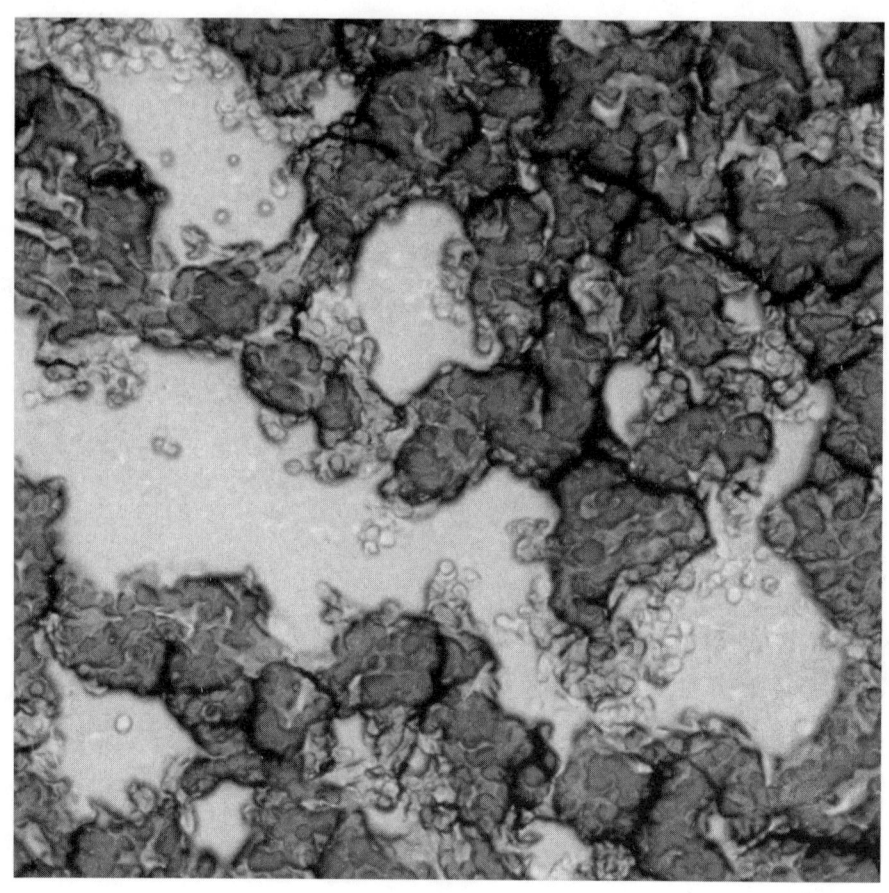

Arthritis

Bei Stoffwechselkrankheiten wie Arthritis zeigt das Bild eine klare Strukturveränderung. Das Fibrinnetz um Zellgruppen herum verschwindet, die durchsichtigen Teile bzw. Löcher nehmen zu und werden deutlicher sichtbar bei einer Verschlimmerung der Krankheit. H.L.B.-Test.

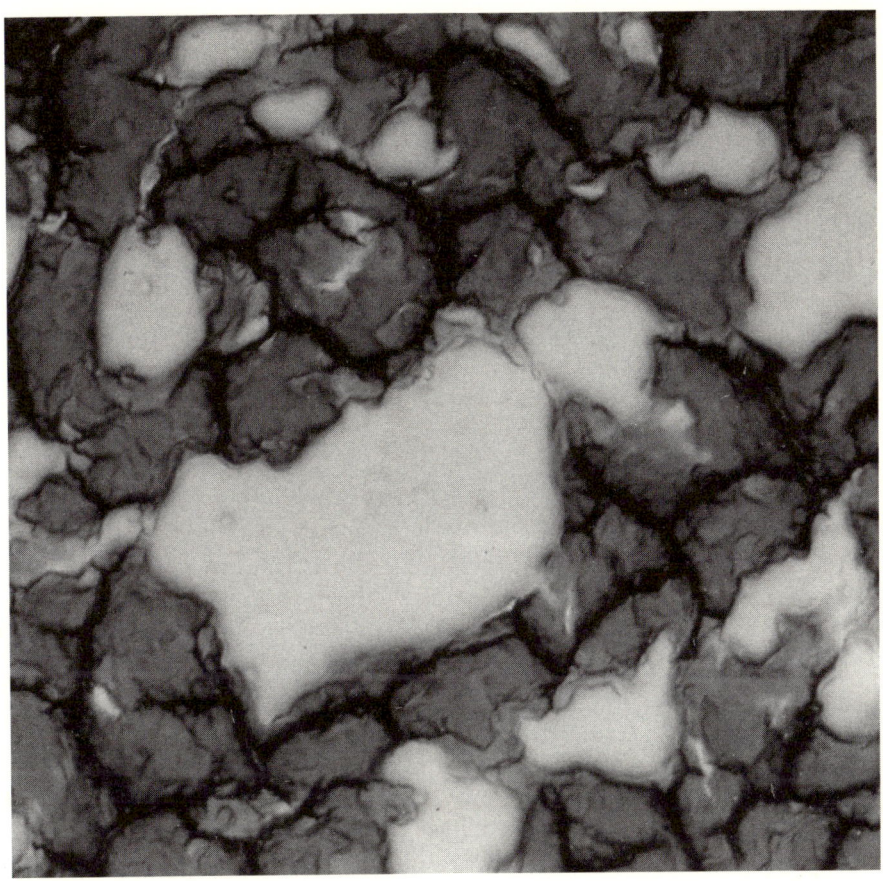

Krebs

Die biologischen Prozesse, die die Manifestationen im H.L.B. - Bluttest verursachen, sind eine Folge von metabolischen Dysfunktionen wie Krebs. Die zwei wichtigsten wechselbezüglichen Prozesse in diesem Zusammenhang sind die verschiedenen Klumpenbildungsprozesse und die Produktion von allerlei Gallensälzen unter pathologischen Umständen. Gemeinsam verursachen sie die Katabolie in der Struktur der roten Blutkörperchen, Farbveränderungen und die Vernichtung des Fibrinnetzes. H.L.B.-Test.

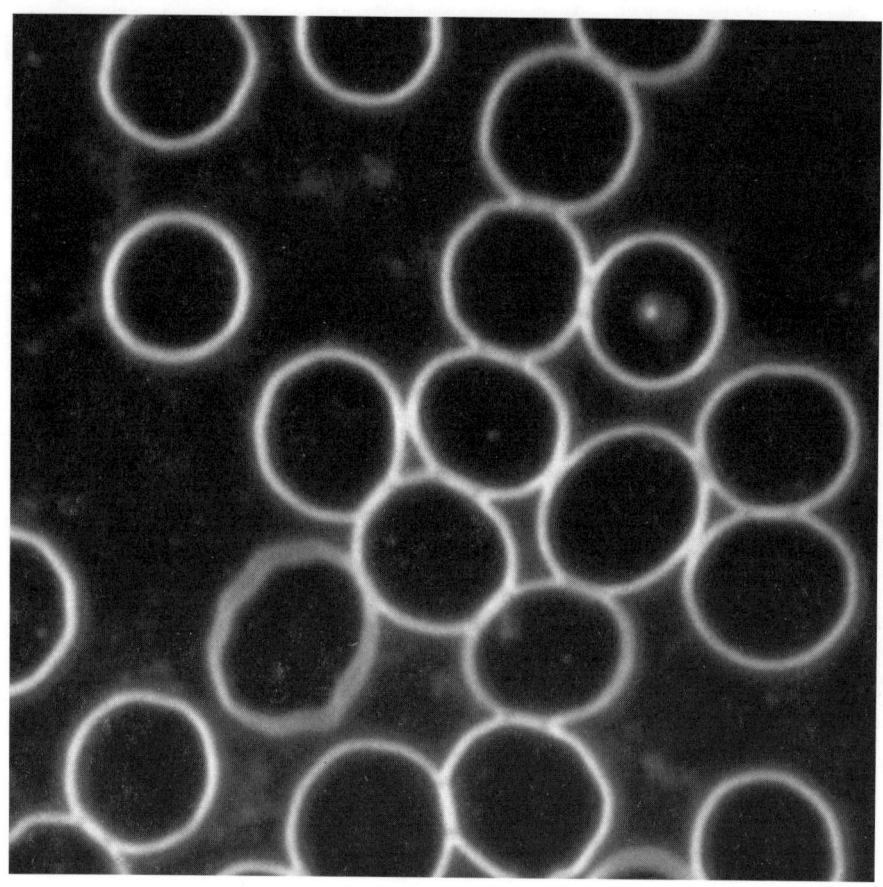

Normales, lebendiges Blut

Die hier mit Hilfe der Dunkelfeldmethode dargestellten Erythrozyten zeigen eine normale Struktur. Die Membranen (Zellwände) sind kräftig und rund, die Zellen liegen lose beieinander. Im Blutplasma befinden sich die Endobionten: Mikroorganismen, die für ein richtiges Funktionieren des Zellstoffwechsels mitbestimmend sind. Dunkelfeldaufnahme nach Enderlein.

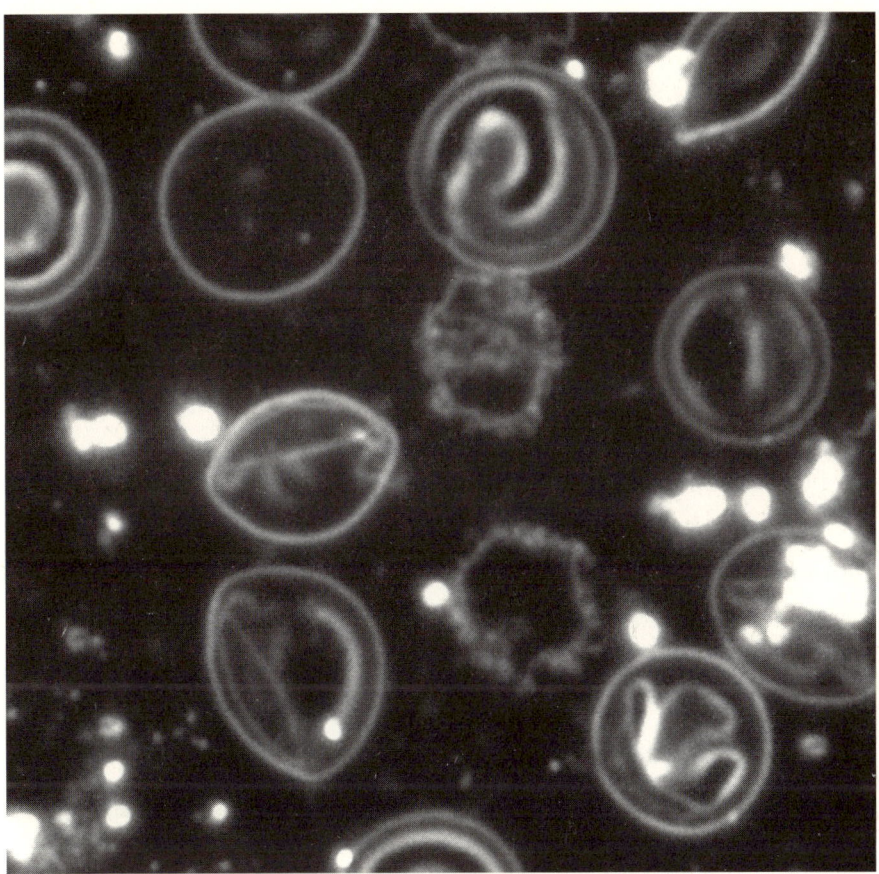

Angegriffene Erythrozyten

Bei einer Zunahme des pII - Wertes des Blutes über 7,3 entwickeln sich Endobionten pathogen und werden über die Chondritform zu einer Bakterie auswachsen. Diese Bakterien stören das Funktionieren der roten Blutzellen, wodurch der Sauerstofftransport gehemmt wird. Die abweichende Struktur der Erythrozyten ist auf dem Bild deutlich wahrnehmbar. Das weist hier auf eine sehr ernste Stoffwechselstörung hin. Dunkelfeldaufnahme nach Enderlein.

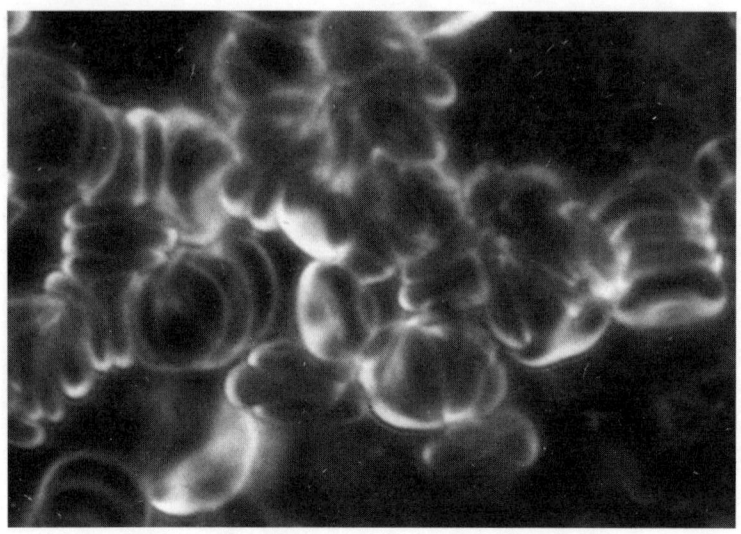

Sauerstoffarmes Blut

Die Erythrozyten verklumpen durch die Veränderung des Blutsäuregrades. Dieses Blutbild charakterisiert den Sauerstoffmangel im Blut während der Phase, die der Krebskrankheit vorangeht. Dunkelfeldaufnahme nach Enderlein.

Leukozyten

Zwei weiße Blutkörperchen inmitten einiger Erythrozyten. Dunkelfeldaufnahme nach Enderlein.

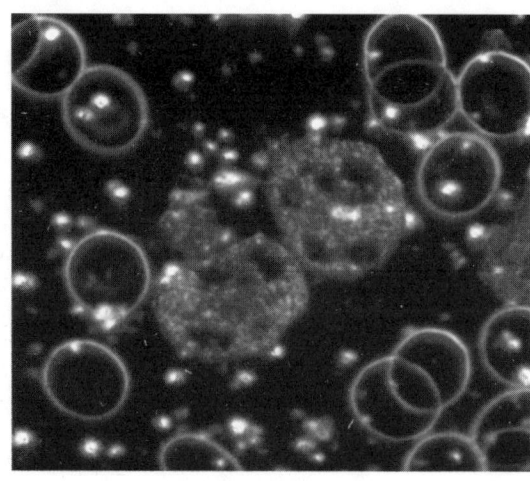

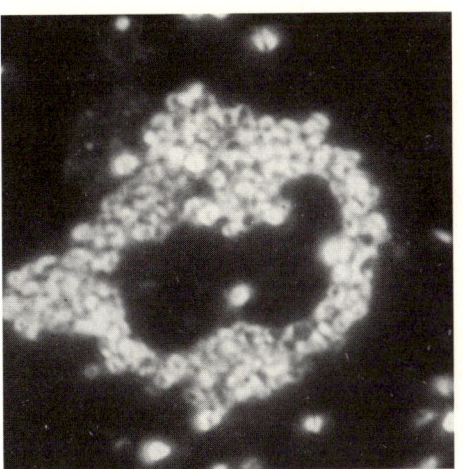

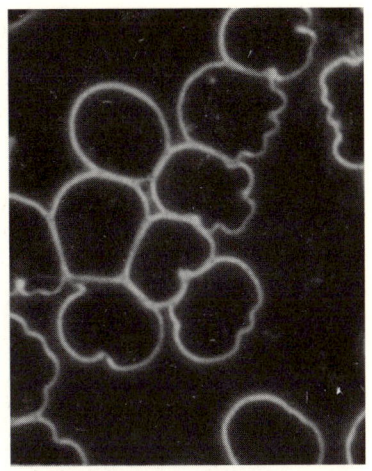

Ein angegriffener Leukozyt

Weiße Blutkörperchen gehören dem Abwehrsystem des Körpers an. Der dargestellte Leukozyt wird hier von pathogenen Mikroorganismen angegriffen. Beachten Sie bitte die hellweiße Farbe des Leukozyten, die in deutlichem Kontrast zur Farbe der zwei Leukozyten im vorigen Bild steht. Dunkelfeldaufnahme.

Fettstoffwechsel

Die Zellmembranen verlieren ihre runde Form durch Störungen im Fettstoffwechsel. Dunkelfeldaufnahme.

Darmbelastung

Die Erythrozyten »verkleben« durch eine pathologische Veränderung der Darmflora. Die im Blutbild sichtbare stereotype Darmform ist bezeichnend für diese Situation. Dunkelfeldaufnahme.

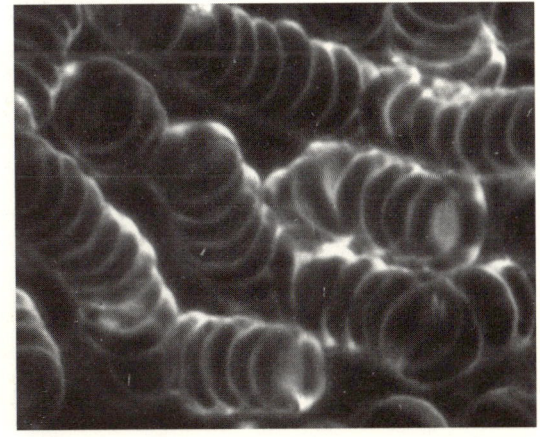

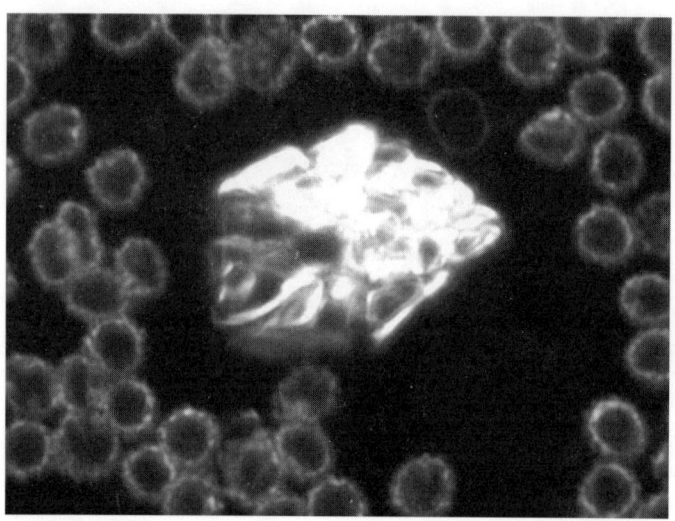

Kristalle

Mit Amalgam belastete Patienten haben oft kristallische Formen im Blut. Amalgam, mit dem Zähne und Backenzähne plombiert werden, ist ein gefährliches Metall (Quecksilber), das vielerlei Krankheiten im Körper verursachen kann. Amalgam kann ebenfalls zu Unfruchtbarkeit führen. Dunkelfeldaufnahme nach Enderlein.

Reflektierende Bänder

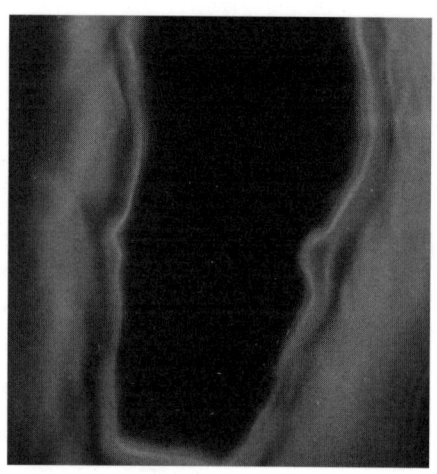

Professor Dr. G. Enderlein entdeckte, dass das Blut von schwer kranken Patienten nach zwei bis drei Stunden einen intensiv reflektierenden Lichtrand um die zurückgebliebenen Blutreste bildet. Das deutet auf eine ernsthafte Stoffwechselkrankheit hin. Dunkelfeldaufnahme nach Enderlein.

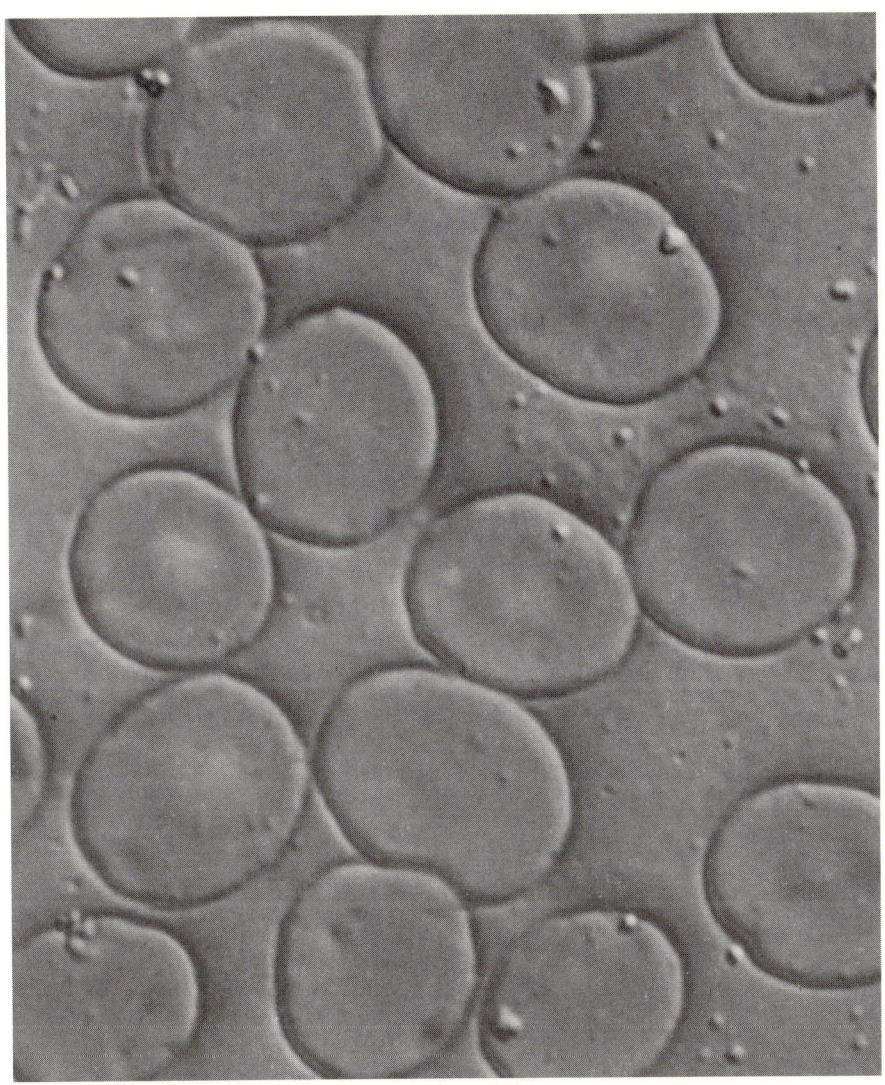

Erythrozyten

Normal strukturierte Erythrozyten mit völlig unversehrten Zellmembranen, die keine Farbstoffmoleküle durchgelassen haben. Einfärbmethode nach Sklenar.

Auf diesen drei Bildern erkennt man deutlich, wie die Farbmoleküle durch die Zellmembranen hindurch getreten sind und wie ein Alarmsignal die Membranabweichung und somit die in der Zelle entstandenen Defekte widerspiegeln.

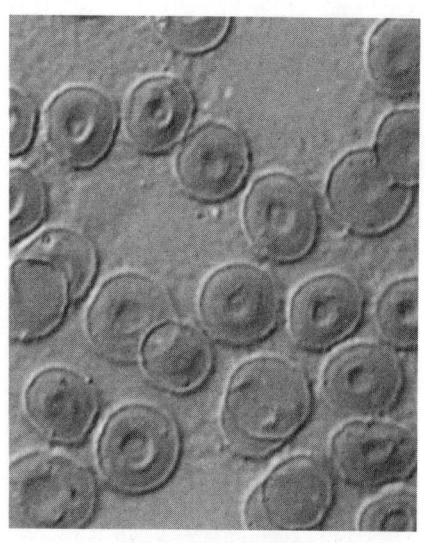

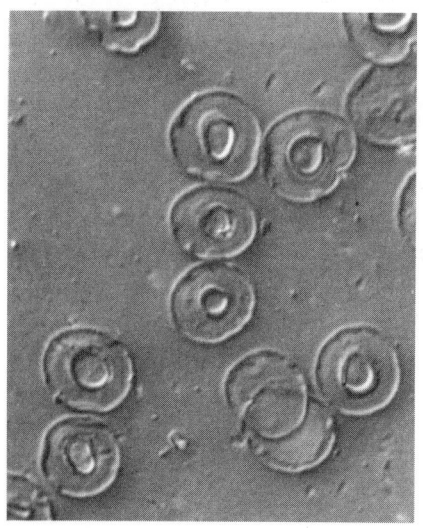

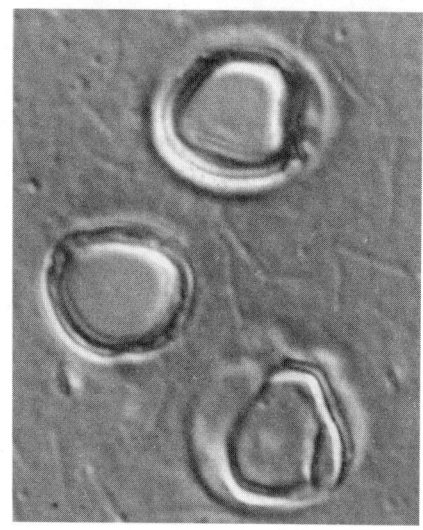

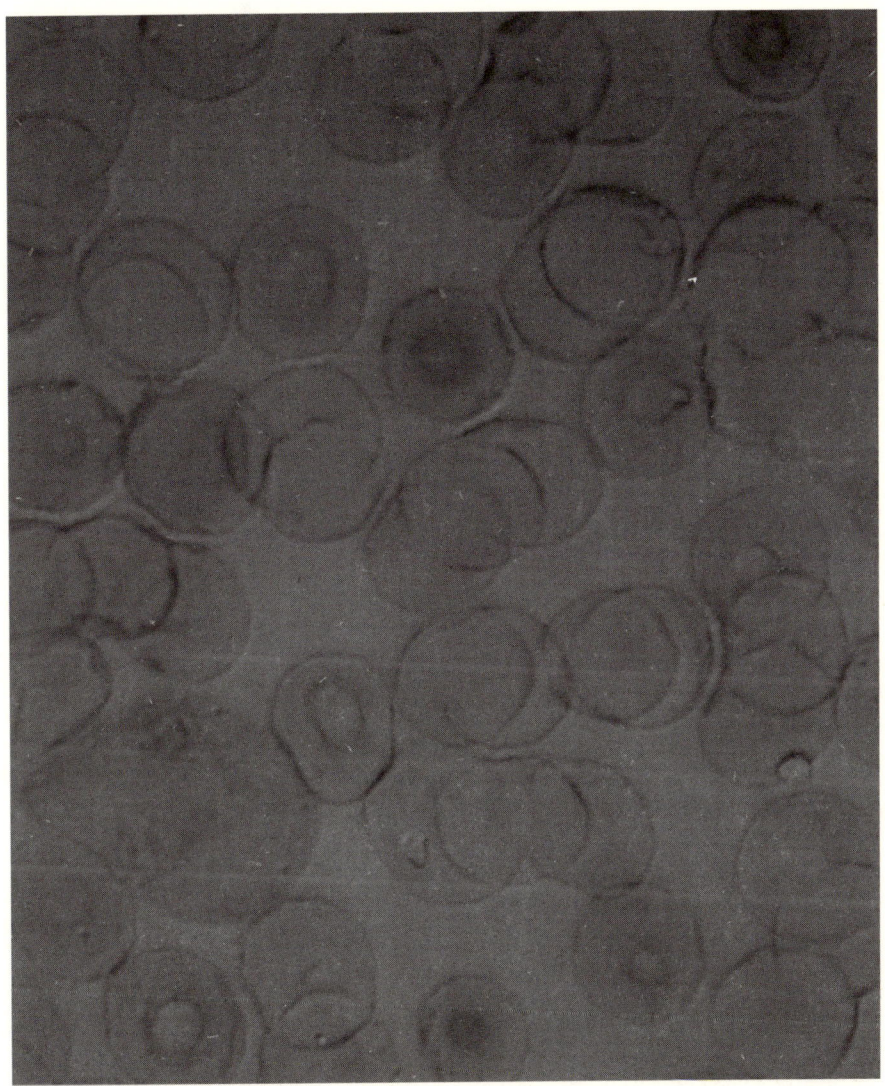

Megalozyten

Megalozyten sind krankhaft vergrößerte Erythrozyten, die man vor allem bei Leukämie und bei fortschreitender Krebsgeschwulstbildung entdeckt.

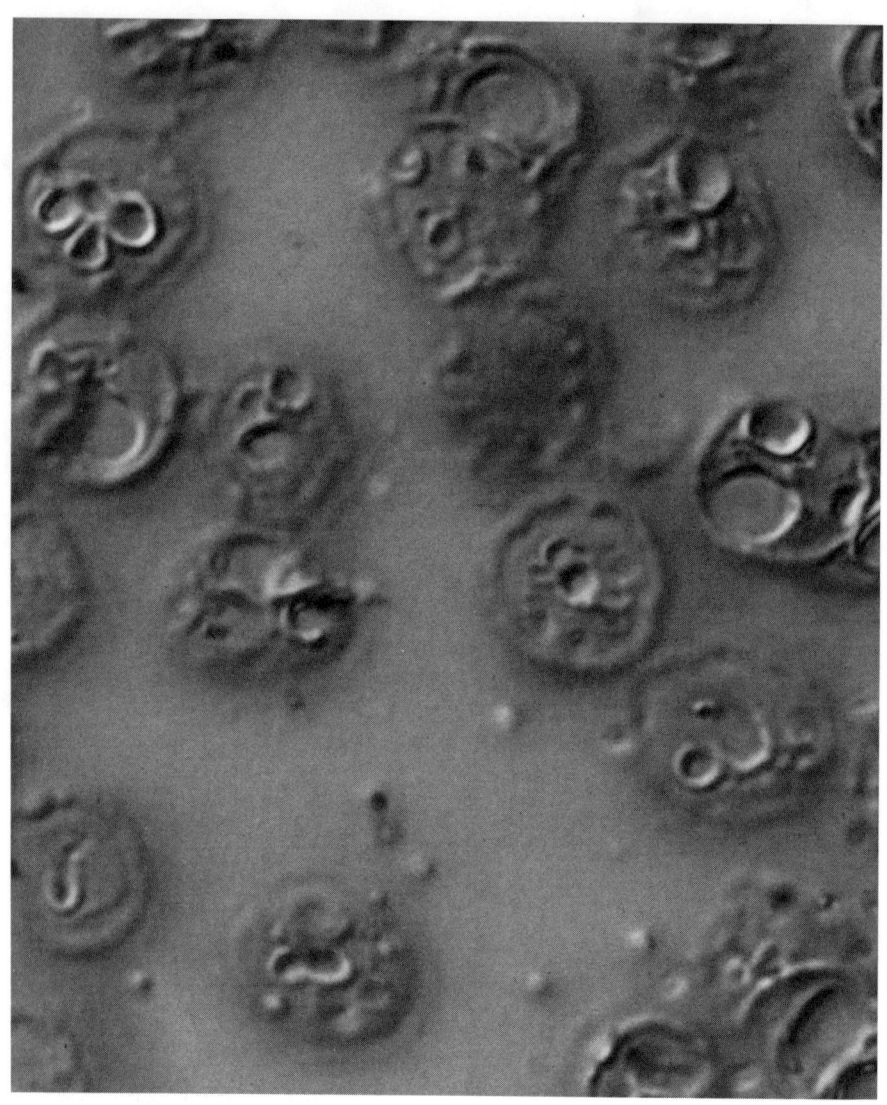

Krebs

Für den Krebs charakteristische, morphologische Veränderungen an den Erythrozyten treten unter dem Einfluss von pathologischen Prozessen in Erscheinung.

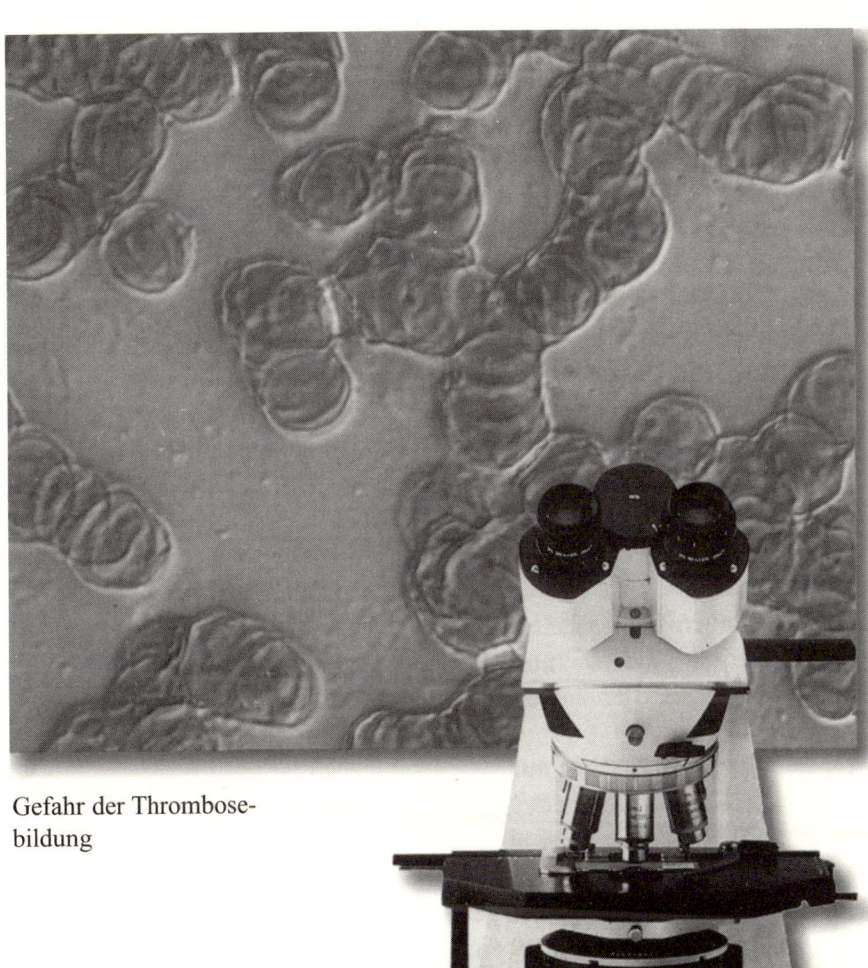

Gefahr der Thrombose-
bildung

Über 400.000 verkaufte Exemplare

Dr. Johanna Budwig

ÖL-EIWEISS-KOST

Das wissenschaftlich
fundierte Kochbuch der
weltbekannten Krebsforscherin

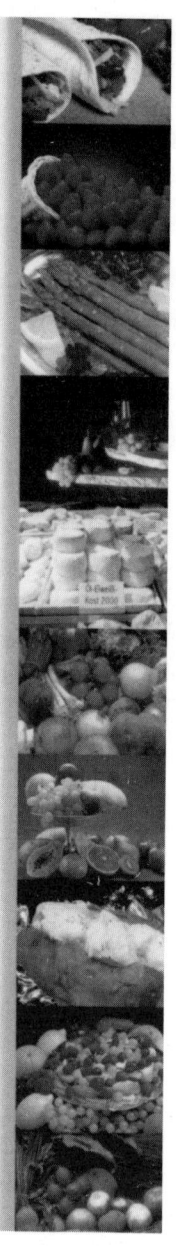

kommt es plötzlich auf »Tage« an, da es sonst zu spät sein könnte. Auch ich bitte um Ihre Aufmerksamkeit.

Hoffentlich wird die Lektüre dieses Buches Ihnen klar machen, dass nicht andere, sondern hauptsächlich Sie selbst diese Krankheit behandeln müssen. Hilfe ist dabei unentbehrlich. Ihr Ratgeber sollte jedoch nur ein »Wegweiser« sein, jemand der Ihnen die Richtung zeigt.

Den Weg zur Gesundung müssen Sie selber gehen. Niemand sonst kann Ihnen dabei helfen. Gerade das ist der wesentliche Unterschied zwischen der üblichen Behandlungsweise und der orthomolekularen Therapie. Im Krankenhaus sind Sie ein passives Objekt: Sie werden operiert und bestrahlt. Die Ärzte »wissen«, was mit Ihnen geschehen muss. Sie haben ja soviel Erfahrung und ihre Statistiken ergeben.

Ja, was ergeben denn die Statistiken wirklich? Aus den Statistiken geht hervor, dass die traditionellen Krebsbehandlungen erfolglos sind. Der Nobelpreisträger Domacq hat anhand offizieller Statistiken errechnet, dass nicht mehr als 2 Prozent aller Krebspatienten die übliche Behandlung gut übersteht. Dieser frustrierend niedrige Prozentsatz ergibt sich, weil wir uns passiv behandeln lassen.

Es gibt aber einen besseren, erfolgversprechenderen Weg. Menschen, die das Heft in die eigene Hand genommen haben und verantwortungsbewusst handeln, gehen diesen Weg. Sie lassen sich natürlich von den 'Wegweisern am Wegrand' führen. Für solche Menschen möchte auch ich einer der 'Wegweiser' sein. Denn wir begegnen auf dem Wege zur Gesundung vielen 'Wegweisern', die gemeinsam dasselbe Ziel ansteuern. Es ist wie im Straßenverkehr, wo alle Straßenschilder gemeinsam dafür sorgen, dass wir unser Reiseziel erreichen.

Eine Generation von namhaften Gelehrten hat die Fragen über Krebs geklärt, jeder an seinem Ort und in seiner Weise. Einige dieser Gelehrten leben noch heute. Mir war es vergönnt, mehreren von ihnen zu begegnen. Die Schulmedizin hat die Kenntnisse und die Forschungsarbeiten dieser Gelehrten vergessen und bevorzugt einen anderen Weg. Diesen Weg entlang gibt es keine Wegweiser, sondern nur einige wenige Stationen: Eine Station der Operation, eine Station der Bestrahlung, eine Station der giftigen Medikamente und mitunter die Station der Euthanasie. Ich habe Ihnen versprochen, Ihnen einen Weg zur Gesundung zu weisen, einen Weg, der von hervorragenden Forschern wie Dr. Dr. J. Kuhl, Dr. Dr. W. F. Koch, Professor

Dr. G. Enderlein, Dr. P.G. Seeger, Dr. J. Issels, Professor Dr. W. Kollath, Dr. K. Nolfi, Professor Dr. O. Warburg, Dr. H. Jung, Dr. J. Budwig, Dr. R. Sklenar und Professor Dr. E. Scheller abgesteckt wurde.

Es gibt natürlich noch viele andere, die an diesem Weg gearbeitet haben. Am wichtigsten aber ist, dass es jetzt für alle einen gangbaren WEG zur Krebsgesundung gibt. Ich werde diesen Weg skizzieren. Hoffentlich begleiten Sie mich.

DIE VORBEREITUNG

Ich habe des öfteren gesagt, dass man einen Unterschied zwischen der eigentlichen Krebskrankheit und der Geschwulstphase machen muss. Viele Menschen sind vielleicht bereits krebskrank, obwohl sich noch keine Geschwülste entwickelt haben, wodurch sie sich womöglich gesund wähnen. Das führt von der diesbezüglichen Sprachverwirrung her. Man denkt im allgemeinen: »Wenn es keine Geschwulst gibt, dann gibt es auch keine Krankheit«. Dies ist ein großer Irrtum. Geschwulstträger sind Krebspatienten. Das bedeutet jedoch nicht, dass jemand ohne Geschwulst gesund wäre. Eine solche Folgerung ist falsch. Manchmal dauert es zehn bis zwanzig Jahre bevor sich eine Geschwulst bildet, aber in all den vorausgegangenen Jahren war man nicht wirklich gesund. Deshalb ist es notwendig, die Möglichkeiten zur Vorbeugung und Behandlung dieser Krankheit rechtzeitig kennen zu lernen. Der Geschwulstträger hat weniger Zeit zu verlieren als derjenige, der noch keine Geschwulst hat. Dennoch sollten beide sich fragen, was sie tun müssen. Man braucht ja nicht schon morgen operiert zu werden, wenn die Ärzte heute eine Geschwulst entdecken. Manche Zellen brauchen 120 oder mehr Tage um sich zu teilen. Tatsache ist übrigens, dass eine Geschwulst schneller wächst, wenn sie größer ist. Aber auch hier gilt: Erst wägen - dann wagen!

Ich bringe diese Warnung hier vor, weil viele Patienten ihre übereilt gefassten Entschlüsse später bereuen. Das Wort »Entschluss« ist hier übrigens fehl am Platz. Viele vom Strudel der Ereignisse mitgerissenen Patienten stimmten dem ihnen aufgezeigten Weg zu, ohne recht zu wissen, welche Konsequenzen dies für sie hat. Das geschieht nicht nur bei Krebspatienten.

Es gilt für die gesamte medizinische Praxis. Viele Frauen verloren die Gebärmutter nur, weil die Ärzte nicht imstande waren, die monatlichen Blutungen zu regulieren. Wie oft haben diese Frauen es später bereut! Dann war es aber zu spät. Ebenso werden viele unnötige Gallenoperationen vorgenommen. Eine falsche Lebensweise stört den Fettstoffwechsel; da ist es am leichtesten, die Gallenblase herauszunehmen. Das hat natürlich nichts mit Heilkunde zu tun, aber das versteht der Patient meistens erst hinterher. Es könnten Dutzende von Beispielen voreiliger operativer Eingriffe genannt werden. Später muss man mit der Tatsache einer verfrühten Operation und deren Folgen leben müssen. Hätte man sich zuvor gut informiert, wäre es nicht zu einer Operation gekommen. Darum ist es so wichtig, einen Plan aufzustellen und nach diesem Plan vorzugehen, gerade bei Krebs.

Zwei Wege
Die erste Frage, die wir uns selber stellen müssen, lautet: »Welchen Weg wählen wir?« Nun gibt es viele Wege, die nach Rom führen, aber in bezug auf unsere Frage gibt es an und für sich nur zwei Antworten. Entweder wir wählen die konventionelle Krankenhausbehandlung, oder wir wählen die Naturheilmethode, die zu Unrecht auch alternative Methode genannt wird. Ich werde Ihnen die Unrichtigkeit dieser Bezeichnung erklären. Die natürlichen Heilmethoden sind so alt wie die Welt selbst und beruhen darauf, die natürliche Gesundungskraft des Patienten zu aktivieren und beim Aufbau zu unterstützen, so dass der Patient seine Krankheit selber überwinden kann. Bei dieser Methode werden natürliche Medikamente wie Nahrung, Nährstoffe, Kräuter und Pflanzenextrakte verwendet. Es sind natürliche, ungiftige Stoffe, die in einem engen Zusammenhang mit unserem Körper stehen.

Berühmte Ärzte wie Hippokrates, Galenus und Paracelsus wandten diese Heilmethoden an. In ihren Schriften haben sie uns vieles hinterlassen. Deshalb sollten wir diese Methode nicht als »alternativ« bezeichnen. Die einzig wirkliche alternative Heilmethode ist die Schulmedizin, die sich auf die im vorigen Jahrhundert entstandene chemische und pharmazeutische Industrie stützt.

Das sind die Schulmediziner, denen die Natur nicht ausreichte und die deswegen ihr Heil bei allerlei alternativen chemischen Medikamenten suchten und ihre Therapie darauf abstimmten. Wenn man nicht länger über diese chemischen Stoffe verfügt, stürzt das ganze Gebäude dieser Behandlungsmethode ein. Was soll ein Doktor ohne Medikamente machen? Wie bereits erwähnt, sagten sich diese alternativen Schulmediziner im vorigen Jahrhundert von einer ursprünglichen, altbewährten Denkweise los. Sie eroberten brutal die Welt und gründeten mit ihrer Methode eine Monopolstellung. Die erbärmlichen Resultate dieser Denkweise werden jedoch durch die Zahl der Krebstoten deutlich. Statt Fortschritt gab es Rückschritt. Die Statistiken sprechen eine deutliche Sprache. Neulich hat ein Ausschuss der EG einen Bericht veröffentlicht, der davon ausgeht, dass im Jahre 2000 jeder dritte Europäer an Krebs sterben werde! Es ist also unbedingt not-

wendig, dass wir von vornherein darüber nachdenken, welchen Weg wir wählen. Nun gibt es Menschen und auch Ärzte, die die Ansicht vertreten, man könnte beide Wege gehen. Ein wenig dies und ein wenig das. Die Antonie van Leeuwen Krankenanstalt in Amsterdam bietet den Patienten heute die Möglichkeit, auch die Diät nach Moerman zu halten.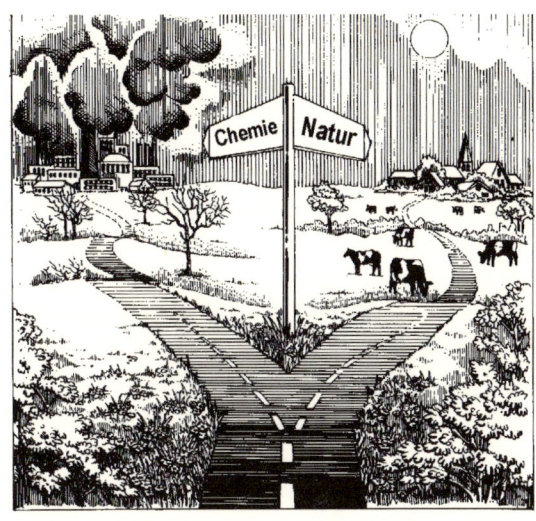
Früher war so etwas unvorstellbar. Manch einer sieht darin eine positive Entwicklung. »Na, siehst du«, sagen sie, »da meint man es gut mit einem«.

Die Ärzte glauben zwar selber nicht daran, aber sie möchten den Patienten nicht im Wege sein. Ich bin da anderer Ansicht und halte das, mit Verlaub gesagt für Volksbetrug. Man sollte sich im Leben immer klar für eine Sache entscheiden. Die Entscheidung ist entweder gut oder böse. Eine Einstellung, die ein wenig dies und ein wenig das propagiert, ist schlechthin böse. Stellen Sie sich bitte einmal vor, ein Bauer würde seinen Acker tüchtig mit DDT bespritzen. Könnte ein solcher Acker gesunde Pflanzen hervorbringen?

Sollte nach einer Behandlung mit Medikamenten, die so aggressiv sind, dass dem Patienten die Haare ausfallen, die Nahrung noch das Immunsystem aufbauen können? Was können denn die sanften, natürlichen Nahrungsmittel gegen die gefährlichsten und lähmendsten Medikamente noch ausrichten? Überhaupt nichts! Deshalb ist es nicht fair, eine solche Haltung anzunehmen. So lässt man die Patienten nach einer Methode arbeiten, die überhaupt keine Erfolgschance verspricht. Bei einem Scheitern der Behandlung kann man sich problemlos hinter der Einstellung verstecken, dass Essen und Trinken auch nichts genützt habe. Auf diese Weise versetzt man dem Patienten sogar noch einen Tritt. Wir sollten, wie ich meine, ehrlich zu einander sein. Wenn jemand Bestrahlung oder Chemotherapie wählt, dann sollten wir diesen freien Entschluss respektieren. Das ist die freie Entscheidung eines jeden Krebskranken. Nur der Patient wählt und wir, als die Umstehenden, müssen diese Wahl respektieren. Wenn Sie diesen Weg wählen, sollten Sie ihn auch konsequent gehen, denn Genesung hängt nicht nur von den Mitteln ab, die wir anwenden, sondern vielmehr von der seelischen Einstellung, mit der wir diese Mittel akzeptieren.

Was meine Person angeht, wähle ich den Weg, den Kuhl, Seeger und all die anderen gezeigt haben. Sie haben einen naturwissenschaftlich begründeten, menschlichen Weg gewiesen, auf dem der Mensch als Juwel der Schöpfung mit natürlichen Mitteln behandelt wird. Viele sind diesen Weg mit mir gegangen und ich habe viele Geheilte gesehen. Sowohl alte als junge Menschen, sowohl Männer als Frauen sind genesen. Ich bin jedoch auch vielen begegnet, die trotz vieler Opfer und trotz ihres Durchsetzungsvermögen das Endziel nicht erreichten. Ihre Namen kommen mir noch oft in den Sinn. Ich hatte mit den meisten ein inniges Band und der Abschied war für beide Seiten schwer und schmerzlich. Dennoch bin ich dankbar dafür, dass ich sie auf diesem selbstgewählten Weg begleiten durfte. Neulich empfing ich aus dem Ausland eine Todesanzeige, auf der geschrieben stand, dass dem Verstorbenen die Besuche bei mir sehr geholfen hätten. Das gibt sehr viel Mut, weiterzumachen. Auf beiden Wegen werden Menschen genesen und sterben. Zum Glück liegt das nicht in unserer Hand.

Es hat jedoch keinen Sinn, sowohl den üblichen als auch den naturheilkundlichen Weg zu gehen. Das wäre eine Verschwendung von Zeit und Geld. Beide Methoden stehen einander diametral gegenüber. Deshalb sollten wir uns rechtzeitig entscheiden. Denn die naturheilkundliche Behandlung ist nach einer Chemotherapie für immer ausgeschlossen. Die Mühe wäre umsonst. Die Enttäuschung ist für den Patienten groß, wenn die Mediziner ihn aufgeben und heimschicken und ich ihm mitteilen muss, das eine natürliche Behandlung jetzt nicht mehr möglich ist. Die Enttäuschung ist verständlich, aber man sollte früher darüber nachdenken.

In diesen Fällen ist die Krankheit schon so weit fortgeschritten, dass eine Genesung nach menschlichem Ermessen nicht mehr möglich ist. Die Chemotherapien haben das Immunsystem dermaßen intensiv geschädigt, dass eine Heilung ganz und gar ausgeschlossen ist. Es gibt nur einen Grund, diesen Menschen dennoch zu helfen: wir haben nie das Recht, Patienten aufzugeben. Es hofft der Mensch, solang er lebt.

Manchmal wirft man mir vor, dass ich aufgegebene Patienten doch noch behandele. Sollten wir etwa unsere Mitmenschen ihrem Schicksal überlassen? »Nein«, erwidert man dann, »aber wenn Sie nun so sicher sind, dass jede Hilfe sinnlos ist, weshalb belästigen Sie den Patienten dann noch mit Vorschriften und Diäten?«

Nun, lieber Fragesteller, wer sagt mir, dass da nichts mehr zu machen ist? Wer bestimmt das? Haben Sie nie gehört, dass Gott die Toten lebendig machen kann? Dass Gott die Macht hat, aufgegebene Patienten zu heilen? Das mag zwar vernunftwidrig klingen und dem wissenschaftlichen Denken unserer Zeit zuwiderlaufen, aber von dieser Denkart halte ich sowieso nicht viel. Eine hohe Meinung habe ich hingegen von meinem Schöpfer, und aus diesem Grunde entschließe ich mich, schwerkranken Menschen zu helfen.

Der Hausarzt

Vielleicht fragen Sie sich, wie Sie handeln sollen, wenn Sie zum Beispiel ein Knötchen entdeckt haben. Es ist unvernünftig, verfrühte und nicht gut durchdachte Entscheidungen zu treffen. Die Entdeckung eines Knötchens ruft oft einen großen Schock hervor. Wir alle wissen, dass diese Knötchen nicht in unseren Körper gehören und dass sie sowohl gutartig als auch bösartig sein können. Ich rate Ihnen, sich nach der Entdeckung einer Abweichung im Körper, sei es ein Knötchen, sei es eine Blutung, unverzüglich mit Ihrem Hausarzt in Verbindung zu treten.

Er ist Ihr »Hausarzt« und hat Sie vielleicht schon oft daheim besucht. Er kennt Ihre Familie, und im Laufe der Jahre hat sich vielleicht sogar eine persönliche Beziehung zu ihm entwickelt. Er kennt ebenfalls Ihre persönlichen Hintergründe; wenn Sie Medikamente benutzen, kennt er derer mögliche Wirkungen. Nehmen Sie also auf jeden Fall mit ihm Verbindung auf. Er wird Sie bald in seiner Praxis empfangen, und das ist bei dieser Art von Fällen sehr wichtig, denn vielen bricht der Angstschweiß aus, sobald eine solche Abweichung festgestellt wird.

Der Hausarzt wird Sie dann wahrscheinlich an einen Internisten im Krankenhaus weiterleiten und auch der Internist wird Sie untersuchen. Möglicherweise macht man Röntgenaufnahmen oder man entfernt Gewebsstückchen zur mikroskopischen Überprüfung. Dann ist es an der Zeit, vorsichtig zu werden.

Der Spezialist
Eine sogenannte Punktion oder Biopsie kann gefährlich sein. Der deutsche Urologe Professor Hackethal sagt, Krebse könnten dadurch aggressiv werden. Er zieht einen Vergleich mit der Tierwelt heran. Ein Prostatakrebs zum Beispiel kann sich wie ein Haustier verhalten. Er hindert uns nur wenig oder gar nicht. In einer Punktierung dieses Prostatakrebses liegt jedoch die Gefahr der Aussaat der Geschwulst. Weiterhin besteht die Gefahr, dass der Prostatakrebs durch den Eingriff aggressiv wird und sich fortan als Raubtier gebärden wird. Aufmerksamkeit ist hier sicher angebracht. Fragen Sie den Internisten, ob er die Diagnose vielleicht auf eine andere Weise stellen könnte. Fragen Sie ihn, ob er die modernen Blutuntersuchungen kennt. Der ehemalige Internist des Münchener Krankenhauses Professor Dr. E. Scheller wandte eine Methode an, bei der die Diagnose aus dem Blut gestellt werden konnte. Das hat den Vorteil, dass man die Geschwulst nicht anzurühren braucht. Wenn der Internist die Methode nicht kennt, dann könnten Sie vorschlagen, die Behandlung eine Woche zu verschieben, so dass Sie in der Zeit jemanden suchen können, der die Methode kennt. Sie verzögern dann für kurze Zeit die routinemäßige Behandlung. Das bedeutet Aufschub und Zeit zum Nachdenken. Ich habe des öfteren die positiven Folgen eines solchen Schrittes gesehen und ziemlich viele Ärzte, denen ich begegnete, hatten nichts dagegen. Schließlich geht es um Ihren Körper, mit dem Sie und wir äußerst vorsichtig umgehen müssen.

Es kann sein, dass der Befund ohne weiteres feststeht und die Diagnose zweifelsfrei ist. Dann wird man Ihnen raten, mit der Behandlung schleunigst anzufangen. Auch nun ist es wichtig, sich genau darüber zu informieren, welche Behandlungsstrategie sich die Ärzte für Sie vorstellen. Prüfen Sie, ob Sie diese Behandlungsmethode wirklich wollen. Wie wir gesehen haben, gibt es ja zwei Wege, und es ist nicht so einfach von dem einen auf den anderen Weg überzuwechseln. Oft wird der Chirurg eine Operation vorschlagen. Meistens ist das ratsam. Ein Tumor mit einem Durchschnitt von einigen Zentimetern enthält einige Milliarden von Krebszellen, die der kranke Körper nur sehr schwer allein beseitigen kann. Sie belasten den Körper gewaltig, indem sie große Mengen von linksdrehender Milchsäure ausscheiden. Diese giftigen Abfallstoffe behindern die Leber in ihrer Funktionsfähigkeit. Deshalb kann eine Operation sinnvoll sein, aber nicht zu jedem Preis!

Der Chirurg Professor Hackethal ist ein erklärter Gegner der operativen Entfernung der Vorsteherdrüse bei Prostatabeschwerden. Jede Operation hat Nachteile. Zum Beispiel die Narkose oder man schneidet mehrere Blutgefäße durch, und es entsteht eine Narbe. Trotzdem ist eine Operation oft praktisch unumgänglich. Für eine Frau ist es psychologisch ratsam, wenn man die Brust bei der Operation verschont. Die Amputation der Brust mit dem angrenzenden Drüsensystem bedeutet eine fast immer überflüssige Verstümmelung. Die Brust ist doch krank, weil der Körper erkrankt ist. Die Schulmedizin argumentiert dagegen folgendermaßen: die Brust hat Krebs, also entfernen wir dieses Organ, damit der Körper nicht krank wird. Aus Angst, der ganze Körper könnte erkranken, schneidet man von der Brust möglichst viel weg.

Wenn die Brust den Körper anstecken würde, wäre diese Strategie richtig, aber das ist nicht der Fall. Langfristige physische und psychische Belastungen haben den Körper krank gemacht. Dem zufolge entstand eine Geschwulst an der Stelle mit der geringsten Widerstandsfähigkeit. Die Entfernung der Geschwulst hat den Körper nicht krebsfrei werden lassen. Wenn das zuträfe, könnte der Chirurg mit seinem Messer einem Menschen die Krebskrankheit nehmen. Die Tatsache, dass sich bei vielen Tausenden nach der Operation neue Geschwülste bilden, zeigt, dass er dazu nicht imstande ist. Eine Operation kann jedoch Sinn und Zweck haben.

DIE RICHTIGE STRATEGIE
Nach der Operation sollten Sie sich fragen, was Sie nun eigentlich wollen. Wir müssen unsere genaue Zielsetzung kennen. Sicherlich wird man Ihnen vorschlagen, Sie zu bestrahlen, oder im schlimmsten Fall, mit einer Chemotherapie zu behandeln. Meine Ansichten über diese zwei Behandlungsmethoden kennen Sie. Wichtiger jedoch ist, dass Sie die Ansichten der von mir zitierten Wissenschaftler kennen lernen. Kurzgefasst lautet diese: Bestrahlung und Chemotherapie werden den Tod eines Menschen beschleunigen! Bestrahlung und Chemotherapie sind Dolchstöße in den Rücken eines hoffnungslos kranken Menschen. Deshalb sollten Sie dem Spezialisten Ihre Meinung klar unterbreiten. Schließlich haben Sie die Wahl und tragen die letzte Verantwortung für Ihren Körper und für Ihr Leben. Diese Verantwortung können Sie nicht auf andere abwälzen. Nach der Operation werden Sie auch über Ihre Ernährung sprechen müssen. Man wird Ihnen sagen, Sie

könnten essen und trinken, was Ihnen schmecke, da kein Zusammenhang zwischen der Nahrung und Ihrer Krankheit bestünde. Eine solche Antwort ist wissenschaftlich völlig unbegründet und überdies auch noch dumm. Gerade weil man solche Antworten oft gibt, schrieb ich dieses Buch. Es soll Ihnen einen anderen Weg weisen, auf dem die Ernährung eine wichtige Rolle spielt, da sie eng mit Krebs zusammenhängt. Auf diesem Wege werden sie sowohl positive als negative oder irreführende Ratschläge bekommen. Nachbarn, Bekannte und manchmal sogar Familienmitglieder werden versuchen, Sie vom eingeschlagenen Wege abzubringen. Das macht es schwer, diesen Weg zu gehen. Aber auch solche Quertreibereien sollten Sie von Anfang an in Ihrer Strategie mit einkalkulieren. Zusammen mit Ihnen möchte ich den Weg gehen.

DER KERN

Bei einer gemeinsamen Reise ist es gut, sich gegenseitig erst einmal besser kennen zulernen. Wie sehen Krebspatienten aus? Wie unterscheiden sie sich von anderen Menschen? Werden Frauen öfter krebskrank als Männer, oder ist es gerade umgekehrt? Sind es die Reichen, oder sind es im Gegenteil die weniger Wohlhabenden, die krebskrank werden? Alle diese Fragen kann ich verneinend beantworten. Es sind nicht nur die Reichen, aber auch nicht nur die Armen, die erkranken. Es sind normale Menschen, wie Sie und ich. Jeder kann krebskrank werden. Keiner ist zu gut dafür. Das soll man einmal ganz offen aussprechen. Krebspatienten sind nicht besser und nicht schlechter als andere. Wir brauchen sie also nicht zu meiden, sondern sollten uns ganz nahe neben sie stellen. Sie sind unsere Mitmenschen und brauchen dringlichst unsere Hilfe. Sie haben es sehr schwer, wenn sie fühlen, dass man sie im Stich lässt! Ihre Krankheit stellt sie sowieso ins gesellschaftliche Abseits. Da wäre es ein zusätzlicher Schlag, wenn auch wir sie links liegen ließen. In meiner Praxis bemerke ich, dass so etwas zu oft vorkommt, vor allem wenn ein Patient die Naturheilkunde statt der üblichen Behandlung gewählt hat. Mancher Hausarzt vernachlässigt einen solchen Patienten dann ein wenig. Heute ändert sich dies zwar allmählich, aber dennoch geschieht es noch immer sehr oft.

Wie ich schon sagte, kann jeder krebskrank werden. Dennoch ist eine bestimmte physische Kondition für alle Krebspatienten kennzeichnend. Diese ihnen allen eigentümliche, immer wieder anzutreffende Eigenschaft unterscheidet sie von anderen. Allen Krebspatienten mangelt es an der Fähigkeit, den vorhandenen Sauerstoff zu nutzen. Sie sind »sauerstoffarme« Menschen, obwohl ausreichend Sauerstoff um sie herum vorhanden ist. Bei Krebspatienten ist die Sauerstoffaufnahme blockiert! Demzufolge müssen die Körperzellen auf eine andere Verbrennungsweise umschalten. Die Sauerstoffverbrennung wird abgelöst durch Verbrennung mittels Spaltung. Die Zelle spaltet die ihr zugeführten Nahrungsstoffe in immer kleinere Teile. Dieser Prozess heißt **Glykolyse**.

Einige Therapien zielen darauf ab, dem Patienten möglichst viel Sauerstoff zuzuführen. Bei der »Ozon-Therapie« zum Beispiel entnimmt man dem Kranken Blut, vermengt es in einer besonderen Weise mit Sauerstoff und spritzt es dem Patienten dann wieder ein. Solche Therapien werden dürftige Resultate haben, denn Toxine blockieren die Mitochondrien, die Atmungsorgane der Körperzellen. Deshalb kann der Sauerstoff bei Krebspatienten nicht in die Zellen gelangen! Das ist bei allen Krebspatienten so. Krebspatienten sind also »blockierte« Menschen. Nun werden manche Patienten einwenden: »Es leuchtet mir ein, dass meine Körperzellen blockieren, wodurch sie nicht mehr normal funktionieren, aber Sie wollen doch nicht etwa behaupten, ich sei seelisch krank? Das geht mir entschieden zu weit!« Das sollte man jedoch nicht zu schnell sagen. Denn kann ein Mensch überhaupt körperlich krank und gleichzeitig seelisch kerngesund sein? Das wäre doch ein Widerspruch. Erlauben Sie mir, Ihnen einige Personen und ihre Geschichte zu schildern.

Vor einiger Zeit besuchte mich eine Mutter, bei der Jahre vorher eine Operation an einem Brusttumor vorgenommen worden war. Nach mehreren Bestrahlungen schien sie geheilt zu sein. Drei Jahre später entstand jedoch in der anderen Brust ein Tumor. Dadurch schwand ihr Vertrauen zu der angewandten Methode, und sie kam zu mir. Wir führten mehrere Gespräche, in denen ich, leider ergebnislos, die Ursache ihrer Erkrankung zu erforschen suchte. Sie war glücklich verheiratet und hatte eine nette Familie.

Finanzielle Sorgen kannte sie nicht. Sie lebte für ihren Mann und ihre Kinder und war sehr zufrieden. Und trotzdem wurde sie krebskrank! Das scheint unlogisch zu sein. Ein deutscher Röntgenologe sagte einmal: »Ein glücklicher Mensch wird nicht krebskrank«. Nun, der eben erwähnte Fall schien im Widerspruch zu dieser Ansicht zu stehen. Trotzdem musste etwas nicht in Ordnung gewesen sein, denn wie sonst hätte diese Frau krebskrank werden können?

Schließlich fing ich zu rechnen an. Es ist allgemein bekannt, dass Brustkrebszellen 130 Tage zur Spaltung brauchen. Über die Berechnung der Zellteilungsabstände kam ich auf einen Zeitpunkt von acht Jahren vor der Entdeckung ihrer Krankheit. Als ich ihr diese Jahreszahl nannte, sie dabei prüfend ansah und fragte, was damals geschehen war, wurde sie ganz still. Sie senkte das Haupt und brach in Tränen aus. Im bewussten Jahr hatte sich etwas ereignet, mit dem sie nichts zu tun hatte, wofür sie sich jedoch verantwortlich fühlte. Das hatte an ihrer Existenz genagt und ihre Körperchemie gestört, wodurch ihre Körperzellen anfingen, sich abweichend zu verhalten. Verstehen Sie jetzt, weshalb »Stahl und Strahl« nicht genesen? Die seelischen Schmerzen, die psychischen Leiden, müssen zuerst behoben werden, da sonst die Blockierungen nicht aufzuheben sind. Ozon oder eine gute Diät werden dieser Frau nichts nützen!

Eines Tages besuchte mich ein Magenkrebspatient. Seine Frau begleitete ihn. Sie erzählten mir die Geschichte der Behandlungen, denen sich der Mann erfolglos unterzogen hatte. Man hatte ihn aufgegeben und nach Hause geschickt, damit er dort sterben könne. Während des Gesprächs bekam ich den vagen Eindruck, dass das Verhältnis zwischen den beiden nicht stimmte, ich fand dafür jedoch keinen konkreten Anhaltspunkt. Ich verschrieb ihm eine Diät und bat ihn, nach drei Wochen wiederzukommen. Kaum waren zwei Wochen vergangen, da saß er wieder in meinem Sprechzimmer. Er war allein und wollte noch einmal mit mir reden. Wir führten ein gutes Gespräch, das viel zu seiner Gesundung beigetragen hat. Seit 27 Jahren war er verheiratet, und ohne Mitwissen seiner Frau hatte er mehr als 20 Jahre lang ein Verhältnis mit einer anderen Frau gehabt. Verstehen Sie nun, weshalb Essen und Trinken und sogar das Einstellen des Rauchens nichts zur Lösung des Krebsproblems beitragen kann, wenn wir nicht eventuell bestehende seelische Probleme vorher gelöst haben? So kommen und gehen die Patienten mit Tumoren im Körper, da sie seelisch und körperlich ungenügend Sauerstoff erhalten.

Bevor wir uns einer Krebsbehandlung unterziehen, sollten wir uns fragen, unter welchen Umständen wir krank geworden sind. Wenn wir nicht versuchen, auf diese Frage eine Antwort zu finden, kann die Behandlung ins Stocken geraten. Zwar geht es uns zeitweilig etwas besser, aber auf die Dauer wird es doch misslingen. Wir sollten in uns hinein hören oder eventuell gemeinsam mit anderen nach der Ursache unserer Krankheit forschen, um eine Genesung zu ermöglichen. Es müssen Voraussetzungen geschaffen werden, die einer Heilung förderlich sind. Diese Selbstbesinnung ist nicht einfach und mit Schmerzen verbunden. Tiefe Wunden werden aufgerissen, schmerzliche Erinnerungen werden wachgerufen. Vieles wurde von uns verdrängt und nicht verarbeitet. Ich bin fest davon überzeugt, dass mangelnde Selbstbestimmung ein wichtiges Hindernis für eine erfolgreiche Krebsbehandlung ist.

DER KREBS

Jeder Patient trägt eine große Eigenverantwortung bei der Behandlung seiner Krankheit. Vor allem müssen wir unseren eigenen seelischen Krebs überwinden. Wenn das geschieht, dann werden wir ein neuer Mensch, und dann ist die Krankheit ein Lernprozess, der neue Perspektiven eröffnet. Die Angst verschwindet, und erst dann wird uns bewusst, dass die Krankheit es nicht auf unseren Untergang abgesehen hat. Das Leiden verliert seinen unabwendbaren Charakter, und wir entdecken, dass auch Krebs heilbar ist!

Hippokrates, der Vater der Heilkunde, nannte die Krankheit nach dem gleichnamigen astrologischen Tierkreiszeichen Krebs. Der Krebs wurde ein Symbol der Krebskrankheit. Im Gegensatz zum Skorpion, der mit seinem giftigen Stachel seine Beute ergreift und tötet, hält der Krebs seine Beute mit seinen Scheren fest im Griff. Krebspatienten ähneln Menschen, die von den Scheren des Krebses festgehalten werden, sie sind Gefangene ihrer eigenen Probleme. Sie selbst sind der Krebs. Und jetzt sollen sie von den Scheren des Krebses befreit werden, oder besser: von sich selbst. Nur dann ist eine wirkliche Genesung möglich, nur dann kann ihr Körper wirklich geheilt werden und nur so werden sich endgültig keine neuen Geschwülste bilden. Es ist keine leichte Aufgabe, sich von alldem was einen bedrückt und beschäftigt zu befreien! Wie kann jemand den tief verwurzelten Verdruss, den schweren Verlust, seinen unzufriedenen Charakter, die hasserfüllten Gefühle je verkraften? Es scheint unmöglich zu sein, einen Minderwertigkeitskomplex oder die Angst loszuwerden. Wir wissen oft nicht, was uns gefangen hält. Wenn ich manche Menschen danach frage, antworten sie, dass sie es wirklich nicht wissen.

Neulich besuchte mich ein solcher Patient. Vor einer Woche hatte man festgestellt, dass er krebskrank sei. Während unseres Gesprächs konnte auch er die Ursache nicht finden. Schließlich gelangten wir zum Thema Arbeit. Schon bald stellte sich heraus, dass die Angst, seinen Arbeitsplatz zu verlieren, ihn jahrelang beschäftigt hatte. Nächtelang hatte er Alpträume wegen einer eventuellen Entlassung und tagsüber hetzte er sich ab. Obwohl er immer mehr leisten und bessere Verkaufserfolge erzielen musste, hatte man ihm gekündigt. Die Angst, seine Stelle zu verlieren, hatte ihn Jahre hindurch angetrieben, und was er innerlich schon immer gefürchtet hatte, war jetzt eingetreten. Der Stress, sich täglich in seiner Arbeit beweisen zu müssen, führte schließlich zur Krebserkrankung.

Zwei weitere Beispiele seien hier noch erwähnt. Vor Jahren kündigte man einer Frau, die man des Betrugs verdächtigte. Später stellte sich heraus, dass der Verdacht unbegründet war, aber die gestörten menschlichen Beziehungen verhinderten eine Wiedereinstellung an ihrem vorherigen Arbeitsplatz. Der Groll saß tief bei dieser Frau. Nach einiger Zeit wurde bei ihr Brustkrebs festgestellt.

Eine andere Frau hielt jahrelang eine strenge Diät. Sie hatte sich dazu entschlossen, nachdem ihre Mutter jämmerlich an Krebs gestorben war. Das hatte sie dermaßen betroffen gemacht, dass sie einen solchen Tod unbedingt vermeiden wollte. Sie lebte ab sofort sehr gesundheitsbewusst und verstieß nie gegen die ihr selbst auferlegten Regeln. Völlig unerwartet wurde auch sie von dieser fürchterlichen Krankheit heimgesucht. Auch sie fiel letzten Endes ihrer eigenen Unzufriedenheit und Ungewissheit zum Opfer.

Ich könnte dicke Bücher über Menschen schreiben, die nicht auf Grund ihrer Ess- und Trinkgewohnheiten erkrankten, weil sie rauchten oder andere schlechte bzw. falsche Lebensgewohnheiten hatten. Sie waren vielmehr alle Gefangene ihrer eigenen erstickenden Krebsscheren oder sie litten an Sauerstoffmangel.

Unsere Not

Nun werden Sie vielleicht entgegnen: »Man kann doch nicht leugnen, dass viele Menschen sich in einer schwierigen Lage befinden? Das Leben ist voller Leiden und Sorgen, welche die Menschen krank machen. Es ist oft unvorstellbar, wie viel Kummer manche Menschen haben! Muss man sich dann noch wundern, dass mancher Mensch keinen Ausweg mehr sieht und zugrunde geht?« Ich bin ganz Ihrer Meinung. Diese Welt und dieses Leben sind voller Kummer und Verdruss. Die Bibel besagt das auch, indem sie uns lehrt, dass es auf Erden kein Paradies mehr gibt. Die Nachrichtensendungen vermitteln uns täglich einen Eindruck, wie groß das Elend in der Welt ist. Man raubt und mordet, es gibt Hunger und Krieg. Millionen von Menschen sind obdachlos. Naturkatastrophen bringen Tausende um. Tagtäglich fallen viele dem Straßenverkehr zum Opfer. Die Arbeitslosigkeit ist ungeheuer groß. Viele Katastrophen bedrohen die Menschheit. In Anbetracht dieser Umstände wundert es uns nicht, dass Menschen erkranken.

Diese Probleme stehen in diesem Buch jedoch nicht zur Debatte. Obgleich ihre Erscheinungsformen sich wandeln, bleiben sie unlösbar und werden es immer bleiben. Die Welt und die Menschheit sind bedroht. Wir alle befinden uns in Not, wie ich oben bereits dargelegt habe. Unsere größte Not ist es, dass wir das Band zu unserem Schöpfer gelöst haben. Daraus resultieren all unsere nicht verarbeiteten Probleme. Deshalb sollten wir unsere täglichen Sorgen und unser Geschick aus einer anderen Perspektive, nämlich im Lichte unserer seelischen Not betrachten. Dann steigen wir hinab in unsere wirkliche Daseinsnot. Die Gottesentfremdung ist sehr oft die Ursache unseres kranken Daseins. Wir leben in einer Zeit, in der es keinen Gott mehr gibt. Fernöstliche Religionen haben in unserer heutigen abendländischen Kultur einen wichtigen Stellenwert. Viele stellen Buddha über Gott, den Schöpfer von Himmel und Erde. Die Meditationskulturen erleben einen sehr großen Aufschwung, und der Mensch wähnt, er könne eigenmächtig der Seelennot entrinnen. Das wird er jedoch nie schaffen.

Wir müssen zurück zu den wirklichen Ursprüngen. Bei Gott können wir unsere Last ablegen. Erst dann werden wir das wahre Leben entdecken und dadurch auch das Krebsproblem lösen. Dies gilt für uns alle. Es wird dann auch nicht mehr vorkommen, dass wir, von Ängsten getrieben, unserer Arbeit nachgehen müssen. Dadurch ist unser täglich Brot gesichert, und es wird uns an nichts fehlen. Wenn man uns kündigt, weil man uns zu Unrecht verdächtigt, dann ist es, wie schwer auch ungerechtfertigte Verdächtigungen sein mögen, ein großer Trost, dass es Gott gibt, der weiß, wie es wirklich um uns bestellt ist. Unsere Probleme werden zu den seinen. Deshalb können wir uns im Rahmen der Krebsbehandlung auch die Frage stellen: Wie gehen wir unsere Probleme an?

Ich verstehe durchaus, dass meine Ansichten und mein Glaube vielleicht nicht mit Ihren Ansichten oder Ihrem Glauben übereinstimmen. Das macht nichts, denn ich respektiere auch Ihre Ansichten. Durch gegenseitiges Zuhören können wir den Weg finden, uns einander zu helfen. Eines steht fest: Der Krebs bringt uns dem Sinn des Lebens näher. Das Leben ist eine Lehrzeit, eine Vorbereitungszeit.

Wenn wir unsere Geschwülste loswerden wollen, dann müssen wir unsere Einstellung ändern. Es ist erstaunlich, wie schnell der Körper darauf reagiert. Wenn ein Patient die innere Unruhe und die krampfhafte Haltung aufgibt, dann werden die Maßnahmen zur Genesung mehr Erfolg haben. Er kann dann auch geheilt werden.

DIE GROSSE INNERE REINIGUNG

Womit soll ein Krebspatient anfangen? Er soll ganz einfach mit einer großen inneren Reinigung beginnen. Alles Schädliche, alles, was störend auf den Körper einwirkt, muss entfernt werden. Eine der wichtigsten Aufgaben des Körpers ist die Verbrennung der Nahrung, die der Körper in Energie umsetzt. Energie, die uns das Laufen, Reden, Sehen usw. ermöglicht. Der Krebspatient ist ein sauerstoffarmer Patient, und sein Körper kann die aufgenommene Nahrung nicht richtig verarbeiten, wodurch er weniger Energie freisetzen kann. Aus diesem Grund sind Krebspatienten immer sehr müde. Wenn sie eine Treppe hinaufsteigen, dann keuchen sie oben vor Erschöpfung. Es wird höchste Zeit, dass sie sich entgiften.

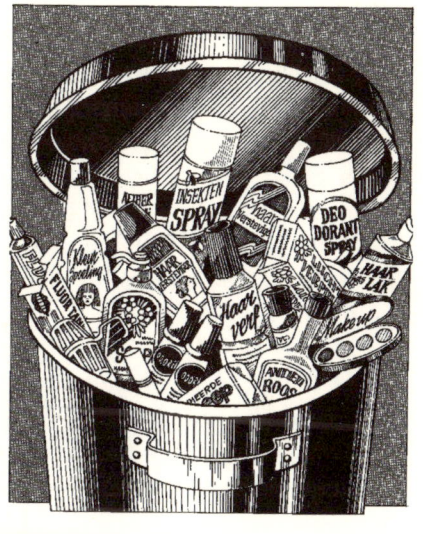

Betrachten wir einmal einige einfache Gegenstände, einen Aschenbecher zum Beispiel. Aschenbecher laden zum Rauchen ein, und obwohl wir selbst nicht rauchen, verführen Aschenbecher andere dazu, sich eine Zigarette oder Zigarre anzuzünden. Ihr Zimmer wird dadurch mit Rauch vergiftet. Es erübrigt sich, zu sagen, dass die Personen in der Umgebung eines Krebspatienten nicht rauchen sollten. Dies ist meiner Meinung nach eine Selbstverständlichkeit.

Die Kaffeemaschine sollten wir wegräumen, denn Kaffee ist sehr schädlich. Deshalb dürfen Krebspatienten absolut keinen Kaffee trinken. Welch eine Folter, wenn die Hausgenossen sich dann ihre Tasse Kaffee kochen! Der Geruch von Kaffee ist herrlich und verführerisch. »Eine Tasse Kaffee wird doch nicht schaden«, sagen viele leichtfertig. Dabei bleibt es jedoch meistens nicht. Deshalb erwarte ich, dass die Hausgenossen mit dem Patienten solidarisch sind. Zur Ermutigung des Patienten sollten wir uns alle auf Ersatzkaffee oder Kräutertee umstellen. Auch Aluminiumtöpfe sollten wir abschaffen. Während des Kochens löst sich das Aluminium ein wenig auf, gelangt in die Nahrung und damit in den Körper. Aluminium bremst die Zellverbrennungsprozesse und fördert deshalb den Krebs.

Die modernen Geschirrspülmaschinen sind zwar eine willkommene Hilfe für die Hausfrau, aber sehr schädlich für unsere Gesundheit. Die Maschinen an sich sind keine Übeltäter, jedoch die Polyglykole der Spülmittel, welche die Wände der Blutgefäße angreifen. Die Polyglykole werden »genügend abgespült«, bleiben am Geschirr haften und gelangen in den Körper.

Dies trifft auch auf viele herrlich duftende Seifen zu, denn Seifen greifen den Säuregrad unserer Haut an. Das gilt nicht nur für die Küchenseifen, sondern vor allem für die vielen Badeseifen. Man kann zwar jeden Tag ein Bad nehmen, aber es sollte kein Schaumbad sein. Ähnliches lässt sich über Zahnpasten sagen. Die meisten Leute putzen sich aus Gewohnheit täglich die Zähne. Sie sollten sich die Zähne jedoch mit reinem Wasser anstatt mit den vielgerühmten fluorhaltigen Zahnpasten putzen. Fluorid blockiert viele Enzymfunktionen und damit das Organwachstum. Überdies blockiert Fluorid die Zellatmung.

Da ich gerade von Kosmetika spreche, möchte ich Ihre Aufmerksamkeit auf die vielen Hautpflegemittel wie Puder, Lippenstifte, Lidschatten, Shampoos, Haarfärbe- und Tönungsmittel lenken, denn sie sind alle körperfremde und körperfeindliche Stoffe,. Die Haut ist eine »dritte Niere«, ein Ausscheidungsorgan. Körperflüssigkeiten und Abfallstoffe werden durch die Haut ausgeschieden. Alle so genannten Schönheitsmittel hemmen und blockieren die Funktion der Haut und sind deshalb überhaupt keine Schönheitsmittel. Es gibt nichts Schöneres als die makellose Haut einer Frau, doch nur wenige Frauen haben eine solche Haut. Unsere Ernährungsgewohnheiten tragen daran die Schuld. Wir tarnen die Haut mit Salben und Farben, um gut auszusehen. Der Krebspatient sollte keine Kosmetika benutzen und sich die Haut täglich mit reinem Wasser waschen, denn die Haut muss atmen können, da sie am Stoffwechsel teilnimmt.

Die Haut ist ein Spiegel des eigenen Gesundheitszustandes. Krebspatienten sehen oft blass und faltig aus. Deshalb ist ihre Haut meistens in einer schlechten Kondition, da sie an Vitamin A-Mangel leiden. Vitamin A ist sehr wichtig für den Aufbau der Wände unserer Organe und unentbehrlich für ein gesundes Funktionieren der Haut. Wenn wir die große innere Reinigung vornehmen, dann sollten wir auch die Duftsprays und Toilettensterne aus dem

Badezimmer und aus dem WC entfernen. Diese sogenannten Duftspender verbreiten täglich einen schädlichen Geruch. Es ist besser, wenn Sie die Fenster öffnen und das WC auf diese Weise lüften.

GEMÜSESAFTKUR UND FASTEN

Wir müssen nicht nur unsere Umgebung, sondern auch unseren Körper gründlich reinigen. Viele Menschen fangen begeistert an, eine Diät zu halten, aber sie vergessen, dass sie sich im Laufe der Jahre förmlich zu einem »Abfalleimer« entwickelt haben. Sie lebten jahrelang nach den Regeln unserer Zivilisation. Deshalb müssen sie den Darm, die Leber, die Galle und den Magen zuerst reinigen. In diesen Organen sind viele Toxine (Giftstoffe) vorhanden. Allerlei Abfälle unseres Stoffwechsels füllen den Darm und hemmen das richtige Funktionieren der Organe. Eine Gemüsesaftkur und Klysmen können die Organe reinigen.

Hierzu muss ich noch einige Bemerkungen machen. Es ist wichtig, die körperliche Verfassung des Patienten zu beachten. Manche Patienten sind derart müde und krank, dass man ihnen unmöglich zumuten kann, einige Tage lang nur Säfte zu trinken. Auch gibt es Patienten, die von den Ausscheidungen des Tumors vergiftet sind. Für diese Patienten wäre eine Saftkur eine zu schwere Belastung der Leber. Deshalb sollte eine Saftkur immer unter sachkundiger Aufsicht stehen. Trotzdem sind beide Entgiftungsmethoden bei der Krebsbehandlung sehr nützlich und wichtig.

Während einer Saftkur essen wir einige Tage lang nichts, sondern trinken nur gemischte Gemüsesäfte und Kräutertee. Karottensaft, Saft von roten Beeten oder Wurzelsellerie eignen sich sehr dafür. Wir mischen zwei Fünftel Karottensaft und zwei Fünftel Saft von roten Beeten und fügen ein Fünftel Saft von Wurzelsellerie hinzu. Täglich trinken wir in bestimmten Zeitabständen einen Liter dieses Mischgetränks, jedes Mal eine Tasse. Zwischendurch können wir ab und zu eine Tasse Kräutertee trinken. Auf diese Weise werden wir unseren Körper reinigen und die Giftstoffe abführen. Viele eingelagerte Eiweiße werden dadurch abgebaut und abtransportiert. Die Körperflüssigkeiten zirkulieren bei Krebspatienten oft schlecht. Durch eine Saftkur verschwindet viel überflüssige Körperflüssigkeit, was der Durchblutung des Gewebes sehr zugute kommt. Nach einer Saftkur von einigen Tagen sieht man sofort frischer aus, und die fahle Hautfarbe verschwindet. Eine Saftkur ruft fast immer Entzugserscheinungen hervor. In den ersten Tagen einer Kur sind viele Menschen depressiv. Meistens haben sie Kopfschmerzen und sind schwindlig und sehr müde. Sie hatten sich daran gewöhnt, einige Tassen Kaffee zu trinken, die sie aufpuschten. Jetzt sollen alle im Körper angehäuften Gifte entfernt werden, was zu den besagten Erscheinungen führt. Dies sind vorübergehende Symptome, die allmählich verschwinden. Man sollte sie jedoch kennen, damit man weiß, was auf einen zukommt. Es wird Ihrem Körper wohl tun, wenn Sie unter diesen Umständen früher als gewohnt schlafen gehen.

Eine Reinigungskur beeinflusst auch die Psyche. Seelisch kann vieles aufgerüttelt werden. Vielleicht bekommen Sie Weinkrämpfe, aber die schaden Ihnen überhaupt nicht. Wie ich bereits dargelegt habe, ist Krebs eine Krankheit des Festhaltens. Das gilt sowohl im körperlichen als auch im seelischen Sinne. Der träge Stuhlgang vieler Patienten ist der körperliche Beweis dafür. Aber auch seelisch horten sie vieles. Wenn der Körper gereinigt wird, dann ist auch der Geist betroffen. Es kann einem vieles wieder bewusst werden, was jahrelang verdrängt worden ist. Dies alles muss nun verarbeitet werden. Es gehört zum Prozess, der eine Voraussetzung für die Genesung ist.

Eine richtig angewandte Saftkur und eine Fastenzeit tragen zum Gesunden des Patienten bei. Die Organe werden entlastet und bekommen endlich einmal Ruhe. Magen und Darm werden wieder gereinigt; schmutzige Bakterienherde werden entfernt, sodass die Leber das Blut wieder reinigen und die vorhandenen Toxine abführen kann.

KLYSMA (Einlauf)
Klysmen dienen dazu, den Darm zu reinigen und Nahrungsreste abzuführen. Jahrelang angehäufte Nahrungsreste vergiften das Blut. Als Klysma oder Klistier benötigen wir eine Kunststoffkanne mit einem Fassungsvermögen von einem Liter, sowie einen dazugehörigen Gummischlauch. Professor W. F. Koch ließ seine Krebspatienten jeden Abend mit Wasser von etwa 40 Grad Celsius klistieren. Dr. Max Gerson, Krebsspezialist aus New York, hielt es für notwendig, dass seine Patienten bei Tag und Nacht klistierten, bis zu fünf Mal innerhalb von 24 Stunden. Auch ich befürworte den Gebrauch des Klysmas sehr. In den letzten Jahren ließ ich Hunderte von Patienten klistieren, und immer wieder konnte ich die heilsame Wirkung beobachten, von der auch die Patienten immer begeistert sind. Die Benutzung des

Klysmas ist sehr einfach. Wir fangen damit an, einen halben Liter Wasser in den Darm einlaufen zu lassen. Zu diesem Zweck hängen wir die Kunststoffkanne in Schulterhöhe. Dann knien wir nieder, stützen den Oberkörper mit den Ellenbogen und legen den Kopf in die Hände, bzw. auf die Unterarme. Innerhalb weniger Minuten läuft das Wasser schmerzlos in den Darm. Wenn das Klysma leer ist, dann richten wir uns auf, gehen zur Toilette und lassen das Wasser abgehen. Dann füllen wir das Klysma noch einmal, jetzt aber mit einem ganzen Liter Wasser. Wir lassen auch dieses Wasser in den Darm einlaufen. Dann stehen wir auf und massieren sanft den Unterkörper. Mit dieser Massage fangen wir in der Leistengegend an und setzen diese dann in Richtung Nabel fort. Wenn wir das einige Male getan haben, lassen wir das Wasser samt Darminhalt in die Toilette abgehen.

Dadurch kann vieles, was sich seit Jahren abgelagert hat, freikommen! Am Anfang sollten Sie mindestens einmal täglich, abends oder morgens klistieren, da der Darm nicht so schnell wieder sauber ist. Wir können auch mit Kaffee klistieren. Dr. Max Gerson war ein entschiedener Befürworter dieser Methode. Zuerst lassen wir wieder einen halben Liter Wasser in den Darm einlaufen und nachher in die Toilette abgehen. In einem Liter Wasser kochen wir drei Esslöffel gemahlenen Kaffee. Wir filtern den Kaffeesatz heraus. Das Kaffeewasser muss nun abkühlen, bis es die Körpertemperatur erreicht. Dann gießen wir dieses Kaffeewasser in die Klistierkanne und lassen es in den Darm einlaufen. Nach der oben beschriebenen Massage lassen wir das Kaffeewasser in die Toilette abgehen. Kaffeeklysmen haben im Vergleich zu Wasserklysmen den Vorteil, dass das Kaffeewasser zum Teil durch die Darmwände hindurch ins Blut und damit in die Leber kommt. Die Leber wird aktiviert und lässt die Galle ab. Zusammen mit der Galle entfernt die Leber Giftstoffe, wodurch sie sauber wird und damit auch das Blut wieder besser reinigen kann.

Nehmen Sie nach dem Klistieren ein warmes Bad oder Duschbad, so dass Sie sich erfrischt und rein fühlen. Wer klistiert, muss viel trinken. Ich empfehle Gemüsesäfte, da sie Mineralsalze wie Magnesium, Kalium und Kalzium enthalten. Orangensaft und Säfte aus süßen Früchten darf man NICHT trinken. Sie sind für einen Krebspatienten sehr schädlich. Diese Säfte enthalten zu viele Zucker, die geradezu Aufbaustoff des Tumors sind. Es ist sehr gut möglich, eine Saftkur und Klistieren gleichzeitig anzuwenden. Unter der Voraussetzung, dass die Patienten nicht zu sehr geschwächt sind. Gerade bei einer Saftkur entstehen im Darm allerlei Säurereste und Abfallstoffe, die nur schwer ausgeschieden werden können, weil wir während der Saftkur keinen Stuhlgang haben. Die Klysmen entfernen diese Stoffwechselreste, wodurch der Körper noch reiner wird.

Es wird behauptet, dass Klysmen den Patienten schwächen, das Gegenteil ist jedoch der Fall. Ein Körper voller Abfallstoffe ist geschwächt. Der menschliche Körper ähnelt einem Aquarium, da er sich zum größten Teil aus Flüssigkeit mit einer Temperatur von 37 Grad Celsius zusammensetzt. In diesem Aquarium leben und arbeiten unsere Organe. Daher ist es sehr wichtig, dass die Körperflüssigkeiten rein sind. Eine Saftkur und das Klistieren werden den Patienten stärken, da sie ihn befähigen, die Nahrung wieder besser aufzunehmen und die Nahrungsstoffe besser zu verwerten. Wenn der Darm verunreinigt ist, dann ist das unmöglich. Wenn jedoch alles ordentlich funktioniert, nehmen wir die zugeführten Bausteine besser auf. Es ist zwecklos, allerlei Vitamine, Mineralien und Medikamente zu schlucken, wenn der Körper diese nicht aufnehmen kann und sie mit dem Stuhlgang ausscheidet.

Nach einer Saftkur sollten wir nicht sofort wieder schwere Nahrung zu uns nehmen. Das ist an sich schon falsch, aber in diesem Fall um so mehr. Etwas Bio-Garde Yoghurt mit geriebenem Apfel oder Quark mit Leinöl und etwas Honig sind sehr bekömmlich. Essen Sie jedoch auf keinen Fall sofort Brot oder gekochte Kartoffeln. In zwei oder drei Tagen wird Ihr normaler Rhythmus sich allmählich wieder einstellen. Wie dieser Rhythmus sein sollte, werde ich in den nächsten Kapiteln skizzieren.

DIE WIEDERHERSTELLUNG DES BLUTSÄUREGRADES

Die Wiederherstellung des Blutsäuregrades bildet den Kern der Krebsbehandlung. Unsere Körperzellen wurden zum Leben erschaffen und müssen mit Nahrung und Sauerstoff versorgt werden. Das Blut führt den Zellen diese Stoffe zu. In der Zelle findet ein komplexer Vorgang statt. Allerlei Enzymfunktionen verursachen unzählige Kettenreaktionen, die in einen Verbrennungsprozess münden. Dieser Verbrennungsprozess ist die Oxidation. Die angeführten und zu Molekülen abgebauten Nährstoffe werden mit Hilfe des vorhandenen Sauerstoffs verbrannt. Dieser Verbrennungsvorgang erzeugt Energie. In einem gesunden Körper können die Prozesse der Nahrungsaufnahme, des Nahrungsabbaus, der Nahrungsverbrennung und der Energieversorgung ungestört stattfinden. Sie sind jedoch von einer fortwährenden Zufuhr von Bausteinen und molekularem Sauerstoff abhängig, da die Zelle ohne Bausteine und Sauerstoff nicht auskommt. Vielerlei Einflüsse innerhalb und außerhalb des Körpers stören diesen Prozess. Zu den Einflüssen von außen gehören: Die verschmutzte Luft, eine schlechte, nicht vollwertige Nahrung, Giftstoffe, chemische Stoffe, Insektizide, Pestizide, Teerprodukte, Genussmittel, usw. Zu den Einflüssen von innen rechne ich: Die psychischen Spannungen, ein Überschuß an Adrenalin, schlecht funktionierende Hormondrüsen, schwache Verdauungsorgane, Infektionsherde, Backenzähne, der Blinddarm usw.

All diese individuellen Störungsfaktoren verändern einzeln, insbesondere jedoch in ihrem Zusammenwirken, den Blutsäuregrad, der genau so wichtig ist wie unser Blutdruckwert. Die Skala des Blutsäuregrades reicht von den Werten 1 bis 14. Von 1 bis 7 nennen wir das Blut sauer (azidotisch) und von 7 bis 14 alkalisch, nicht-sauer. Der Wert 7 ist also neutral. Es ist sehr wichtig, den Blutsäuregrad in diesem neutralen Bereich zu halten. Zu diesem Zweck besitzt der Körper ein ausgezeichnetes Regulierungssystem, das wir jedoch selbst sehr stark durch unsere Nahrung und durch die oben erwähnten Faktoren beeinflussen können. Viele Menschen bringen dieses Regulierungssystem aus dem Gleichgewicht und erkranken demzufolge. Das die Zellen ernährende Milieu im Körper ist dadurch betroffen. Wie wir bereits gelesen haben, ernährt das Blut die Körperzellen, damit sie Energie liefern. Wenn der Blutsäuregrad nicht in der Nähe des neutralen Wertes liegt, wird das Blut die Zellen schädigen.

DAS ALKALISCHE BLUT

Krebspatienten haben oft einen stark alkalischen Blutsäuregrad. Manchmal hat ihr Blut einen pH-Wert von fast 8. Man findet einen solch hohen pH-Wert nicht nur bei Krebs, sondern auch bei anderen Stoffwechselkrankheiten, wie zum Beispiel bei Rheuma oder multipler Sklerose. Zur Genesung muss zunächst unbedingt der Blutsäuregrad reguliert werden. Die Gesundung des Patienten hängt davon ab. Wir wollen einmal sehen, was geschieht, wenn der Säuregrad zu hoch ist.

Im Blut leben nicht nur die Blutkörperchen, sondern auch viele Milliarden von Blutparasiten, die wir ENDOBIONTEN nennen. Diese Endobionten sind winzige Lebewesen, die aus dem Pflanzenreich stammen. Sie gehören ins Blut und leben mit den anderen Blutkörperchen in einer Symbiose.

Im alkalischen Blut können die Endobionten sich zu höheren Lebewesen entwickeln. Sie wachsen, greifen die roten Blutkörperchen an und vergiften das Blut mit ihren Ausscheidungsprodukten. Das schadet auch den Zellen. Die roten Blutkörperchen erkranken und können ihre Aufgabe als Transporteure des Sauerstoffs nicht mehr erfüllen. Die Zellen bekommen keinen Sauerstoff mehr. Der Hauptzweck jeder Zelle ist die Produktion von Energie durch Verbrennung von Sauerstoff und Nährstoffen. Wenn nun der Sauerstoff fehlt, werden die Zellfunktionen blockiert und die Zelle ist nicht mehr in der Lage, Energie zu liefern. Die Blockierung verhindert also die Verbrennung der Nährstoffe. Die Zelle ist in Not. Der Ofen droht zu erlöschen. Das ist der Beginn einer entstehenden Krebszelle.

Eine Krebszelle ist an sich eine normale Körperzelle, die ihre normale Lebensaufgabe nicht mehr erfüllen kann, da sie durch die Gleichgewichtsstörung des Blutsäuregrades geschädigt ist. Die Zelle kann die Nährstoffe nicht mehr verbrennen. An sich ist es sehr einfach. So wie Fische vom Wasser in dem sie schwimmen, abhängig sind, so sind Körperzellen von gesundem Blut abhängig. Jeder wird verstehen, dass die Wasserverschmutzung den Tod der Fische herbeiführt. Aber oft bedenken wir nicht, dass die Vergiftung des Blutes die Zellen tötet. Schon seit fünfzig Jahren erforschen die Gelehrten vergeblich die DNS- und RNS-Strukturen, Abweichungen der Eiweiße und der Gene, da sie glauben, hier würden die Krebsursachen liegen. Inzwischen sterben viele Menschen den Krebstod.

Meiner Meinung nach werden die Gelehrten die Ursachen in den nächsten fünfzig Jahren auch nicht finden, da ihr Ausgangspunkt von falschen Voraussetzungen ausgeht. Deshalb ist es so wichtig, dass Sie im Bewusstsein Ihrer eigenen Verantwortung selbst das Heft in die Hand nehmen und Maßnahmen zur Verhütung von Krebs und anderen Stoffwechselkrankheiten treffen. So wie Sie heute Ihren Blutdruck messen, sollten Sie auch den Blutsäuregrad möglichst neutral halten. Die Wiederherstellung des Blutsäuregrads fängt bei der großen Reinigung und der Entgiftung des Körpers durch Saftkuren und Klysmen an.

Sie sollten die Reinigung ständig fortsetzen. Die Entgiftung beginnt zwar mit dem Gebrauch von Klysmen und der Anwendung von Saftkuren, dabei sollten Sie es jedoch nicht bewenden lassen. Die Krebszellen im Körper produzieren dermaßen viele toxische Stoffwechselprodukte, dass Sie den Entgiftungsprozess nie einstellen dürfen.

KOMBUCHA

Der in der Tschechoslowakei geborene Krebsspezialist Dr. Sklenar führte ein wichtiges Entgiftungsmittel, nämlich den Schimmeltee Kombucha, in Europa ein. Kombucha ist ein sehr altes und beliebtes Mittel in China. Schon im Jahre 221 vor Christi Geburt, während der Tsin-Dynastie, trank man dieses Getränk. Von China aus gelangte dieses Getränk nach Russland, wo Dr. Sklenar es während des Krieges kennen lernte. Der Schimmeltee Kombucha besteht aus einer dicken, gelatinös glänzenden Membran, die durch eine Symbiose von Hefezellen und mehreren Bakterien entsteht. Die Kombucha-Schimmel leben auf einem Nährboden von Zucker und Tee. Bei einer normalen Zimmertemperatur vermehren sie sich gewaltig, wobei sich ihre Membrane verdickt. Im Gegensatz zu echten Hefesorten bilden sie keine Sporen, sie vermehren sich ausschließlich durch Wachstum.

Die Symbionten der Kombucha vergären den Zucker und bilden mehrere Stoffwechselprodukte, die in das Getränk eingehen. Auf diese Weise entstehen **Glukaronsäure, Milchsäure** und **Essigsäure.** Vor allem Glukaronsäure entgiftet den Körper ausgezeichnet. Glukaronsäure ist in gebundener Form ein Baustein vieler Polysacchariden, wie z. B. Hyaluronsäure, Mukoitinsulfat und Heparin. Kombuchatee enthält auch rechtsdrehende Milchsäure, welche die Wirkung vieler schädlicher Bakterien hemmt, vor allem von Darmbakterien. Der Kombucha-Schimmel hat also starke antiseptische Eigenschaften. Der Tee reinigt das Drüsensystem und fördert die Verdauung. Harnsäure wird durch Kombuchatee neutralisiert und abgeführt; deshalb ist dieser Tee ein ausgezeichnetes Mittel gegen Gicht, Rheuma, Arthritis, Nierensteine, Darmdysbakterie, vor allem aber gegen Krebs und dessen Vorstadien, da der Kombucha-Schimmel einen gewaltigen Einfluss auf die krankmachenden Endobionten ausübt. Wie wir lasen, sind es ja die Endobionten, die bei einem veränderten Blutsäuregrad die roten Blutkörperchen ausschalten. Kombucha ist bei allen Stoffwechselkrankheiten und bei Krebs ein unübertroffenes Getränk zur Reinigung des Körpers. Kombucha entfernt die Stoffwechselschlacken und normalisiert so den Blutsäuregrad.

Andere reinigende Mittel
Apfelessig ist ein einfaches, preiswertes, in jedem Reformhaus erhältliches Produkt, das den Blutsäuregrad ebenfalls sehr günstig beeinflusst. Man trinke zweimal täglich ein Glas laues Wasser mit zwei Esslöffeln Apfelessig. Salbei ist ein anderes stark desinfizierendes und ebenfalls preiswertes Mittel, das in jedem Reformhaus und in jeder Drogerie erhältlich ist.

Salbeitee treibt die Säurereste aus dem Gewebe. Besonders Rheumapatienten wird dieser Tee sehr bekommen. Ich verschreibe diesen Tee seit Jahren mit viel Erfolg. Lassen Sie fünf Minuten drei Esslöffel Salbei in einem Liter Wasser kochen. Sie sollten den Tee nicht ziehen lassen, sondern wirklich kochen. Salbei enthält nämlich ätherische Ole, die verdampfen müssen. Fügen Sie nach dem Kochen einen Löffel Apfelessig und einen Löffel Honig hinzu, und trinken Sie täglich einen Liter dieses Salbeitees. Er wirkt gut auf die Nieren, reinigt die Leber und normalisiert geschwollene Drüsen. Es gibt noch andere reinigende Mittel. Ich habe hier nur die wichtigsten genannt: Kombucha, Apfelessig und Salbeitee. Trinken Sie abwechselnd jeden Tag einen Liter Kombucha oder Salbeitee und täglich zweimal ein Glas Wasser mit zwei Esslöffeln Apfelessig. Was Sie sonst noch tun müssen, um den Blutsäuregrad zu normalisieren, werde ich im Kapitel über die Nahrung erörtern.

DIE NAHRUNG

Unsere Nahrung hat einen zentralen Stellenwert. Viele hochgebildete Ärzte wollen das nicht wahrhaben und behaupten, es gäbe zwischen der Nahrung und Krebs oder anderen Stoffwechselkrankheiten keinen Zusammenhang. Ihre Patienten brauchen keine Diät zu halten. Es wäre die reinste Zeitverschwendung, hier eine solche Behauptung zu widerlegen. Ich hoffe aber, dass Sie mittlerweile vom Nutzen einer gesunden Ernährung überzeugt sind und dass Sie den Zusammenhang zwischen der Nahrung und dem Blutsäuregrad verstehen. Wie wir gesehen haben, ist ein möglichst neutraler Blutsäuregrad für die Krebsverhütung und Krebsheilung unbedingt erforderlich. Deshalb werde ich in diesem Kapitel den Zusammenhang zwischen der Nahrung und dem Blutsäuregrad an Hand der Befunde von Professor Dr. O. Warburg, Dr. H. Jung, Dr. J. Kuhl, Dr. P. G. Seeger, Dr. Issels, Dr. L. Wendt und Dr. J. Budwig eingehend erörtern.

Anschließend werde ich Ihnen eine Diätvorschrift vorlegen, die ich auch meinen Patienten verschreibe. Die Arbeiten der erwähnten Ärzte haben mich zur Entwicklung einer Therapie veranlasst, die ich mir als »meine Therapie« zu nennen erlaube: eine einmalige Therapie, obwohl ich nichts hinzugefügt habe. Sie basiert nämlich auf der Arbeit anderer und ich habe eigentlich nur die Stücke des Puzzles kombiniert. So entwickelte ich ein einzigartiges Programm, das seinen praktischen Wert schon überdeutlich bewiesen hat. Selbstverständlich ist das wichtigste Anliegen meiner Therapie die Wiederherstellung des Blutsäuregrades!

PROFESSOR DR. O. WARBURG
Professor Dr. O. Warburg arbeitete in den zwanziger Jahren als Zellbiologe in Berlin. Für seine Forschungen auf dem Gebiet der Krebsursachen, insbesondere wegen einer von ihm 1924 gemachten, wichtigen Entdeckung, wurde er zweimal mit dem Nobelpreis ausgezeichnet. Professor Warburg zeigte, dass Krebszellen ebenso wie neu entstandene, junge Gewebezellen ihren Zucker »ohne« Sauerstoff verbrennen. Beide Zellarten wandeln ihre Zucker durch Spaltung in Milchsäure um. Es gibt jedoch einen wesentlichen Unterschied zwischen der jungen Gewebezelle und der Krebszelle. Junge Gewebezellen können diesen Prozess durch die Sauerstoffzufuhr regulieren, Krebszellen jedoch nicht. Krebszellen vergären ihren Zucker unaufhaltsam,

ohne den Gärungsprozess je aufhalten zu können. Das war eine bahnbrechende Entdeckung! Die Kohlenhydrate in unserem Körper werden zu Glukose und über das Fruktosestadium zu Pyrotraubensäure abgebaut. Unter dem Einfluss von Sauerstoff werden die Kohlenhydrate in unseren Zellen verbrannt und es entsteht ein Energiestoff. Krebszellen haben für die Verbrennung von Zucker jedoch zu wenig Sauerstoff, da die Atmungsorgane, die Mitochondrien, von Toxinen blockiert sind. Die Zelle schaltet dann auf eine andere Weise der Energieversorgung um, nämlich auf den Gärungsprozess, dessen Ertrag jedoch wesentlich niedriger ist als der Ertrag des Verbrennungsprozesses. Der Gärungsprozess ist also eine Verbrennung »ohne« Sauerstoff!

Warburg fand heraus, dass die Zellen für die Energielieferung zwischen zwei Verbrennungsformen wählen können. Die Zelle wählt entweder die hochwertige Sauerstoffverbrennung, die Oxidation, oder aber die Verbrennung »ohne« Sauerstoff, die Glykolyse.

Ein Tumor ist also eine Zusammenballung von gärenden Krebszellen. Warburg folgerte aus dieser Tatsache, dass das Wachstum des Tumors durch Sauerstoffzufuhr gebremst werden könnte. Wie sich später herausstellte, stimmte diese Schlussfolgerung nicht. Trotzdem war es Warburg, der das Wesen der Krebszelle ergründete und auch den wissenschaftlichen Beweis für seine Thesen lieferte, was ihm, wie ich bereits erwähnte, den Nobelpreis einbrachte.

Ich gehe nur deshalb so ausführlich auf die 'Warburger Krebstheorie' ein, da die heutige Schulmedizin sie völlig ignoriert. Unsere jungen Medizinstudenten kennen kaum den Namen dieses Gelehrten. Das ist schlimm, denn Warburg ist einer der großen Wegweiser auf »dem Wege« zur Krebsgenesung. Natürlich bedurften seine Ansichten weiterer eingehender Forschungen. Dennoch gebührt ihm die Ehre, dafür die erforderlichen Grundlagen gestellt zu haben. Warburg hielt jedoch zu Unrecht an seiner Theorie fest, Krebszellen würden sich aus gesunden Körperzellen entwickeln, deren Verbrennung durch einen Sauerstoffmangel derart ernsthaft gestört sei, dass irreparabel gewordene Zellen durch einen Energiemangel zugrunde gehen und andere Zellen ihre Verbrennung ohne Sauerstoff kontinuieren und zu unheilbaren Krebszellen werden müssten. Später stellte sich die Unrichtigkeit dieser Theorie heraus. Professor P. G. Seeger wies nach, dass Krebszellen wiederherstellbar, reversibel sind. Darauf komme ich später zurück.

Im Augenblick sollten Sie festhalten, dass gewöhnliche Körperzellen sich zu Krebszellen entwickeln können und dass dieser Prozess eng mit der An- bzw. Abwesenheit von Sauerstoff zusammenhängt. Wie wir schon gelesen haben, sorgen die roten Blutkörperchen für die Sauerstoffzufuhr, **wenn sie dazu imstande sind.**

DR. H. JUNG

Dr. H. Jung war ein Zeitgenosse Dr. Warburgs und widmete sein Leben ebenfalls der Krebsforschung. Im großen und ganzen war er wie Warburg der Meinung, Krebs sei ein Sauerstoffproblem. Zugleich meint Jung jedoch, dass Krebs ein Problem der »Aufbaustoffe« der Zelle sei. Er behauptet, dass auch bei ausreichendem Sauerstoff eine mangelhafte Verbrennung möglich ist, solange keine ausreichende Anzahl von »Bausteinen« in die Zelle gelangt. Die Zelle fängt zu gären an, aber das ist nur die logische Folge eines Mangels an Sauerstoff und Verbrennungsstoffen.

In gewissem Sinne hat Jung natürlich Recht. Es ist sehr wichtig, den richtigen Ausgangspunkt für die Therapie zu wählen. Wäre Krebs nur ein Problem des Sauerstoffs, dann bräuchten wir uns um die Nahrung nicht zu kümmern und müssten wir uns in der Therapie auf die Sauerstoffzufuhr beim Patienten konzentrieren. Jung geht in seiner Theorie jedoch einen Schritt weiter und behauptet, es ginge nicht nur um den Sauerstoff, sondern auch um die »Aufbaustoffe«.

Jung betrachtet Krebs als eine Störung der Abbauprozesse von Zucker, jedoch nicht so wie bei Diabetikern. Bei Zuckerkranken wird der Zuckerabbau durch die Insulin produzierenden Zellen der Bauchspeicheldrüse gestört. Bei Krebs werden die Abbauprozesse von Zucker nach der Meinung von Jung durch eine Störung des Zuckerabbaus (Glukose-Fruktose-Pyrotraubensäure) in den Zellen selbst gestört.

Bildlich dargestellt: Warburg ist der Meinung, der Ofen würde nicht richtig brennen und zu schwelen anfangen, da ungenügend Sauerstoff vorhanden ist. Jung dagegen meint: »Es ist nicht nur zu wenig Sauerstoff da, man wirft auch zu große Brocken auf das Feuer«. Dadurch erlischt das Feuer allmählich, und es entsteht »Ruß«. Beide stellen sich also auf den Standpunkt, dass so etwas wie »Ruß« entstehe. Bleiben wir zunächst beim Beispiel des Ofens. Der Ruß ähnelt der Milchsäure in der Zelle. Wenn die Zeile ihre Nährstoffe nicht mehr verbrennen kann, dann entsteht Milchsäure. In großen Mengen ist diese Milchsäure giftig und verursacht das Wachstum des Tumors! Sie sollten sich dieser Ansichten zutiefst bewusst werden. Später werden Sie erfahren, dass diese Forschungen auf das engste mit der Nahrung zusammenhängen. Wenn der Zuckerabbauprozess in den Zellen gestört ist, dann werden Sie verstehen, dass Krebspatienten alle Arten von Zucker unbedingt meiden sollten. Das gilt ebenfalls, wenn auch in geringerem Maße, für die natürlichen Fruchtzucker, die in den Zellen in derselben Weise wie die denaturierten Zucker abgebaut werden. Wenn der Abbauprozess in der Zelle gestört ist, dann entsteht Milchsäure. Mit anderen Worten: durch den Gebrauch von Zucker und süßen Früchten schaffen wir die Bausteine für die Bildung dieser Milchsäure und fördern die Bildung unserer eigenen Tumore.

PROFESSOR P. G. SEEGER I
Die Forschungsarbeiten von Warburg und Jung vermittelten uns einen tieferen Einblick in das, was in einer Zelle geschieht. Dennoch waren ihre Theorien nicht lückenlos. Professor Paul Gerhard Seeger gebührt die Ehre, die Krebsfrage abgerundet zu haben.

Dieser eminente Forscher und Krebsspezialist hat tatsächlich beeindruckende Untersuchungen vorgenommen. Seeger konnte nicht nur die Theorien von Warburg und Jung zum größten Teil bestätigen, sondern auch beweisen, dass die Krebszelle reparabel ist, wie sie geheilt werden kann und was der Grund dafür ist. Warburg hatte behauptet, die Schädigung einer Krebszelle sei irreversibel und somit unheilbar. Seeger erbrachte jedoch den Beweis für die Heilbarkeit der Krebszellen. Für Menschen, die den Weg zur Gesundung gehen, eine besonders gute Nachricht.

Damit wir Seeger gut verstehen, sollten wir uns einmal eine Körperzelle ganz genau betrachten. Die Zellwand nennt man Membrane. Die Zellmembrane lässt bestimmte Stoffe durch, da sonst die Zelle dem Blut keine Nährstoffe entnehmen könnte. Stellen Sie sich die Zelle einmal als einen Nylonstrumpf vor. Wenn sich ein Eiweißteilchen nähert, dann öffnet sich der Nylonstrumpf. Die Zellwände haben eine negative elektrische Ladung, der Zellkern hingegen hat eine positive. Die Zelle hat ein elektrisches Potential von 90 Millivolt. Innerhalb der Zelle befinden sich Zellsalze wie Magnesium und Kalium. Außerhalb der Zellwand befindet sich Natrium. Die Zelle ist also eine winzige Batterie.

Weiterhin befinden sich in der Zelle organartige Bildungen des Zellplasmas, die Organellen wie zum Beispiel die Mitochondrien. Sie sind die Atmungsorgane und enthalten das Atmungsferment, die Zytochromoxydase. Seeger entdeckte, dass dieses Atmungsferment in der Krebszelle fehlt.

Deshalb kann keine Sauerstoffverbrennung stattfinden. Die Ursache dieses Fehlens liegt darin, dass das Blut durch vielerlei Toxine und durch andere Ursachen alkalisch geworden ist. Der Blutsäuregrad ist nicht mehr neutral. Dadurch erkranken die roten Blutkörperchen und infolge einer ungenügenden Sauerstoffzufuhr wird die Gewebezelle geschädigt. Die Zellwände werden durchlässig. Da die Mitochondrien jetzt aus der Zelle heraustreten können, verringert sich ihre Anzahl. Durch den Schwund der Atmungsorgane verringert sich auch die Zytochromoxydasenmenge und gerade diese sorgte ja für die Sauerstoffverbrennung. Durch die Störung der Permeabilität gelangt aus dem Blutserum Natrium in die Zelle, während Magnesium und Kalium die Zelle verlassen. Demzufolge sinkt das elektrische Potential bis zu 5 Millivolt ab. Die Desintegration der Zelle ist nun eine vollendete Tatsache, die Zelle hat sich zu einer Krebszelle entwickelt und ist »depolarisiert«.

Wie Warburg unterstreicht auch Seeger, dass Krebs ein Sauerstoffproblem ist. Warburg jedoch ist der Meinung, eine Krebszelle könne sich durch Sauerstoffmangel entwickeln. Seeger dagegen meint, es gäbe zwar einen Sauerstoffmangel, der rühre jedoch daher, dass die Zelle nicht fähig sei, den Sauerstoff zu nutzen, weil das Atmungsferment Zytochromoxydase fehle! Das war eine enorme Entdeckung Seegers.

Hätte Warburg recht und entstünden Krebszellen durch einen Sauerstoffmangel, wodurch sie nicht wiederhergestellt werden könnten, dann wären die Aussichten für Krebspatienten sehr düster. Dann wäre ihre Heilung tatsächlich völlig von Stahl und Strahl abhängig, also von einer Entfernung der geschädigten Zellen. Zu hoffen bliebe nur, dass nicht noch mehr Zellen erkrankten.

Seeger hat indessen wissenschaftlich belegt, weshalb Krebszellen an Sauerstoffmangel leiden. Nicht weil kein Sauerstoff vorhanden ist, sondern weil Krebszellen nicht die Fähigkeit besitzen, den Sauerstoff zu seinem eigentlichen Zweck, zur Verbrennung der Nährstoffe zu nutzen. Das heißt, wenn wir imstande wären, den Zellen diese Fähigkeit zurückzugeben, dann könnten sie auch wieder als gesunde Zellen funktionieren. Laut Seeger fehlt den Krebszellen der Sauerstoff, obwohl er vorhanden ist. Die Krebszelle kann den Sauerstoff einfach nicht verarbeiten, da sie blockiert ist! Ein Krebstumor ist eine Anhäufung blockierter Körperzellen. Die Blockierung gilt insbesondere für die Mitochondrien, die Atmungsorgane. Diese sind durch Toxine, die aus der Nahrung stammenden Giftstoffe blockiert. Diese chemischen Giftstoffe wie Teer, Benzoepyren, Insektiziden, Pestiziden, usw. entstehen durch einen falschen Abbau von Zucker (Jung).

Deshalb ist es nicht sinnvoll, einem Krebspatienten in diesem Zustand eine Diät und zusätzliche Nährstoffe zu verschreiben. Seinem Körper mangelt es an der Fähigkeit, diese Nährstoffe zu verarbeiten. Der Verbrennungsmechanismus funktioniert nicht. Nehmen wir wieder das Beispiel des Ofens. In einen schwelenden Ofen sollte man keine Kohlen werfen. Das kleine Feuer, das vielleicht noch brannte, wird bestimmt erlöschen. Zuerst müssen wir herausfinden, wieso der Ofen nicht brennt. Warum und wodurch ist der Ofen blockiert? Ist der Kasten voll mit Asche? Ist ausreichend Zug da, oder haben wir vergessen, den Schieber zu öffnen?

Wieso sind die Atmungsorgane der Zelle blockiert? Woher kommen die Giftstoffe, die Toxine, welche die Verbrennung verhindern? Hat eine Frau vielleicht jahrelang die Pille genommen und damit ihren Hormonhaushalt gestört? Nehmen wir Schlaftabletten, die die Atmungsorgane lähmen? Wie haben wir uns ernährt? Haben wir zuviel Alkohol getrunken? Konnten wir das Rauchen nicht einstellen? Auf all diese Fragen sollten Sie zunächst eine Antwort finden. Sie werden sich ernsthaft mit der Frage auseinandersetzen müssen, warum die zum Leben geschaffenen Zeilen aufhören zu atmen und auf den Gärungsprozess umschalten.

Weshalb sind die Mitochondrien blockiert? Dr. Seeger zeigte uns, wie man diese Blockierungen beheben kann. In diesem Zusammenhang seien jedoch auch Professor W. F. Koch, Dr. J. Kuhl, Dr. J. Issels, Dr. Budwig und andere erwähnt. Gemeinsam haben sie die Krebsfrage gelöst. So wurde Frau Budwig vor allem durch ihre Forschungen auf dem Gebiet der mehrfach ungesättigten Fette bekannt. Diese Fette sind sehr wichtig beim Aufbau der »undichten« Zellmembrane, die eine Veränderung des Zellpotentials verursachen. Frau Budwig sieht Krebs als ein »Fettproblem«. Sie hat mit ihrer Methode viele Hunderte von Krebspatienten geheilt. Ihre Arbeit werde ich noch eingehend beschreiben. Dr. Koch begriff wie kein anderer das Krebsproblem. Er richtete sich voll und ganz auf die Aufhebung der Blockierungen in den Mitochondrien. Er verfolgte also dieselbe Spur wie Seeger. Wenn man die Mitochondrien in der Zelle von ihren Toxinen befreit, kann der Oxidationsprozess den Prozess der Glykolyse wieder ersetzen, und die Zeile produziert nicht länger Milchsäure. Mit seiner Therapie konnte Dr. Koch bei 46 Prozent seiner Patienten eine Genesung herbeiführen! Dr. Kuhl zeigte, wie die infolge des Glykolyseprozesses entstandene toxische Menge der Milchsäure aus der Zeile herausgeführt werden muss. Er wurde durch seine »Milchsäuretherapie« bekannt.

Issels machte sich durch die systematische Entfernung der Infektionsherde bei seinen Patienten einen Namen. Er erreichte es, dass der Strom der Toxine in Richtung Zeile gestoppt wird. Beide griffen in den gestörten Verbrennungsprozess in der Zelle ein und erzielten hervorragende Erfolge. Es ist wie bei einem Ofen. Dr. Koch reinigte den Aschenkasten, Dr. Kuhl fegte den Schornstein, Dr. Seeger versorgte den Ofen mit Holzkohle, Dr. Budwig öffnete die Schornsteinklappe und Dr. Issels zündete das Feuer an. Gemeinsam brachten sie den Ofen wieder zum Brennen. Es ist also unser Bestreben, die Krebszelle wieder gesund zu machen. Wir werden in den nächsten Abschnitten darauf näher eingehen.

DR. J. KUHL

Wie gesagt, wurde Dr. Kuhl vor allem bekannt durch seine Kenntnisse hinsichtlich der Beeinflussung der Milchsäure in der Krebszelle. Wir wissen jetzt, dass eine Zelle, welche die Nahrung nicht verbrennen kann, auf Vergärung der Nahrung umschaltet, wodurch linksdrehende Milchsäure entsteht.

Kuhl ist der Meinung, die Ernährung sei der am stärksten beeinflussbare externe Faktor. Auf die Strahlung des Kernreaktors in Tschernobyl oder den sauren Regen können wir nicht einwirken. Die Ernährung ist jedoch Sache jedes Einzelnen. Deshalb haben die Nahrungsmittel, vor allem die Milchsäuregärungsprodukte wie Buttermilch, Kefir, Trinksauermilch, Dickmilch, Saft von roter Beete, Sauerkrautsaft, usw. einen solchen wichtigen Stellenwert bei Kuhl.

Wie Warburg, Jung und Seeger ist Kuhl der Ansicht, Tumorzellen produzierten in starkem Maße Milchsäure und in toxischen Mengen sei die Milchsäure der Krankheitserreger. Bösartige Tumore werden von giftigen Konzentrationen dieser Milchsäuren beherrscht. Im Vergleich zum normalen Gewebe produziert ein bösartiger Tumor aus Zucker mindestens siebzigmal mehr Milchsäure. Die Zuckerspaltung steht zur Zuckerverbrennung in einem Verhältnis von 12 zu 1. Von je zwölf Zuckermolekülen wird also immer nur ein Molekül verbrannt, der Rest wird gespaltet. Nährstoffe dieser Zucker sind besonders die denaturierten Kohlenhydrate wie Produkte aus weißem Mehl, Gebäck und Süßigkeiten.

Die Milchsäuregärung in der Zelle treffen wir nicht nur bei Krebs, sondern bei jeder chronischen Erkrankung an. Geschwulstbildung entsteht im Körper jedoch erst dann, wenn die Milchsäure eine giftige Konzentration im Gewebe erreicht hat. Aus diesem Grund meint Kuhl, dass alles, was zu einer giftigen Milchsäurekonzentration führen kann, an sich ein krebserregender Stoff sei. Tabak zum Beispiel führt zu einer Alkalisierung des Blutes. Alkalisches Blut wiederum führt zu einer Schädigung der Zellatmung, was eine stärkere Gärung im Gewebe verursacht. Wenn nun diese chronische Einwirkung der Tabakgifte den Giftgrad der Milchsäurenmenge in der Zelle erreicht, entsteht an Ort und Stelle eine Krebsgeschwulst.

Laut Kuhl ist Krebs eine Krankheit des ganzen Menschen. Dies geht aus folgendem hervor:

1. das Stoffwechselchaos, das nach einer Operation oder Bestrahlung meistens zur Metastasierung führt.
2. die zunehmende Milchsäuregärung.
3. die verringerte Fähigkeit des Blutes, Sauerstoff zu binden.
4. die sich ständig ändernde Zusammensetzung des Bluteiweißes.
5. die Anwesenheit von Zysten in den roten Blutkörperchen wenn die Krankheit manifest ist und deren Verschwinden bei einer Milchsäuretherapie.
6. das Auftreten typischer, auf Krebs hinweisender Zellveränderungen in den Körperorganen schon bevor es zu einer Geschwulstbildung kommt.
7 die Metastasierung einer bösartigen Geschwulst .
8. die Rückkehr der Krankheit trotz frühzeitiger Totaloperationen.
9. die Tatsache, dass trotz der Operation, Bestrahlung und optimaler medizinischer Betreuung 70-80 % aller Krebskranken sterben, deutet unübersehbar darauf hin, dass Krebs keine lokale Krankheit.

Kuhl meint, die Kombination einer gesunden Ernährung und Milchsäuregärungsprodukte verhindere das Wachstum der Tumore und verzögere ebenfalls das Altern. Wer ständig Milchsäuregärungsprodukte ißt, sorgt durch die Regulierung eines normalen Säuregrades dafür, dass im Körper die Zellatmung stets den Vorrang vor dem Gärungsprozess hat. Nahrung ohne Milchsäuregärungsprodukte verursacht Infektionskrankheiten, da keine Milchsäure vorhanden ist, die den Säuregrad regulieren kann. Wer regelmäßig Milchsäuregärungsprodukte sowie eine vitamin- und mineralienreiche Nahrung zu sich nimmt, wird von keiner Infektionskrankheit befallen werden, weil er immer seinen Säuregrad korrigiert und reguliert und dadurch sein Zellatmungssystem intakt hält. Saure Nahrung kann also die Alkalose des Bluts verhindern und stärkt die Abwehrkraft des Körpers. Tierversuche haben ergeben, daß sich durch saure Nahrung in den Geweben große Lymphozyten und Plasmazellen entwickeln.

Bei einer basischen Nahrung dagegen entstehen überall kleine Lymphozyten, die rasch zugrunde gehen. Auf Grund von Untersuchungen darf man annehmen, dass auch das lymphatische Gewebe die Regulierung des Gleichgewichts zwischen Säuren und Basen beeinflusst. Bei Azidität entwickeln sich viele große Lymphozyten, die in die Tumorzellen eindringen und sie vernichten. Deshalb kann das Geschwulstwachstum durch die Nahrung beeinflusst werden. Große Lymphozyten und Plasmazellen entstehen gerade durch saure Nahrung. Saure Nahrung hemmt also das Wachstum eines Tumors. Weiterhin ist Kuhl der Ansicht, dass jeder Krebsspezialist, der sich nicht um das für die Geschwulst verantwortliche Stoffwechselchaos kümmert, den Körper des Patienten nur noch mehr schädigt. Das fördert nicht die Heilung, sondern verschlimmert im Gegenteil die Krankheit. Das Stoffwechselchaos soll nach Kuhl unter anderem durch eine richtige Ernährung bekämpft und geheilt werden. Ein Stoffwechselchaos erkennt man nicht nur durch die Anwesenheit einer Geschwulst. Bei den meisten Krebspatienten gibt es auch folgende Symptome:

1. Eisenmangel
2. Blutarmut
3. erhöhter Blutdruck
4. eine unbefriedigende Funktion der Schilddrüse, der Nebennieren und der Nieren

5. Dysbakterie des Darms
6. Kalziummangel im Blut
7. erhöhter Blutzuckerspiegel
8. erhöhte Blutalkalität
9. veränderte Bluteiweiße,

Dieses Stoffwechselchaos muss behoben werden, damit es keinen Nährboden für die Entstehung und das Wachstum von Tumoren gibt. Die erste Bedingung zur Beseitigung des Stoffwechselchaos ist der Abtransport der angehäuften Milchsäure. In einem mit Säure überlastetem Körper, wie das bei Krebs der Fall ist, kann es keine normale Fermentwirkung geben. Nur fermentreiche Nahrung zu essen, hat bei Krebs keine therapeutischen Folgen, wohl aber ist dies der Fall, wenn der Blutsäuregrad durch potenzierte Milchsäure und Milchsäuregärungsprodukte normalisiert ist.

Kuhl verwendet daher isopathische Milchsäure: eine verdünnte Milchsäure, welche die Zellen dazu anregt, ihren Milchsäureüberschuss abzustoßen. Er begründet das mit der isopathischen Regel, dass wir ein Gift aus dem Körper entfernen können, indem wir es in verdünnter Form verabreichen. Die Nahrung, die Kuhl seinen Patienten verschreibt, setzt sich aus unbearbeiteten Nährstoffen zusammen und wird ergänzt durch Milchsäuregärungsprodukte wie Buttermilch, Sauerkrautsaft, Quark, Saft von roten Beeten, usw.

Die Milchsäuregärungsprodukte führen zu einer Gesundung der Darmflora, indem sie einen ausgewogenen Aufbau der im Darm lebenden Darmbakterien bewirken. Die Darmbakterien scheiden ebenfalls eine mit einem Eiweißmantel versehene verdünnte Milchsäure aus, die dank dieses Mantels die Blutsperre passieren kann. Die ganze Therapie Kuhls zielt darauf ab, die zu toxischen Mengen angehäufte Milchsäure zu entfernen und dadurch die Zellatmung wieder in Gang zu setzen. Die Normalisierung des Blutsäuregrades steht dabei an erster Stelle.

Professor Fischer, ein Zeitgenosse Kuhls, schreibt in seinem Buch »Krebsfragen", dass die meisten Krebspatienten sich vorwiegend zu alkalisch ernährten und nur wenig saure Nahrung zu sich nehmen würden. Dies trüge sehr zu einer Veränderung des Blutsäuregrads bei, und gerade dadurch ändere sich der Stoffwechsel. Deshalb führt Kuh die Krebsursache auf den langfristigen, den Blutsäuregrad ändernden Gebrauch alkalischer Nahrung ohne Vitalstoffe zurück, wodurch die Zellen und die Zellatmung so beeinträchtigt werden, dass sich die Zellatmung schließlich verringert. Die Gärung nimmt dann zu, was letzten Endes durch die Einwirkung chemischer Zellgifte die Entstehung giftiger Milchsäuremengen im Gewebe verursacht. An Körperstellen mit geringer Widerstandsfähigkeit entstehen dann Krebsgeschwülste.

Diese Ansicht steht in krassem Widerspruch zur Schulmedizin. Die Schulmedizin vertritt die Meinung, Krebs sei eine lokale Krankheit, die durch Stahl und Strahl geheilt werden könne. *Da man aber die Geschwulst als Endergebnis einer Stoffwechselstörung betrachten muss, ändert eine Operation des Tumors nichts an der Stoffwechselstörung, die für dieses Endergebnis verantwortlich ist. Der Körper wird ständig neue Geschwülste produzieren.*

Kuhl ist der Meinung, die Krebsfrage stehe in engem Zusammenhang mit der An- bzw. Abwesenheit von Milchsäuregärungsprodukten, mit den darin auf natürliche Weise gebildeten Milchsäuren als exogene Regulatoren des Säuregrades. Und dies gelte auch für alle anderen chronischen Krankheiten. Die Bezeichnung von Milchsäuren führt leicht zu Missverständnissen. Die gewöhnliche Bezeichnung D und L Milchsäure stützt sich auf die gegenüberliegende räumliche Lage der verschiedenen Atome im Milchsäuremolekül. In der üblichen Schreibweise des Moleküls steht bei der L Milchsäure die Atomgruppe -OH links, während diese Gruppe bei der D Milchsäure rechts steht. L und D sind Abkürzungen der lateinischen Worte laevus und dexter, was links beziehungsweise rechts bedeutet.

Durch die Milchsäure hindurch geschicktes, polarisiertes Licht dreht sich in seiner Polarisationsfläche. Die Asymmetrie des Moleküls verursacht diese Eigenschaft. Die Bezeichnung des Resultates dieser Drehung hat nichts mit den oben erwähnten Bezeichnungen D und L zu tun, die sich nur auf die räumliche Lage der Atomgruppen beziehen. Bei der L Milchsäure dreht sich die Fläche des polarisierten Lichts ein wenig nach rechts, bezeichnet als (+). Daher schreibt man auch L (+) Milchsäure. Ähnlich dreht sich die Polarisationsfläche der im Raum spiegelbildlich gebildeten D Milchsäure nach links, bezeichnet als (-). Diese wird also die D (-) Milchsäure. Verwirrung entstand dadurch, dass man zu Beginn unseres Jahrhunderts nur die Drehungen, aber noch nicht die molekulare Konfiguration feststellen konnte. Die Drehungen wurden nicht mit einem (+) für rechts und einem (-) für links bezeichnet, sondern mit einem klein geschriebenen d für rechts, und einem klein geschriebenen l für links. Die ursprüngliche d Milchsäure stimmt mit der heutigen Schreibweise L (+) Milchsäure überein und die l Milchsäure mit der heutigen D (-) Milchsäure. Leider begriffen einige Autoren diesen Zusammenhang nicht. Sie ersetzten die früher üblichen Buchstaben einfach durch Großbuchstaben, was natürlich eine völlige Umkehrung der Bedeutung und allgemein eine Verwirrung verursachte.

Fassen wir zusammen:
1. rechtsdrehende Milchsäure = Fleischmilchsäure = L (+) Milchsäure mit einer L (linken) Molekülkonfiguration. Diese Milchsäure kommt in Muskeln vor und wird von der Delbruckibakterie produziert.

2. linksdrehende Milchsäure = D (-) Milchsäure mit einer D (rechten) Molekülkonfiguration. Diese Milchsäure wird von der Leichmannibakterie produziert.

Zum Schluss möchte ich die Ansichten Dr. Kuhls in Bezug auf Bestrahlung erörtern. Kuhl ist ein entschiedener Gegner der Bestrahlung. Nachdrücklich vertritt er die Ansicht, die Strahlenbehandlung bei Krebspatienten sei keine Heilmethode. Sie bringe vielmehr den Patienten dem Tode ein Stück näher. Es ist nämlich unmöglich, nur Krebszellen zu treffen; auch viele gesunde Zellen werden durch die Strahlen getötet. Da der Verteidigungsgürtel, den der Körper um den Tumor herum gebildet hat, beschädigt wird, ist das Behandlungsresultat oft schlimmer als die Krankheit. Das Risiko der Aussaat ist riesengroß. Die Strahlung vernichtet das in der Zelle verwurzelte Zellatmungssystem, die Mitochondrien, die für die Verbrennung sorgen. Wie schädlich die Bestrahlung ist, bewies Kuhl folgendermaßen:

1. Dr. Ecker aus Münster stellte frische Schnittblumen in vier Meter Entfernung von einer Strahlungsquelle und ließ kurz eine geringe Menge an Röntgenstrahlung auf sie einwirken. Dafür benutzte er den Röntgenapparat eines Zahnarztes. Die Blumen verwelkten sehr schnell.

2. Professor Witte aus Göttingen schreibt in seinen Ratschlägen, dass sogar die kleinstmögliche Dosis Röntgenstrahlung, das Photon, schädlich sein

kann. Tierproben zeigten, dass etwa 90 Prozent des Schadens als Folge von Strahlung nicht als Krankheit erkannt wird, da die Lebensdauer des betroffenen Lebewesens verkürzt wurde. In einer Zusammenfassung seiner Ratschläge schreibt Witte, dass es keine wirkliche akzeptable Dosis für die Röntgenstrahlung gibt. Auch die kleinst vorstellbare Menge, nämlich ein einziges Photon (= 1 Lichtteilchen), hat derart viel Energie, dass es eine große Menge organische Moleküle und somit Bausteine des Lebens vernichten kann. Trifft das Röntgenlicht auf eine größere Anzahl von lebendigen Stoffen, dann treten bei einem bestimmten Anteil dieser Stoffe immer Schädigungen auf. Dieser Anteil nimmt pro Strahlungsdosis zu.

Ein Mensch kann Glück haben und sogar eine ziemlich starke Bestrahlung ohne merklichen Schaden überstehen. Er kann aber auch Pech haben und durch eine winzige Dosis Schaden erleiden. Ob jemand bei einer schweren Bestrahlung Schaden davonträgt, ist Zufall, ähnlich wie bei einem Trommelfeuer der Artillerie. Der allgemeine Zustand des Patienten spielt dabei auch eine Rolle. Es wird oft nicht erkannt, dass trotz des Verschwindens eines Tumors der Patient durch die Bestrahlung so geschädigt wird, dass er stirbt. Wenn bereits ein Photon Schaden verursachen kann, dann bedeutet die massive ionisierende Bestrahlung, die man bei der therapeutischen Behandlung von Krebspatienten verwendet, immerein gewisser Schädigungsfaktor. Wer sich bestrahlen lässt, geht also immer ein gewaltiges Gesundheitsrisiko ein.

3. Die Bestrahlung verursacht oft sehr vehemente und langwierige Nervenschmerzen oder schwer heilbare Geschwüre der Haut und Schleimhäute.

4. Nach Meinung von Professor Segal aus Berlin führt die durch die Röntgenstrahlung zugenommene Stoffwechselaktivität der Zellen zu einer Senkung des pH-Wertes. Außerdem verursacht sie den Bruch der H-Brücken im Eiweißmolekül. Dadurch werden die Falten im Trommelmodell der Polypeptidenketten (die Verbindungen der Aminosäuren) geöffnet, was zu einem unphysiologischen Auftreten einer nicht umkehrbaren Denaturierung der Eiweiße führt.

5. Die von Professor Dr. Ing. F. Todt durchgeführten elektrochemischen Untersuchungen zeigten, dass die Sauerstoffbindungsmöglichkeiten des

Bluts parallel zur Verringerung der Atmungsintensität der Krebszellen abnehmen. Dadurch wurde der Beweis erbracht, dass die Krebskrankheit den ganzen Körper angreift.

Kuhl ist also ein erklärter Gegner der Bestrahlung. Er sieht die Krebskrankheit als eine allgemeine Vergiftung an, verursacht durch einen Überschuss an Milchsäureproduktion. Seine Strategie liegt deshalb auf der Hand:

1. Die Ursachen des Sauerstoffmangels sowie die Ursachen der Zellschädigung müssen behoben werden.
2. Der Überschuss an Milchsäuren muss abtransportiert werden; der Körper braucht eine innere Reinigung.
3. Die Abwehrkräfte des Körpers müssen durch vollwertige Nahrung, ergänzt durch Milchsäuregärungsprodukte, gestärkt werden.

Kuhl ist nicht der einzige, der diese Ansichten vertritt. Wir treffen viele seiner Auffassungen auch bei anderen an.

Kurz zusammengefasst sagt Kuhl:

1. Milchsäure ist der Stoff für das Wachstum in der Natur.
2. Bei einem normalen Wachstum beherrscht die Oxidation die Gärung in der Zelle.
3. Eine normale Regeneration des Zellwachstums beendet immer die Glykolyse.
4. Hat die Zellatmung die Überhand, wird die überflüssige Milchsäure wegoxidiert.
5. Tumore sind Produkte einer erhöhten Einwirkung von Milchsäuren auf krankhafte Wachstumsprozesse in einer sauren Umgebung (alkalisches Blut, saures Gewebe), hierbei sind langfristig gesehen die Gärungsprozesse stärker als die Oxidationsprozesse.
6. Schädliche Giftstoffe verhindern permanent den Regenerationsabschluss, so dass die Atmung ausbleibt.
7. Die vermehrte, langfristig auf die Zellen einwirkende Milchsäure verursacht in einer sauren Umgebung ein hyperplastisches Gewebe.
8. Wenn die Milchsäure zu toxischen Mengen ansteigt, entwickelt sie sich zu einem Gift, das böse Tumore verursacht.

9. Die isopathische Methode zur Genesung von Tumoren besteht darin, dass kleine Milchsäuremengen den Säuregrad des Körpers normalisieren und die Wirkung normaler Hormon- und Fermentvorgänge sicherstellen.
10. Damit ist die Grundlage für eine normale Zellatmung geschaffen; die Zelloxidation kann wieder beginnen und die vorhandenen Giftstoffe können verbrannt werden.
11. Bei gesunden Menschen wird der Blutsäuregrad von der bei der Muskelarbeit freigesetzten Milchsäure reguliert; bei einem neutralen pH-Wert ist die Zellatmung optimal.
12. Bei langfristiger Veränderung des Blutsäuregrades infolge schlechter Nahrung und Stress kommt es zu einer Inaktivierung, Blockierung, Schädigung und Störung des Atmungsferments. Dann muss Milchsäure aus den Gärungsprodukten eingesetzt werden, damit die angehäufte und krankmachende Milchsäure abtransportiert und die Blutalkalose normalisiert wird. Auf diese Weise fließt die Milchsäure ins Blut und reguliert den Blutsäuregrad.

PROFESSOR DR. LOTHAR WENDT

Professor Dr. Wendt war Professor in Frankfurt. Er hat viele Bücher veröffentlicht. Zu seinen wichtigsten Werken gehören:

1. »Krankheiten verminderter Kapillarmembranpermeabilität«
2. »Die Eiweißspeicher Krankheiten«
3. »Eiweißfasten«.

Krebs steht in einem engen Zusammenhang mit einem schlechten Blutkreislauf, der eine Folge unserer westlichen Ernährungsweise und Überernährung ist. Es ist wichtig, den Standpunkt Dr. Wendts zu diesem Problem kennen zu lernen.

Die Gefahr einer eiweißreichen Nahrung

Im Gegensatz zu dem, was man früher immer angenommen hatte, bildet unser Körper nicht nur ein Fettdepot zur Lagerung der Energie, sondern auch ein Eiweißdepot zur Überbrückung eiweißknapper Zeiten. Professor Dr. L. Wendt gebührt die Ehre, die Entstehung dieses Eiweißdepots und dessen Folgen für die Gesundheit in allen Aspekten durchschaut zu haben. Es hat sich gezeigt, dass dieses Depot bei Menschen, die sich auf westliche Weise ernähren, leicht überfüllt wird, was der Gesundheit ernsthaft schadet. Bei einem Eiweißüberschuss gibt es drei Möglichkeiten, dieses Eiweiß im Körper abzulagern.

1. Der Eiweißüberschuss kann im Blut abgelagert werden.
Normalerweise enthält das Blut 35 bis 42 Volumprozente Eiweiß. Bei einem Eiweißüberschuss kann dies bis über 65 Volumprozente ansteigen, was die Viskosität sehr beeinträchtigt. Die Wahrscheinlichkeit einer Embolie nimmt zu. Ein Prozentsatz, der über 42 hinausgeht, sollte man als krankhaft betrachten.

2. Der Eiweißüberschuss kann in den Gefäßwänden abgelagert werden.
Die größere Eiweißmenge im Blut erhöht den Druck, dieses Eiweiß in den Gefäßwänden und den Kapillaren abzusetzen. Dadurch wird mehr Eiweiß in den Endo- und Epithelzellen (die EE-Zellen) der Blutgefäße und der Haargefäße abgelagert, was eine Verdickung der Wände dieser Membrane zur Folge hat. Für die Variabilität der Dicke ist das normale Eiweißdepot verantwortlich. Ein Teil der Nahrungseiweiße wird hier abgelagert; der Körper kann hieraus nach Bedarf schöpfen, um den Eiweißspiegel im Blut konstant zuhalten. Dies funktioniert gut, solange der Körper in ausreichendem Maße die Fähigkeit besitzt, diese Eiweiße abzubauen.

3. Der Eiweißüberschuss kann im Interzellularraum abgelagert werden.
Durch die erhöhte Eiweißkonzentration im Blut wird auch Eiweiß im Interzellularraum abgelagert. In diesem Raum werden die lebendigen Zellen durch Kollagen an ihren Ort gebunden. Der Interzellularraum bildet einen Rahmen für jedes Gewebe.

Welche Folgen hat nun ein übervolles Eiweißdepot? Steigt der Eiweißgehalt im Blut über 42 Volumprozente, dann wird das Blut dicker und nicht mehr so flüssig. Demzufolge wird es träger durch die Blutgefäße und Haargefäße strömen. Die Versorgung der Gewebezellen mit Nahrung und der Abtransport der Verbrennungsprodukte werden gehemmt. Das Risiko einer spontanen Thrombose (Blutgerinnsel) oder Embolie (Blutgefäßverstopfung) wird größer. Eine Ablagerung von Eiweiß an den Wänden unserer Blutgefäße verringert deren Durchlässigkeit, wodurch die Gewebe weniger Nährstoffe bekommen und weniger Abfallstoffe ins Blut abführen können. Die Zellfunktionen, welche die körperliche Gesundheit unmittelbar beeinflussen, werden sehr beeinträchtigt. Bei einem langfristigen Eiweißüberschuss in der Nahrung wächst die EE-Schicht. Im Laufe der Jahre kann diese Schicht allmählich immer dicker werden. Werte von 200 bis 400 Nanometer kommen sehr oft vor und mitunter gibt es Spitzenwerte bis zu 1100 Nanometer, bei denen sich Geschwülste bilden.

Eine gesunde Person mit einem Körpergewicht von etwa 75 Kilogramm hat ungefähr 6 Liter Blut. Ein variables Eiweißdepot hat etwa 300 Gramm Inhalt. Gibt es 65 Volumprozente Eiweiß im Blut, dann hat dieses Depot bis zu 900 Gramm zugenommen, wodurch eine akute Gefahr für eine Thrombose, eine Embolie oder ein Infarkt entsteht. Das interzelluläre Bindegewebe enthält Flüssigkeit, eine Kohlenhydrat-Eiweißverbindung und kollagenes Stützgewebe, um alles zusammenzuhalten. Sein normales Eiweißdepot beträgt etwa 3 Kilogramm, wobei eine Verdickung und Verdichtung des Gewebes von 5 bis 10 Mikron bis zu 20 Mikron auftritt. Höhere Werte ergeben krankhafte Risiken.

Die normale Eiweißdepotkapazität der Kapillarwände beträgt etwa ein Kilo, wobei die Dicke der Wände eine Variation von 60 Nanometer aufweisen kann. Das interzelluläre Bindegewebe setzt sich zu 95 Prozent aus Kollagen und nur zu 5 Prozent aus einer Eiweiß-Kohlenhydratverbindung zusammen. Eine Wandstärke über 140 Nanometer ist krankhaft und birgt gewisse Risiken in sich. Die Wandstärke kann bis zu 500 Nanometer zunehmen, örtliche Verdickungen sogar bis zu 2000 Nanometer. Dieses Depot kann also viele zusätzliche Kilogramm Eiweiß enthalten.

Das Gefährliche bei diesen überladenen Eiweißdepots ist, dass man die Folgen erst auf die Dauer spürt. Dann gibt es allerlei Störungen wie Arteriosklerose, Rheuma, Arthritis, hoher Blutdruck, Gefäßkrampf, Herzleiden, Vergesslichkeit, Schwerfälligkeit, Depressionen, Kopfschmerzen, Ohrensausen, Diabetes und schließlich Krebs. Die Eiweißanhäufungen verstopfen sozusagen das ganze Drainagesystem des Körpers. Sauerstoff und Nährstoffe können nicht zu den Zellen gelangen; der Abtransport von Abfallprodukten stockt. Durch die Verkleinerung der Poren und der basilären Membran entstehen höhere Widerstände, die für verschiedene Stoffe unterschiedlich sein können. Der Körper hält zum Beispiel Wasser im Gewebe fest oder transportiert ungenügend Insulin zu den Stellen, wo dieses gebraucht wird. Das verursacht spezifische Leiden wie Altersdiabetes. Ist der Transport der Urinsäure beschränkt, dann entsteht Gicht, als Folge einer Anhäufung dieser Säure im Gewebe. Das Blut kann die Urinsäure ungenügend abtransportieren, wodurch die Nieren es auch nicht ausscheiden können.

Auch der Cholesterintransport ist oft gestört. Das Cholesterin bleibt als Stauungsrest auf der dicken Eiweißschicht in den Kapillaren liegen und setzt sich eventuell fest. Das bremst den Blutstrom noch mehr und wird ein Ansteigen des Blutdrucks zur Folge haben. Daraus erklärt sich, warum die abendländische Lebensweise mit seiner übertriebenen Bewertung des Eiweißes, insbesondere der tierischen Eiweiße, solche bösen Folgen hat. Die Folgen sind Herzleiden, Gefäßkrankheiten, Arterienverkalkung, Gicht, Altersdiabetes, Schwangerschaftsvergiftung und eigentlich alles, was mit einer schlechten Nahrungsversorgung des Gewebes zusammenhängt, wobei man auch den Krebs dazurechnen muss. Denn ein guter Stoffwechsel der Zellen hängt auch davon ab, ob die nützlichen Stoffe aus dem Blut den Gewebezellen über die Basilärmembran zugeführt werden. Bei der Behandlung von Krebspatienten sollte man diesem Aspekt große Aufmerksamkeit schenken.

Die Saftkur, ein wesentlicher Bestandteil der Krebstherapie, kommt diesem Gedanken entgegen, obwohl man eigentlich eine Saftkur mit einer anderen Absicht anwendet. Damit ist aber noch nicht die zu große Eiweißschicht weggeschafft. Der Aufbau dieser all zu dicken EE-Schicht kann schon beim Abschluss des körperlichen Wachstums anfangen. In der vorangehenden Wachstumszeit benötigt der Körper das Eiweiß zum Wachsen. Was übrigbleibt, benutzt der Körper zur Energieversorgung. Ab einem Alter von 20 Jahren kann ein Eiweißüberschuss in der Nahrung die Depots überfüllen. Etwa zehn Jahre später treten die ersten Beschwerden auf. Die Verdickung der EE-Schichten vollzieht sich ganz langsam. Abweichungen von der normalen Dicke der EE-Schichten machen sich in der Zusammensetzung des Blutserums bemerkbar. Abmagerungsdiäten, vor allem solche auf einer Basis von viel Eiweiß und wenig Kohlenhydraten und Fetten, sind sehr gefährlich. Bei jeder Mahlzeit ist die Eiweißzufuhr zu groß. Das verursacht eine unvollständige Umsetzung des Eiweiß. Defekte Eiweiße sind die Folge. Sie vermehren die abzubauenden Eiweiße im Blut. Ist die Kapazität, das Eiweiß abzubauen, beschränkt, dann scheiden die EE-Zellen es in die Kapillarmembrane aus. Das ist der Anfang vieler Probleme.

Wie kann man dieser Situation vorbeugen?
Vorbeugen kann man den geschilderten Zuständen durch eine Nahrung, die arm an tierischen Eiweißen ist. Wie bei Kohlenhydraten und Fetten wird der Eiweißüberschuss abgelagert. Die Kohlenhydrate und Fette, die bei einem Überschuss Depots bilden, bedeuten jedoch bei weitem nicht eine solche Gefahr für die Gesundheit wie ein Eiweißüberschuss. Nicht die Kohlenhydrate und Fette, sondern die Eiweiße sollten einen schlechten Ruf haben. Die Fettablagerungen liegen im allgemeinen unter der Haut an Stellen, wo sie bald abgebaut werden können. Das ist mit Eiweißen nicht der Fall. Ob Eiweiße leicht abgebaut werden können, hängt vor allem davon ab, wie stark die Funktion zum Eiweißabbau bei einem Menschen ist. Bei 25 Prozent der Menschen ist diese Funktion sehr gut. Bei ihnen findet ein regelmäßiger Austausch von Eiweißen inner- und außerhalb der Zellen statt.

Bei 50 Prozent der Menschen ist diese Funktion jedoch schwach entwickelt. Das heißt, der Eiweißabbau ist meistens schwieriger als der Eiweißaufbau. Bei den übrigen Menschen funktioniert der Eiweißabbau sehr schlecht. Die Überbewertung tierischer Eiweiße in unserer Kultur und falsche Aufklärung haben dazu geführt, dass man angefangen hat, immer mehr Fleisch und Milcherzeugnisse zu essen. Diese Nahrungsstoffe enthalten eine höhere Eiweißkonzentration als die meisten pflanzlichen Nahrungsmittel. Da der menschliche Körper einen langen Darm hat, ist die Verdauung vorwiegend auf pflanzlicher Kost mit einer niedrigen Eiweißkonzentration ausgelegt. Raubtiere dagegen haben einen kurzen Darm und brauchen eine konzentriertere Nahrung. Pflanzliche Nahrung mit einer niedrigen Eiweißkonzentration hat in unserem langen Darm ausreichend Zeit, um verdaut zu werden, wodurch ein hoher Prozentsatz an Eiweiß aus dieser Nahrung aufgenommen werden kann und der Eiweißertrag groß ist. Bei gemischter Ernährung mit viel tierischem Eiweiß bleibt jedoch viel mehr Eiweiß im Darm zurück. Der Eiweißertrag ist niedriger. Deshalb können Vegetarier trotz einer niedrigen Eiweißzufuhr einen vollkommenen Eiweißausgleich haben. Der Vorteil hierbei ist, dass der Körper weniger mit Abbauprodukten der Eiweiße (Urinsäure) belastet ist und dass weniger Eiweißreste im Darm zurückbleiben. Auch die Eiweißdepots werden nicht so leicht überfüllt. Ein Überschuss, vor allem an tierischen Eiweißen, befindet sich im Darm und verfault bei einer Körpertemperatur von 37 Grad Celsius sehr rasch. Fleisch und Fisch fangen schon zu faulen an, wenn das Tier gerade erst getötet worden ist. Man hat diese Verfaulung legalisiert, indem man die gesetzlich zugelassenen Mengen der Fäulnisbakterien in diesen Produkten beschränkt hat. Es ist absolut notwendig, dass die Nahrung den Darm so schnell wie möglich passiert, damit die tierischen Eiweißreste durch den Stuhlgang so schnell wie möglich abtransportiert werden. Oft mögen Leute, die gerne Fleisch essen, überhaupt keine anderen Nahrungsmittel wie Obst und Gemüse.

Dadurch entsteht ein chronischer Mangel an unverdaulichen und daher die Darmtätigkeit anregenden Ballaststoffen, was die Darmträgheit fördert. Es dauert lange, ehe der Darm gefüllt ist und man einen Drang zur Defäkation verspürt. Dann liegen die Eiweißreste mitunter tagelang im Dickdarm. Die Fäulnisbakterien scheiden viele Giftstoffe (Indol, Phenol und Skatol) aus, die über den Darm ins Blut gelangen können und die Darmwand ernsthaft belasten. Hierdurch entstehen Darmbeschwerden, übelriechender Stuhl und letzten Endes Tumorbildungen. Es empfiehlt sich, eine Verdauungszeit von maximal 36 Stunden anzustreben.

Wie viel Eiweiß braucht der Körper?
Aus Untersuchungen ging hervor, dass ein Erwachsener täglich etwa 20 Gramm vollwertiges Eiweiß benötigt. Wenn für die Energieversorgung ausreichend Kohlenhydrate und Fette vorhanden sind, genügen dem Körper etwa 20 Gramm vollwertiges Eiweiß. Damit man sicher geht, dass der Körper diese Eiweißmenge auch wirklich aufnimmt, geht man heutzutage davon aus, dass die tägliche Nahrung 25 bis 40 Gramm Eiweiß enthalten müsse. Die Weltgesundheitsorganisation WHO empfiehlt einen Wert von 0,5 Gramm je Kilogramm Körpergewicht, bei einem Niedrigstwert von 0,35 Gramm pro Kilogramm. Je öfter man vegetarisch isst, desto mehr nähert man sich durch den besseren Eiweißertrag dem Niedrigstwert. Man muss jedoch damit rechnen, dass der Eiweißverbrauch des Körpers unter bestimmten Umständen höher als 20 Gramm pro Tag ist. Das kann bei starkem Stress der Fall sein oder während der Genesung von schweren Ver-

wundungen und Operationen. Bei vegetarischer Ernährung soll man die Tatsache beachten, dass ein bestimmter Nährstoff vielleicht nicht alle für den Aufbau von vollwertigem menschlichem Eiweiß benötigten Aminosäuren enthält. Deshalb müssen oft Nahrungsmittel miteinander kombiniert werden, damit in einer Mahlzeit alle notwendigen Aminosäuren vorhanden sind. Wenn die sich ergänzenden Aminosäuren innerhalb von drei Stunden gegessen werden, komplettieren sie sich gegenseitig.

In Zeiten mit einem niedrigen Lebensstandard, wie es ihn früher auch bei uns gab, war das Eiweißdepot beim Ausgleich von Unregelmäßigkeiten in der Eiweißzufuhr nötig und nützlich. Später stieg der Lebensstandard dermaßen, dass Eiweiße überbewertet wurden und in übergroßen Mengen in der Nahrung vorhanden waren.

Die normalen Eiweißreserven wurden nicht mehr genutzt, und die Eiweißdepots wurden zu voll. Es ist sinnvoll, sich einmal im Jahr eine Fastenzeit aufzuerlegen, während der Gebrauch von tierischem Eiweiß untersagt ist. Unsere überfüllten Eiweißdepots werden dann abgebaut. Aber bei vielen Menschen reicht ein solches Fasten nicht mehr aus, um die vollgestopften Depots zu leeren. Das ist nämlich gar nicht so einfach und kann überhaupt nicht schnell vollzogen werden. Das Eiweißfasten sollte man strengstens einhalten. Zur Verringerung der Dicke der EE-Schicht um 100 Nanometer muss ein Kilo Eiweiß abgebaut werden. Das ist der körperliche Eiweißverbrauch von mehr als 50 Tagen.

Aus diesen Erläuterungen Professor Dr. Wendts geht hervor, wie wichtig es ist, dass die Nährstoffe in die Gewebezellen gelangen. Ein Überschuss an tierischem Eiweiß hemmt die Transportfunktion, so dass die Gewebezelle trotz eines großen Nahrungsangebotes dennoch hungert. Man kann sagen, dass Krebs trotz oder gerade wegen unseres Wohlstandes eine Krankheit ist, bei der es im Körper an vitalen Stoffen mangelt! Die Zellen leiden Not, da wir uns mit Wohlstandsnahrung überfüttern.

SELS

...erapeut auf unserem Wege zur Gesundung von der Krebskrankheit ist Dr. Josef Issels. Issels legte seine Therapie in seinem Buch »Mehr Heilungen von Krebs«, (Helfer Verlag, Bad Homburg) dar. Issels wurde am 21. November 1907 in Mönchengladbach geboren. Im Jahre 1932 absolvierte er sein Medizinstudium, 1933 promovierte er mit einer Arbeit über Leukämie. Einige Jahre lang war er als Internist in einem großen deutschen Krankenhaus tätig, 1948 ließ er sich als Krebsspezialist nieder und im Jahre 1951 eröffnete er seine Ringbergklinik in Rottach Egern. Durch viele Veröffentlichungen im In- und Ausland ist er weltweit bekannt.

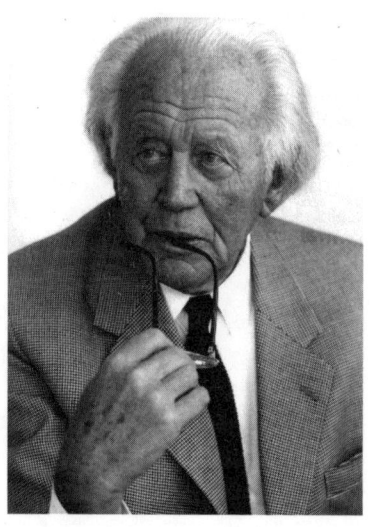

Im Gegensatz zur vorherrschenden Meinung, Krebs sei eine lokale Krankheit, war Dr. Issels der Ansicht, Krebs sei eine Krankheit des ganzen Körpers. Issels betrachtet den Menschen als eine Dreieinheit von Geist, Seele und Körper. Die Geisteshaltung steht seiner Meinung nach über der Psyche und dem Körper und bestimmt die psychischen und körperlichen Leiden. An sich ist die ärztliche Beschäftigung sehr primitiv. Man schneidet etwas heraus, man versucht etwas psychosomatisch zu lösen, aber es ist deutlich, dass man nicht zu allem imstande ist. Der Arzt kann einen Tumor zwar beseitigen, aber er kann selten für eine vollkommene Heilung sorgen. Die größte Heilung ist die seelische Heilung, wofür Jesus Christus die Kraft hat. Er ist ein Heller der Seele.

Etwas von dieser heilenden Kraft verspürte Issels auch bei sich selbst. Er sagt: »Viele meiner Erfolge beziehe ich auf die Tatsache, dass ich das Vertrauen meiner Patienten gewinnen kann und sie so zu beeinflussen vermag, dass sie felsenfest an ihre Heilung glauben. Jeder Arzt hat das. Ein Schulmediziner dagegen hat es nicht. Ein Arzt ist ein Künstler. Ein theoretisch gut geschulter Mediziner, der diese Kraft nicht besitzt, ist kein Arzt, sondern eben ein Schulmediziner.«

Im Jahre 1987 sagte Issels in einem Interview hinsichtlich der Entstehung des Krebses: »Stellen Sie sich die Umstände vor fünfzig, sechzig Jahren, als ich noch jung war, vor. Die Ferien verlebte ich auf dem Land. Ich half beim Mähen und beim Düngen, es gab Bienenstöcke, wir liefen Rollschuh. Das war eine herrliche Zeit. Wir lebten gesund und schlicht. Einmal in der Woche schlachtete man ein Huhn, das war alles. Man backte das Roggenbrot noch daheim. Das änderte sich jedoch im Laufe der Jahre. Das Brot kam eines Tages aus einer Bäckerei. Man schaffte die Hübner ab. Wenn ich heute um mich schaue... Die Eier kommen aus einer Fabrik, in der sich die Hühner kaum bewegen können, weil sie geschwollene Pfoten haben, der vom Knochenkrebs herrührt. Und wir essen die Eier dieser Hühner! Das ist doch glatter Wahnsinn! Die Erde ist total verdorben. Ein Apfel duftet nicht mehr. Eine Karotte enthält keine Nahrungsstoffe mehr. In der Muttermilch ist DDT. Das ist erschütternd.« Obwohl er diese düsteren Gedanken hegt, rettete Issels mehr als irgend ein anderer vielen Krebspatienten das Leben. Seine Methode stützt sich auf zwei wichtige Grundlagen: erstens auf die Nahrung und zweitens auf die Entfernung allerlei Infektionsherde, die sich im Körper befinden, wie zum Beispiel entzündete Wurzeln der Backenzähne, chronisch kranke Mandeln, ein kranker Blinddarm, im Blut befindliche Reste von Toxikosen und erbliche Belastungen.

In bezug auf die Nahrung schloss er sich Kuhl, Wendt und Seeger an. Wenig Zucker und Kohlenhydrate, vollwertige Fette in Form von ungesättigten Fetten wie Leinöl und Safloröl, viel Rohkost. Issels stellte zwölf Gebote auf, die wir bei der Zusammenstellung unserer täglichen Mahlzeiten beachten müssen.

1. Die Nahrung soll **vollwertig** sein, reich an rechtsdrehender Milchsäure.
2. Kochen Sie nicht, was Sie roh essen können.
3. Essen Sie nicht zuviel, das schadet immer.
4. Beachten Sie den Tagesrhythmus des Stoffwechsels.
5. Nehmen Sie möglichst sechs kleine, statt drei großer Mahlzeiten zu sich.
6. Essen Sie Nahrung ohne Giftstoffe.
7. Essen Sie Nahrung, die vollwertige Eiweiße enthält.
8. Essen Sie Nahrung, die vollwertige Fette enthält.
9. Essen Sie Nahrung, die vollwertige Kohlenhydrate enthält.
10. Beachten Sie das Gleichgewicht zwischen Säuren und Basen.

11. Beachten Sie ebenfalls das Gleichgewicht der Mineralien.
12. Trinken Sie genügend zwischen den Mahlzeiten.

Diese zwölf Punkte sind im Ernährungsschema am Schluss dieses Kapitels aufgenommen. Hier werde ich sie einzeln besprechen.

1. Die Nahrung soll vollwertig sein
Issels meinte eine komplette, völlig unveränderte Nahrung, wenn er vollwertige Nahrung sagte. Die meisten Nahrungsmittel werden in der Fabrik bearbeitet Es werden Nährstoffe entfernt und Geschmacks- und Farbstoffe hinzugefügt. Professor W. Kollath, ein alter Sachkundiger auf dem Gebiet der Nahrung, machte einen Unterschied zwischen Nahrungs- und Lebensmitteln. Nahrungsmittel werden von der Nahrungsmittelindustrie hergestellt. Diese sollten wir möglichst meiden. Lebensmittel sind unbearbeitete vollwertige Baustoffe. Der Körper braucht sie, um richtig funktionieren zu können. Das meinte Issels, wenn er von vollwertiger Nahrung sprach. Er fügte hinzu, die Nahrung soll reich an rechtsdrehender Milchsäure sein. In dieser Hinsicht war er mit Dr. Kuhl einer Meinung, dessen Ansichten ich bereits erläutert habe.

2. Kochen Sie nicht, was Sie roh essen können
Issels gründet diesen Gedanken auf die Philosophie des schweizerischen Naturheilkundigen Bircher-Benner, der den Wert der Rohkostnahrung aufzeigte und sich entschieden gegen das Kochen der Nahrung wendet. Indem wir die Nahrung kochen, vernichten wir die meisten Fermente. Die Nahrung verliert auch energetischen Wert.

Man darf Gemüse und Obst fast uneingeschränkt essen. Die modernen Küchenmaschinen erleichtern eine geschmackvolle Zubereitung vieler Gemüsearten. Man soll aber das Gemüse immer erst kurz vor der Mahlzeit zubereiten, da der Sauerstoff nach der Zerkleinerung sonst freies Spiel hat. Schälen Sie einmal einen Apfel oder eine Birne. Innerhalb von wenigen Minuten wird der Apfel oder die Birne durch die Einwirkung des Sauerstoffs braun werden. Das gilt auch für die Fruchtsäfte. Wenn Sie Früchte auspressen, sollten sie den Saft sofort trinken, da sonst viele Nährstoffe verloren gehen. Es gibt für den Patienten aber auch Gemüsearten, die man besser kocht. Ich kann gut verstehen, dass es nicht leicht ist, von einem auf den anderen Tag auf eine völlige Rohkostdiät umzuschalten. Deshalb rate ich meinen Patienten, viel Rohkost zu essen und ab und zu ein wenig gekochtes Gemüse. Das gibt bei der Diät Mut. Eines möchte ich hier noch erwähnen. Sauerkraut ist ein wichtiges Nahrungsmittel für den Krebspatienten. Man darf das Sauerkraut jedoch nicht kochen! Kochen Sie die Kartoffeln, machen Sie Kartoffelbrei daraus und mischen Sie dann das rohe Sauerkraut darunter. Diese Mischung darf ein wenig erwärmt werden. Auf diese Weise bleiben die Milchsäuren im Sauerkraut erhalten. Man kauft Sauerkraut am besten im Reformhaus.

3. Überernährung schadet immer
Es ist klar, dass Überernährung immer schädlich ist. Professor Dr. Wendt hat das schon erläutert. Dies gilt besonders für tierische Eiweiße. Wir sollten bedenken, dass unsere Nahrung verdaut werden muss. Die Verdauung findet mit Hilfe der Verdauungssäfte statt.

Die Menge der Verdauungssäfte bleibt die gleiche, egal wie viel oder wie wenig wir essen. Ist der Magen überfüllt, dann kann er die Nahrung nicht genügend verdauen. Der Körper zieht dann keinen Nutzen aus der Nahrung. Die Nahrung soll in Energie umgesetzt werden, das ist doch der Zweck der Nahrung. Darum ist es sehr wichtig, dass die Nahrung gut gekaut, gut verdaut und gut in die Blutbahn aufgenommen wird. Erst dann kann die Nahrung den Zellen zugeführt werden. Überernährung schadet dem Abbauprozess, zu viel Nahrung verlässt den Körper »unverdaut«.

4. Wir sollten den Tagesrhythmus des Stoffwechsels beachten
Die Abfallstoffe der Nahrung sollen rechtzeitig ausgeschieden werden. Bei vielen Menschen ist das leider nicht der Fall. Der Darm funktioniert vor allem bei Krebspatienten oft sehr schlecht. Die Störung der Darmfunktion kann vielerlei Ursachen haben. Der Gebrauch von Medikamenten ist für den Darm sehr von Übel, vor allem der Gebrauch von Beruhigungsmitteln, die die Nerven betäuben und die Darmmuskeln lähmen, wodurch eine Darmträgheit entsteht. Auch falsche Nahrung hat einen schlechten Einfluss auf den Darm. Eine gute Gesundheit hängt vom gesunden Funktionieren des Darmes ab. Wir sollten diesem Umstand viel Aufmerksamkeit widmen. Wenn der Darm stark verschmutzt ist, sollten wir klistieren, wie ich es bereits beschrieben habe. Auch können wir eine Saftkur durchführen, das

heißt, einige Tage nicht essen, sondern nur Säfte trinken. Dann soll auch die Nahrung kontrolliert werden. Man sollte keine Weißmehlprodukte wie Reis, Weißbrot, Kuchen oder Gebäck essen.

Rohes Sauerkraut ist ein ausgezeichnetes Heilmittel für den Darm, »Eden« Sauerkraut zum Beispiel, das im Reformgeschäft erhältlich ist. Dieses Sauerkraut enthält Milchsäuregärungsbakterien, die die Darmflora wiederherstellen. Wenn der Darm nicht richtig funktioniert, sollten wir vor allem milchsaure Gemüsesäfte wie z. B. Yoghurt, Quark, Dickmilch oder Trinksauermilch trinken, statt milchsaurer Eiweißprodukte. Auch Sauerkraut, Sauerkrautsaft, Saft von roten Beeten und Karottensaft eignen sich in einem solchen Fall sehr.

5. Sechs kleine Mahlzeiten sind besser als drei große Mahlzeiten
Dr. Issels meinte, es sei besser jedes Mal kleine Portionen zu essen, damit der Körper die Nahrung gut verdauen und der Darm richtig funktionieren kann. Dann werden zur Verdauung der Nahrung auch immer ausreichend Verdauungssäfte freigesetzt. Wir erreichen auf diese Weise eine optimale Verdauung und Nahrungsaufnahme. Wenn wir es gewohnt sind, um zwölf vier Scheiben Brot zu essen, sollten wir stattdessen um zwölf nur die Hälfte essen und die anderen zwei Scheiben etwa zwei Stunden später. Wir sollten regelmäßig geringe Mengen essen. Dadurch entlasten wir die Organe. Außerdem bringt uns die Nahrungsaufnahme auf diese Weise einen größeren Nutzen.

6. Unsere Nahrung darf keine Giftstoffe enthalten
Dies zu verwirklichen, ist nicht einfach. Unsere Nahrung enthält Stoffe, die gesundheitsschädlich sind. Man baut Kartoffeln und Gemüse auf Äckern an, die mit Kunstdünger bearbeitet sind. Die natürliche Bodenstruktur verschwindet durch den Gebrauch von Kunstdünger. Die Äcker werden arm an Mineralien wie Magnesium, Kalzium, Selen, Eisen usw. Es braucht uns daher nicht zu wundern, dass viele Erwachsene und auch Kinder einen Mangel an diesen Mineralien haben. Dieser Mangel verursacht Herz- und Kreislaufkrankheiten, Anämie und auch Krebs.

In vielen Städten gibt es in den Reformgeschäften Kartoffeln die biologisch angebaut sind, gut schmecken und keine Giftstoffe enthalten. Hersteller haben heute die Pflicht, auf der Verpackung die dem Produkt hinzugefügten Stoffe aufzuführen. Wenn Sie etwas kaufen, sollten Sie schon im Geschäft das Etikett beachten. Sie werden dann oft erschrecken! Ein Krebspatient muss **unbedingt** saubere, giftfreie Nahrung essen. Das gilt auch für Obst. Man soll Obst immer tüchtig waschen, bevor man es schält und isst. Waschen Sie sich die Hände, nachdem Sie Obst zubereitet haben. Das gilt auch für künstlich gefärbte Orangen und Mandarinen. Beim Auspressen haften die Farbstoffe an den Händen und geraten auf diese Weise in den Körper.

7. Essen Sie Nahrung, die vollwertige Eiweiße enthält
Sie finden vollwertige pflanzliche Eiweiße in vielen Gemüsearten. Quark enthält zwar ebenfalls leicht verdauliche Eiweiße, die vom Körper gut aufgenommen werden, es sind jedoch tierische Eiweiße. Käse dagegen enthält »schwer« verdauliche, nicht-vollwertige Eiweiße, die dem Patienten bei seiner Gesundung schaden. Krebspatienten dürfen keinen Käse, nicht einmal Moermankäse, essen. Dasselbe gilt für Fleisch. Schweine- und Rindfleisch sind dem Krebspatienten verboten. Auch von Geflügel wird ihnen in der Krebstherapie abgeraten. Nur pflanzliche Eiweiße, eventuell ergänzt durch Quark und saure Milchprodukte, sind erlaubt.

8. Essen Sie Nahrung, die vollwertige Fette enthält
Ich werde auf dieses Thema näher eingehen, wenn ich die Theorie von Dr. Budwig erörtern werde. Fette sind sehr wichtig, vor allem beim Aufbau der Zellmembrane, der Zellwände. Die Zellwände sind vielen schädlichen Stoffwechseleinflüssen ausgesetzt, wodurch sie undicht werden können. Die Zellwände müssen durch die Zufuhr gesunder Fette unbedingt intakt gehalten werden.
  Alle nichtpflanzlichen Margarinearten sind verboten. Pflanzliche Margarine enthält einen hohen Prozentsatz an pflanzlicher, unerhitztem Linol- und Linolsäure. Wir müssen Speisefette meiden und die durch Erhitzung schädlich gewordene Öle. Leinöl ist das beste Öl und enthält zu 78 Prozent Linol und Linolsäure. Man kann Gemüse und Salat Leinöl beimischen. Auch kann Leinöl Soßen ersetzen. Erhitzte Fette kommen auch in Kuchen und Mehlspeisen vor. Patienten dürfen sie nicht essen.

9. Essen Sie Nahrung, die vollwertige Kohlenhydrate enthält.
Viele Menschen benutzen heutzutage **denaturierte** Kohlenhydrate: aus Weißmehl hergestellte Produkte. Man raubt dem Getreide seine wichtigsten Vitalstoffe und macht dann Brot und Gebäck daraus. Auf diese Weise entsteht ein minderwertiges Produkt, das zwar gut schmeckt, aber gesundheitsschädlich ist. Kuchen, Torten und Pommes-Frites sind beispielsweise solche Produkte. Die aus Kartoffeln gemachten Pommes frites enthalten sehr viel Kohlenhydrate. Man brät sie in billigem Speiseöl. Bereits eine Portion Pommes frites schadet eindeutig der Gesundheit.

Vollwertige Kohlenhydrate sind natürliche Getreidesorten, die auf einem unbespritzten Acker angebaut worden sind und im Reformgeschäft verkauft werden. Zu diesen Getreidesorten gehören Roggen, Hafer, Weizen, Buchweizen und Hirse. Wenn man diese Getreidesorten mahlt, aufweicht und BioGarde Joghurt und Obst beimischt, hat man einen Leckerbissen, der für den Körper einen besonderen Aufbauwert hat. Getreide enthält viele Vitamine und Enzyme, Mineralien und Füllstoffe, die den Stuhlgang regeln.

10. Beachten Sie das Gleichgewicht zwischen Säuren und Basen
Das ist sehr wichtig. Es gibt einen direkten Zusammenhang zwischen dem Gleichgewicht der Säuren und Basen einerseits und dem Blutsäuregrad andererseits. Ich habe oben schon erläutert, dass der Blutsäuregrad möglichst neutral sein sollte, da Krebs nur in einer alkalischen Umgebung entstehen kann. Wir sollten dafür sorgen, dass die Zusammensetzung unserer Nahrung gewährleistet ist und dass das Blut möglichst neutral bleibt. Jedes Nahrungsmittel enthält eine bestimmte Menge an Säuren und Basen. Das Verhältnis zwischen diesen beiden schwankt. Einige Nahrungsmittel enthalten überwiegend Säuren, manche mehr Basen.

Unsere Nahrung sollte zu 80 Prozent basisch und zu 20 Prozent sauer sein. Kartoffeln, Gemüse und Obst sind überwiegend basisch. Achtzig Prozent unserer Nahrung soll sich also aus diesen Lebensmitteln zusammensetzen. Wir müssen jedoch beachten, dass sich Gemüse beim Kochen zu säurebildender Nahrung umwandelt. Deshalb bildet nur ungekochtes Gemüse Basen! Fleisch bildet Säuren und so verhalten sich auch alle Produkte, in denen Fleisch verarbeitet ist. Das gilt ebenfalls für Rosenkohl, Erbsen und Bohnen. All dasjenige, was sauer schmeckt, braucht jedoch nicht automatisch auch Säuren zu bilden. Zitronen schmecken sauer, bilden aber in hohem Maße Basen. Eier bilden Säuren, Milch dagegen bildet Basen. Da es etwas schwierig ist, dies alles zu behalten, rate ich Ihnen, die Tabelle von Dr. Ragnar Berg zu Rate zu ziehen.

11. Beachten Sie das Gleichgewicht der Mineralien
Durch Überdüngung und unnatürliche Düngung der Acker enthält unsere Nahrung zu wenig Mineralien. Stoffe wie Kalzium, Magnesium und Selen sind jedoch unentbehrlich für den Körper. Ohne diese Mineralien können wir nicht leben. Selen hat eine schützende Wirkung gegen Brustkrebs. Magnesium ist gesundheitsfördernd bei Herz- und Kreislaufkrankheiten. Kalzium fördert die Knochenbildung und Eisen reguliert das Sauerstoffverhältnis im Blut. Ich empfehle besonders Krebspatienten, diese Mineralien als Nahrungsergänzung in Form von Tabletten täglich einzunehmen. Der Körper nimmt diese unentbehrlichen Mineralien in Orotatform am besten auf.

12. Zwischen den Mahlzeiten soll man viel trinken.
Stoffwechselreste müssen abgeführt werden. Wenn wir nicht genug trinken, bleiben zu viele Abfallstoffe im Gewebe zurück. Krebspatienten müssen auf die Ausscheidung dieser Abfallstoffe achten. Die das Blut reinigenden Nieren müssen richtig funktionieren. Man hilft den Nieren bei ihrer Arbeit, indem man ausreichend Flüssigkeit zu sich nimmt. Gutschmeckende Kräutertees gibt es in vielen Sorten. Quellwasser darf man ebenfalls trinken. Die Qualität des Leitungswassers dagegen ist oft schlecht; wir sollten es nicht trinken. Ich traue auch nicht den unnatürlichen, industriell hergestellten Säften. Saft von roten Beeten ist ein sehr gesundes Getränk für Krebspatienten, da es Anthozyan enthält. Anthozyan bindet Sauerstoff, was für sauerstoffarme Patienten sehr wichtig ist.

Karottensaft ist ein Medikament, das Provitamin A enthält. Lungenkrebspatienten sollten täglich einen halben Liter Karottensaft trinken. Der Krebsspezialist Dr. Nieper aus Hannover verabreichte seinen Patienten Karottensaft, der zur besseren Aufnahme durch den Körper mit Schlagsahne vermischt wird. Viele natürliche Säfte dürfen täglich getrunken werden. Trinken Sie abwechselnd Karottensaft, Saft von roten Beeten usw.

Übersichttabelle Ragner Berg

Name	Eiweiss	Fett	Stärke	Wasser	Basen	Säuren	+ Basen	Cal.
Fettdurchwachsenes Rindfleisch	20	7	0	72	13	36	− 23	140
Goldbarsch	16	—	—	82	16	36	− 20	70
Blut	18	—	—	81	—	—	+ 5	87
100 Gram Ei (gepellt)	13	12	1	74	17	39	− 22	166
Milch	3	3	5	87	13	11	+ 2	61
Magermilch	3	1	5	90	14	10	+ 4	41
Sahne	4	22	4	68	11	8	+ 3	237
Buttermilch	3	1	4	90	14	12	+ 2	42
Butter	1	80	1	15	16	20	− 4	741
Pflanzliche Butter	1	84	6	9	21	28	− 7	782
Pflanzliches Fett	—	98	—	—	1	12	− 11	854
Fetter Käse	28	27	2	34	204	222	− 18	419
Magerkäse	35	5	—	55	116	118	− 2	219
*Volkornmehl	9	1	69	13	7	10	− 3	325
*Weizenmehl	1	—	87	7	3	11	− 8	353
*Haferflocken	11	4	63	10	23	33	− 10	341
*Roter Reis	5	1	71	13	50	68	− 18	318
*Polierter Reis	6	—	75	13	5	8	− 3	330
*Vollkornbrot	6	1	44	41	19	25	− 6	208
*Weißbrot (Milch)	6	—	57	34	16	27	− 11	253
Kartoffeln	2	—	18	76	18	10	+ 8	85
Sellerieknollen	1	—	10	84	22	11	+11	47
Karotten	1	—	9	86	16	6	+10	41
Rote Beete	1	—	7	88	16	4	+12	34
Kohlrabi	1	—	6	90	21	11	+10	29
Rettich	1	—	7	87	61	22	+39	36
Schwarzwurzeln	1	—	12	80	15	13	+ 2	56
Blumenkohl	3	—	5	91	12	9	+ 3	31
Wirsing	2	—	5	92	22	14	+ 8	29
Rosenkohl	5	—	6	85	16	26	− 10	40
Endivie	1	—	2	94	22	8	+14	16
Kopfsalat	1	—	2	94	21	7	+14	17
Spinat	4	—	4	89	40	26	+14	37
Spargel	2	—	3	94	9	7	+ 2	20
Tomaten	1	—	4	93	21	7	+14	22
Gurken	1	—	2	95	70	39	+13	15
Zwiebeln	1	—	3	90	11	8	+ 3	21
Brechbohnen	3	—	7	84	17	7	+10	38
Schnittbohnen	3	—	7	84	17	7	+10	38
Bohnen	25	2	48	14	46	50	− 4	311
Erbsen	23	2	53	14	36	40	− 4	323
Äpfel	—	—	12	64	3	2	+ 1	53
Birnen	—	—	12	80	6	3	+ 3	50
Pflaumen	1	—	13	77	8	4	+ 4	59
Kirschen	1	—	11	74	8	4	+ 4	54
Erdbeeren	1	—	9	85	7	5	+ 2	43
Getrocknete Feigen	4	—	57	29	42	14	+28	247
Johannisbeeren	1	—	8	81	9	2	+ 7	42
Trauben	1	—	17	79	16	9	+ 7	72
Rosinen	2	—	63	25	36	21	+15	259
Orangen	1	—	9	47	12	3	+ 9	49
Zitronen	—	—	6	51	13	3	+10	25
Bananen	1	—	12	50	11	6	+ 5	53
Walnüsse	16	57	7	3	24	24	0	645
Kokosnüsse	6	60	11	6	27	23	+ 4	633
Mandeln	8	27	6	3	33	34	− 1	318
Kastanien	4	3	28	40	21	9	+12	158
Champignons	3	—	3	90	9	8	+ 1	29
Eierpilze	2	—	3	91	11	6	+ 5	24
Sojabohnen	8	—	2	72	288	250	+38	45
Rohrzucker	—	—	95	3	19	5	+14	380
Raffinierter Zucker	—	—	99	1	—	—	—	398
Kakao	9	27	33	6	64	69	− 5	423
Schokolade	2	20	59	2	16	24	− 8	432
Teeblätter	—	—	11	9	95	41	+54	—
Kaffeebohnen	—	—	18	2	27	21	+ 6	—
Bier	1	—	6	89	4	5	− 1	56
Wein	—	—	8	90	3	2	+ 1	65

Eine nähere Untersuchung von Prof. Kollath ergab, dass die mit einem * versehenen Produkte Basen bilden.

DR. SPENGLER

Die zweite Grundlage der Therapie von Dr. Issels ist die Beseitigung allerlei körperlicher Infektionsherde wie z. B. entzündete Backenzähne, chronisch entzündete Mandeln und der Blinddarm. Zur Lokalisierung dieser Infektionsherde benutzt er die Methode des Schweizers Dr. Carl Spengler. Dr. Spengler wurde 1860 in Davos geboren. Sein Vater war der berühmte Dr. Alexander Spengler, der Begründer des Lungensanatoriums in Davos.

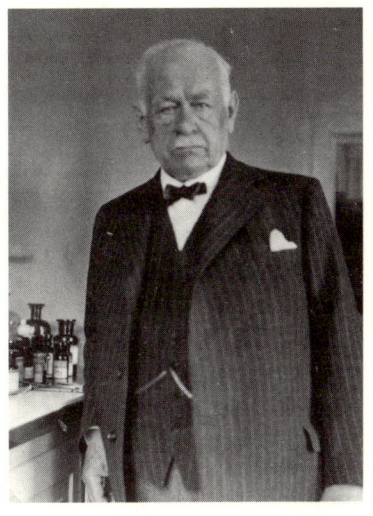

Der junge Carl Spengler begann seine Karriere als vielversprechender Lungenarzt. Später jedoch wurde er ein hervorragender Immunologe und ging an das Institut des berühmten Dr. Robert Koch in Berlin. Während seiner Forschungsarbeit am »Robert Koch-Institut« machte Dr. Spengler einige interessante Entdeckungen hinsichtlich Bakterien und Antikörper.

In der traditionellen Immunologie hat man allgemein akzeptiert, dass die Antikörper vor allem im Blutserum vorhanden sind. Spengler entdeckte, dass die Konzentration dieser Immunstoffe in den roten Blutkörperchen am größten ist Die wichtigsten Antikörper sind nach Spenglers Auffassung die **Lysine** und die **Antitoxine.** Die Lysine bauen die Zellmembrane der Bakterie ab, was die Zersetzung der Bakterie einleitet. Der Begriff »Lysis« stammt aus dem griechischen und bedeutet »Auflösung«.

Die Antitoxine dagegen neutralisieren Gifte (Toxine). Spengler stellte einige »Spenglersane« zusammen, die sich aus Antigene, Lysine und Antitoxine zusammensetzen. Die Antigene sind Extrakte aus verschiedenen Bakterienkulturen. Man reibt die Spenglersane mit der Hand in die Haut, was zu den folgenden drei Effekten führt:

1. Der Antigeneffekt
Der Körper betrachtet das Antigen als eine Infektion und fängt an, Antikörper zu bilden, die zu einer aktiven Immunisierung führen.

2. Der Lysineffekt
Die vorhandenen Mikroorganismen zersetzen sich infolge des Einreibens der Lysine. Dies ist eine passive Immunisierung.

3. Der Antitoxineffekt
Die Antitoxine neutralisieren die im Blut vorhandenen Gifte. Diese Neutralisierung entgiftet und reinigt das Blut.

Wenn man die Spenglersane im richtigen biologischen Zusammenhang verwendet, können sie außergewöhnliche Resultate erbringen. Das gilt auch für viele therapieresistente Fälle wie Allergien, Heuschnupfen, Asthma, Ekzem und Psoriasis, chronische Entzündungen der weiblichen Geschlechtsorgane, allerlei rheumatische Krankheiten, viele durch verborgene Entzündungen verursachte nervöse Beschwerden, Leber- und Gallenleiden, Darmerkrankungen, chronische Schmerzen »unbekannten Ursprungs« wie hormonale Krankheiten einschließlich Prostatavergrößerung, Schilddrüsenleiden und Fettsucht. Sogar eine geerbte schwache Konstitution kann günstig durch Präparate wie Spenglersan T oder Spenglersan E beeinflusst werden.

Ein besonders positives Resultat gab es in meiner eigenen Praxis. Ich verschrieb einer wegen Unfruchtbarkeit schon jahrelang erfolglos behandelten 32-jährigen Frau eine den Blutsäuregrad regulierende Diät sowie eines der Spenglersane. Ich war erstaunt und sehr erfreut, als sie mir vier Wochen später mitteilte, ihre Menstruation sei ausgeblieben. Neun Monate später wurde sie Mutter eines gesunden Sohnes. Das Spenglersan hatte einen verborgenen Infektionsherd in einem der Eileiter beseitigt!

PROFESSOR DR. GERHARD SEEGER [2]

Professor Seeger schrieb ein Standardwerk von unermesslichem Wert für alle, die auf dem Gebiet der Krebsbekämpfung tätig sind. Sein fast 500 Seiten umfassendes Werk »Krebs - Problem ohne Ausweg« atmet vom Anfang bis zum Ende den sachkundigen Geist des Autors. Der weltberühmte Dr. Albert Schweitzer spricht im Vorwort zu diesem Standardwerk seine Bewunderung für Seegers Forschungsarbeiten aus. Auch der ehemalige Vorsitzende des Deutschen Vereins für Onkologie, Dr. Hans Nieper, lobte Seegers Nachlass sehr. Seeger war seiner Zeit um fünfzig Jahre voraus, schreibt Nieper. Er war nicht nur ein Krebsspezialist, sondern auch ein hervorragender Gelehrter, der viele Krebsuntersuchungen im Laboratorium durchgeführt hat seine wichtigste Entdeckung war, dass Krebszellen reversibel, d. h. wiederherstellbar, sind. Obwohl Seeger ein Zeitgenosse Warburgs war, teilte er dessen Krebstheorie nicht. Professor Warburg hatte richtig beobachtet, dass Krebszellen auf den Glykolyseprozess, den Gärungsprozess infolge von Sauerstoffmangel, umschalten. Wie Seeger zeigte, beruht der Sauerstoffmangel der Krebszelle auf der Unfähigkeit der Zelle, den Sauerstoff aufgrund der Abwesenheit des Atmungsfermentes **Zytochromoxydase** zu nutzen. Die Zelle desintegriert durch die Schädigung der Atmungsorganellen.

Diese Schädigung ist eine Folge der Einwirkung von bestimmten Toxinen, wodurch die Zellmembrane beginnt undicht zu werden und das Atmungsferment aus der Zelle verschwindet. Die Zellmembrane ist dann nicht mehr imstande, den angeführten Sauerstoff zu nutzen. In seinem Buch bespricht Seeger wirklich alles. Behandlungsmethoden wie Bestrahlung und Chemotherapie weist er ab.

Seeger hat die Krebsproblematik begriffen. Wer diese Problematik verstehen will, kommt um Seeger nicht herum. Trotzdem gibt es nur wenige, die seine Theorie gründlich studiert haben. Es ist im Rahmen des vorliegenden Buchs unmöglich, auf die Arbeit Seegers ausführlich einzugehen. Man sollte jedoch wissen, dass er es war, der den Weg zur Genesung dieser Krankheit gewiesen hat. Das Hauptanliegen Seegers war es, die Krebszelle wieder zu befähigen, den Sauerstoff zu nutzen. Seeger sagt, dieses Ziel nehme eine Schlüsselstellung in der Krebstherapie ein. Er versucht dieses Ziel dadurch zu erreichen, dass er dem Körper Stoffe zuführt, die die Zellatmung aktivieren. Diese Stoffe sind:

1. Vitamin A in hohen Dosierungen (Dr. Nieper)
2. Rechtsdrehende Milchsäure (L+) (Dr. Kuhl)
3. Ozonperoxyd
4. Mehrfach ungesättigte Fettsäuren (Dr. Budwig)
5. Freie Radikale (Dr. Koch)

6. Betazyan, der rote Farbstoff der roten Beete (Dr. Ferenski)
7. Anthozyan, ein Fermentgetränk (Dr. Seeger)

Auch Seeger ist der Meinung, Krebs sei eine Krankheit der Seele. Die Gesundung der psychischen Störungen ist seiner Ansicht nach genauso wichtig wie die körperliche Therapie. Er nennt die folgenden psychischen Krebsursachen:

1. Angst bzw. Unterdrückung der Gefühle
2. Langwieriger Stress
3. Depressionen
4. Ausweglosigkeit
5. Konflikte
6. Ärger, Kummer
7. Sexuelle Probleme
8. Soziale Not
9. Der Verlust eines geliebten Menschen

Im Jahre 1965 schlug Seeger auf Grund seiner experimentellen biochemischen und elektrochemischen Befunde sowie auf Grund seiner Erfahrung mit Krebspatienten eine Therapie in zehn Phasen vor.

1. Phase: Beseitigen von Störfeldern.
2. Phase: Entgiftung des Körpers und Nosodenbehandlung.
3. Phase: Aufhebung des Dysbiose und Normalisierung der Darmflora.
4. Phase: Aktivierung der Zellatmung durch Wasserstoffakzeptoren.
5. Phase: Aktivierung der körpereigenen Abwehr.
6. Phase: Aktivierung des Immunsystems und Desensibilisierung.
7. Phase: Zytoplasmatische Therapie und Aktivierung der Antikörper.
8. Ph ase: Hemmung der Glykolyse.
9. Phase: Änderung der Ernährung.
10. Phase: Unterstützung des Herzens und des Kreislaufs.

Die Seegersche Therapie hat eine logische Gliederung. Die Beseitigung der Störfelder und die Entgiftung des Körpers stehen an erster Stelle. Der »Mülleimer« soll als erstes gereinigt werden! Das vergisst man in den Therapien oft, und man behandelt Kranke, ohne zuerst den »Mülleimer« zu leeren und das, obwohl der menschliche Körper in unserer heutigen Wohl-standsgesellschaft doch nur so vor Abfallstoffen strotzt! Der beste Beweis dafür ist, einige Tage zu fasten. Dann stellen sich bei vielen Menschen Entgiftungserscheinungen wie Kopfschmerzen, Schwindel und Übelkeit ein. Das ist der Beweis dafür, dass der Körper sehr verschmutzt ist. Es hat keinen Zweck, welche Therapie auch immer anzuwenden, wenn der Körper vorher nicht durch Klistierungen, Saftkuren und Desensibilisierung gereinigt ist. Man könnte bei der Desensibilisierung Spenglersan benutzen.

Der zweite Schritt in der Seegerschen Therapie ist die Normalisierung der Darmflora. Die Darmbakterien müssen mit Hilfe von physiologischen Darmkulturen wie die Acidophilus,-Bifidus- und die Thermophilus-Bakterie aufgebaut werden. Das sind rechtsdrehende Milchsäurebakterien, die in BioGarde- oder Heiler-Produkten vorkommen. Seeger aktiviert anschließend die Zellatmung mit Zellatmungsaktivatoren. Das sind Präparate, die Sauerstoff in die Zelle bringen und auf diese Weise den Glykolyseprozess beeinflussen. Vitamin A und Anthozyan, der Farbstoff der roten Beete, sind dabei zwei wichtige Stoffe. Schon Professor W. F. Koch schrieb im Jahre 1916 über die Bedeutung von Vitamin A bei Krebs. Es fällt Krebspatienten nämlich schwer, das Provitamin Karotin in Vitamin A umzusetzen. Daher müssen sie flüssiges Vitamin A als Ergänzung der Nahrung zu sich nehmen.

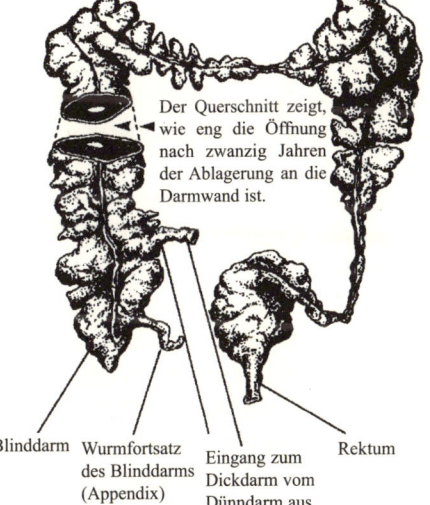

Abnormaler Dickdarm

Dieser Teil des Dickdarms ist oft geschwächt

Der Querschnitt zeigt, wie eng die Öffnung nach zwanzig Jahren der Ablagerung an die Darmwand ist.

Blinddarm Wurmfortsatz des Blinddarms (Appendix) Eingang zum Dickdarm vom Dünndarm aus Rektum

Ich erklärte bereits kurz die Bedeutung des Anthozyans der roten Beete. Seeger verschrieb seinen Patienten täglich einen Liter Saft der roten Beete. Dieses Getränk ist auch während und nach einer Bestrahlung ein ausgezeichnetes Mittel, um deren schädlichen Effekt entgegenzuwirken. Seeger widmet der körpereigenen Abwehr mehr Aufmerksamkeit, als es die üblichen Behandlungsmethoden tun. Das Immunsystem wird durch chemische Mittel und Bestrahlung sehr angegriffen. Der Körper des Patienten wird praktisch steril gemacht, so dass ihm jede Infektionskrankheit zum Verhängnis werden kann. Richtige Nahrung hat auch bei Seeger einen wichtigen Stellenwert, genau wie bei den bedeutenden Nahrungsspezialisten Bircher Benner, Nolfi oder Budwig. Seeger ist pessimistisch, was die Überwindung des Krebses betrifft. Er vertritt die Ansicht, die Menschheit könne die Überchemikalisierung und den Überkonsum nicht mehr rückgängig machen. Die Denaturierung sei seiner Meinung nach in unserer Gesellschaft schon zu weit vorangeschritten und die Anzahl der Krebsfälle werde weiter zunehmen. Auch ich teile diese Meinung.

Krebs-Sterberate

1895	3,9 Prozent
1900	4,4
1910	5,8
1920	6,1
1930	12,0
1940	13,1
1950	17,8
1952	18,4
1984	25,0
1987	30,0

Ein EG-Ausschuss, der sich mit dem Krebsproblem befasste, hat prophezeit, dass der Prozentsatz der Krebstoten im Jahre 2000 auf 33,3 ansteigen werde.

Seeger ist mit Recht pessimistisch gestimmt. Es gibt keinen Weg zurück zur Natur. Die Aussage »Bei Früherkennung ist Krebs heilbar« ist nach Seegers Meinung eine hohle Phrase. Man streut den Leuten mit dieser Aussage Sand in die Augen, man verschließt sich vor der Realität. Seeger meint, dass wir gezwungen seien, den Krebs zu akzeptieren und nur hoffen könnten, durch eine richtige Therapie die schlimmste Furcht vor dieser Krankheit wegzunehmen. Zum Glück ist das möglich, wie die Resultate der biologischen Therapie beweisen.

Fassen wir kurz zusammen, was Seeger sagt:
Alle Krebszellen gären, genau wie die embryonalen Zellen. Krebszellen verbrennen ihre Zucker ohne Sauerstoff und zwar durch eine einfache Spaltung. Die Zucker werden bei diesem Prozess in Milchsäuren umgesetzt. Im Gegensatz zu embryonalen Zellen können Krebszellen den Gärungsprozess durch die Regulierung der Sauerstoffzufuhr nicht aufhalten. Obwohl ausreichend Sauerstoff vorhanden ist, wird der Gärungsprozess fortgesetzt, da das Atmungsferment nicht richtig funktioniert.

Seeger fand eine Methode zur Störung der Zellatmung, die auf Entzug von Sauerstoff beruht. Wenn man die Zellatmung bremst, dann geht die Struktur der Mitochondrien zugrunde, und die Fähigkeit der Zelle zur Oxidation erlischt. Umgekehrt heißt das jedoch nicht, dass die Krebszelle durch eine größere Sauerstoffzufuhr geheilt werden könnte, weil nach der Meinung von Seeger und Jung der Weg zur Zellatmung mit ihren Zwischenprodukten noch nicht normalisiert worden ist.

Die eigentliche Krebsursache ist nach Seegers Ansicht ein Mangel an Komponenten des Zytochromsystems. Dieser Mangel geht mit einer Störung der Mitochondrienstruktur und somit mit einer Inaktivierung und Störung des strukturverbundenen Oxidationsfermentes Zytochromoxydase einher. Deshalb gilt für Seeger die folgende Reihenfolge:

1. karzinogene Stoffe
2. Desintegration der Struktur
3. Störung des Oxidationsfermentes
4. Störung der Zellatmung
5. erhöhte Glykolyse
6. die Entstehung toxischer Milchsäuren
7. weitgehende Zellteilungen

Die Kennzeichen sind:

1. Die Zelle und die Erythrozytenmembrane fangen an, undicht zu werden, wodurch die Permeabilität gestört wird.

2. Dies verändert das bio-elektrische Potential der Zelle. Die Membrane bekommt eine mehr positive und das Innere der Zelle eine mehr negative Ladung.

Viele weisen den Weg zur Krebsheilung. Professor W. F. Koch, Dr. Budwig, Professor Zabel, Professor Kollath, Dr. Beres und viele andere mehr. Sie alle verdienten es, hier eingehender erörtert zu werden. Sie alle haben in die Kausalkette des Krebses eingegriffen, jeder auf seine Weise und aus der Sicht seines Fachgebietes. Eines aber haben sie gemeinsam: sie gehen alle von denselben Grundgedanken aus. Man muss die Störfelder beseitigen, die Darmfunktion wiederherstellen, das Immunsystem aktivieren und vollwertige Nahrung mit den nötigen Ergänzungen verordnen. Sie alle bestätigen, dass eine Operation zweckvoll sein kann. Sie alle sind jedoch auch davon überzeugt, dass man Bestrahlung und Chemotherapie ablehnen muss, da solche Behandlungsmethoden nichts Gutes bringen.

PROFESSOR DR. DR. W. F. KOCH

Obwohl es unmöglich ist, auf alle oben genannten Persönlichkeiten und ihre Theorien einzugehen, möchte ich doch Professor Dr. William Frederik Koch meine ganz besondere Aufmerksamkeit schenken. Ich möchte diesen hervorragenden Krebsspezialisten und Gründer der Molekulartherapie hier zu Wort kommen lassen. Kein geringerer als Professor G. Seeger nannte ihn genial. Koch beschrieb seine Therapie in seinem vom Haug Verlag veröffentlichten Standardwerk »Das Überleben bei Krebs und Viruskrankheiten«. Koch war Professor in Detroit und Rio de Janeiro. Zwischen 1910 und 1914 dozierte er Embryologie an der Universität von Michigan, zwischen 1914 und 1919 war er Hochschullehrer an der Universität von Detroit. In den Jahren 1915 bis 1919 arbeitete er als Pathologe in der Frauenklinik in Detroit und zwischen 1919 und 1949 war er Chefarzt des Kochschen Krebsinstitutes in Rio de Janeiro. Wie man sieht, hat Koch Hervorragendes geleistet.

Wer kennt ihn aber heute noch? Wie so viele andere, die sich mit der Krebsfrage intensiv beschäftigt haben, hat man auch Koch vergessen. Manchmal fragen Menschen mich, wie das denn möglich sei. Oft antworte ich einfach: »Weil sie Menschen heilten!« Sie kannten **den** Weg zur Krebsvorbeugung und Krebsheilung. Man braucht **den** Weg aber nicht. Es gibt nämlich mehr Menschen, die vom Krebs leben, als solche, die an Krebs sterben. Aus diesem Grund verfolgte man Koch. Er musste nach Brasilien fliehen. Er fand **den** Weg und man verübte ein Attentat auf ihn.

Dr. Issels wurde 1960 ins Gefängnis geworfen. Seine Krebsklinik hatte Aufsehen erregt und die Schulmediziner versuchten nun, ihn zugrunde zu richten. Der Krebsspezialist Max Gerson starb arm und einsam in New York. Er hatte vielen aufgegebenen Patienten auf natürliche Weise das Leben gerettet Das »System« nahm ihn in die Mangel. Dr. Kuhl stieß auf Widerstand. Dr. Budwig wurde vor Gericht gebracht. Man machte Hausdurchsuchungen bei Dr. Beres. Alle »alternativen« Forscher und Krebsspezialisten waren großem Druck und Verfolgungen ausgesetzt. Trotz der Verdächtigungen und trotz des Widerstandes folgten sie jedoch ihrem Gewissen.

Der Weg kann zur wirklichen Genesung führen, denn es ist ein Weg, der auf den Grundgedanken basiert, dass der Mensch eine Schöpfung Gottes ist. Gott hat den Menschen geschaffen, ihm Abwehrkräfte und ein natürliches, bei Krankheit zu aktivierendes, Immunsystem gegeben. Die Aufhebung der geistigen und körperlichen Blockierungen und die Aktivierung des Immunsystems helfen Krebspatienten bei ihrer Genesung. Laut Dr. Kuhl muss man all dasjenige, was dem entgegenwirkt, eindeutig als Sterbehilfe betrachten. Die meisten unserer Wegweiser leben heute nicht mehr. Wir besitzen aber ihren Nachlass, der uns zum Glück erhalten ist. Könnte es überhaupt anders sein? Der große Wegweiser, der Gott des Himmels und der Erde, hat dafür gesorgt.

Fassen wir noch einmal zusammen:
Dr. Warburg entdeckte, dass die Zelle durch einen Sauerstoffmangel erkrankt.
Dr. Jung zeigte, dass dieser Sauerstoffmangel durch einen Defekt im System des Zuckerabbaus entsteht.
Dr. Seeger bestätigte diese Thesen, aber er war der Meinung, dass dieser Sauerstoffmangel nicht durch die Abwesenheit des Sauerstoffs verursacht wird, sondern durch die Unfähigkeit der Zelle, diesen Sauerstoff zu nutzen.
Dr. Koch zeigte, in Übereinstimmung mit Dr. Seeger, **weshalb** die Zelle nicht dazu fähig ist, den vorhandenen Sauerstoff zu nutzen. Die Ursache

die Mitochondrien, die Atmungsorgane der Zelle, blockiert mung also ist blockiert! Deshalb habe ich schon am Anfang geschrieben, Krebskranke seien **blockierte** Menschen.

Die Atmungsorgane sind mit Toxinen, mit aus der Nahrung stammenden Giftstoffen und mit Giften um uns herum, blockiert. Koch fand einen Weg, die Atmungsorgane von diesen Giftstoffen zu befreien. Ein genialer Fortschritt! Die Atmungsorgane können der Zelle wieder Sauerstoff zuführen. Dadurch setzt sich der Verbrennungsprozess wieder in Gang und der Gärungsprozess nimmt ein Ende. Dr. Koch fand heraus, dass in der Zelle neben dem Oxidationsprozess über den sogenannten Zitronensäurenzyklus noch ein anderer Verbrennungsvorgang stattfindet. Koch nennt diesen kräftigeren Verbrennungsvorgang die funktionale Karbonylgruppe.

Diese Gruppe ist imstande, die Giftstoffe außer Funktion zu setzen, indem sie ihnen ein Wasserstoffatom wegnimmt. Es entwickelt sich eine Kettenreaktion, bei der die funktionale Karbonylgruppe zum freien Radikalen, das heißt zum hochreaktiven Sauerstoffteilchen, wird. Dieser Prozess endet damit, dass die Toxine unschädlich gemacht werden.

Koch betrachtet eine Krankheit als Überlebensversuch des Körpers! Sogar ein Tumor besitzt nach Meinung Kochs einen Überlebensfaktor, einen »survival factor«. Er betrachtet bösartige Neubildungen nicht als krankes Gewebe, sondern vielmehr als einen Mechanismus auf einer bestimmten Entwicklungsstufe.

Die wirklichen Krankheitserreger sind die Toxine, die die Schutzmaßnahmen aktivieren. Das Gebiet, wo die Giftstoffe produziert oder angehäuft werden, wird als erstes zum Kampf mit den Giftstoffen antreten. Auf der Grundlage dieser Gedanken fand Dr. Koch Stoffe, die dermaßen kräftig sind, dass sie die von Giftstoffen blockierten funktionalen Karbonylgruppen, die FCG, von diesen Stoffen befreien und die normale Funktion des Atmungsmechanismus wiederherstellen können. Koch nannte seine Oxydatoren »Survival Reagent Carbonyl Group« und »Synthetic Survival Factor«. Diese Stoffe bilden in einer homöopathischen Verdünnung von 1 zu 1.000.000 nur einen Funken im Organismus und bedeuten den kleinstmöglichen chemischen Eingriff in die wichtigsten Vorgänge des Stoffwechsels. Ein winziger Eingriff mit einem außerordentlichen Resultat. Ich wiederhole, Koch ist genial.

Koch gibt folgende Diätvorschriften.
Essen Sie langsam und kauen Sie ausgiebig. Nehmen Sie keine zu heißen oder zu kalten Speisen oder Getränke zu sich. Kein Nikotin! Kein Alkohol! Kein Kaffee! Kein schwarzer Tee! Kein Kakao! Keine Schokolade! Kein tierisches Eiweiß! Kein Fleisch! Kein Fisch! Keine Eier! Keine Milch oder Milcherzeugnisse! Keinen Käse! Kein Geräuchertes oder Gebratenes! Täglich klistieren!

Erlaubt sind: Pflanzliche Eiweiße, frisches Gemüse, Bohnen, Erbsen, Kohl, Kohlrabi, Salat, rote Beete, Spinat, Sellerie, Radieschen, Zwiebeln, Linsen, Knoblauch, Rettich, Gurken, Perlzwiebeln, Blumenkohl, Karotten, allerlei mit Apfelessig zubereitete Salate, Zitronensaft und Milchsäure. Obst, wie Äpfel, Bananen, Zitronen, Grapefruits, Tomaten usw. Man soll die Früchte gut säubern und schälen. Von den Milcherzeugnissen nur Buttermilch und Quark. Von den Fetten nur pflanzliches Öl wie Leinöl, Sonnenblumenöl und Olivenöl. Ein mäßiger Gebrauch von Butter und pflanzlicher Margarine ist ebenfalls erlaubt, Kartoffeln, Roggenbrot, Vollkornbrot, ungeschälter Reis, Haferflocken und Honig. Wie Sie sehen, eine karge aber komplette Nahrung.

Koch ist ein entschiedener Gegner von Tee, Kaffee und Salz. Obst und Gemüse enthalten ausreichend Natrium und Kalium, schreibt er. Koch befürwortet den Gebrauch von Leinöl und Quark. Auch Dr. Budwig empfiehlt eine Kombination dieser Nahrungsmittel. Die ungesättigten und kalt gepressten Leinöle und Fette fördern deutlich die Verbrennungsprozesse. Das Oxidationsprinzip der Zelle nennt Koch FCG = Functional Carbonyl Group. Diese FCG ist so stark, dass sie Toxine unwirksam machen kann.

Als ersten Schritt in diesem Prozess dehydriert (oxidiert) die FCG das Toxin. Sie nimmt dem Toxin ein Wasserstoffatom weg. Das Toxinmolekül wird für kurze Zeit ein freies Radikal, und in dieser Form hat es ein Elektron zuviel, das auf ein anderes Molekül übertragen werden muss. Nun braucht die FCG ein Schild zwischen sich und dem soeben gebildeten freien Radikal. Schließlich kann nur Sauerstoff das Elektron fangen und dadurch mit dem freien Radikal-Elektron des dehydrierten Toxins reagieren. Aus der Kombination von Sauerstoff und Toxinradikal entsteht ein neues freies Radikal, nämlich Toxinperoxyd. Ein Toxinradikal schluckt also Sauerstoff und wird ein Peroxydradikal, das sich wiederum auf ein Toxinmolekül stürzt. Jetzt kann die FCG ihre Energiearbeit leisten, da die Zelle von ihrem

Toxin befreit ist. Wenn wenig Sauerstoff vorhanden ist, dann richtet das Toxin sich an die FCG, nachdem es zu einem Radikal dehydriert ist. Danach verschmilzt es mit der FCG.

Infolge dieser Verschmelzung blockieren die Toxine die FCG und sie produzieren nur wenig oder gar keine Energie mehr. Krankheit ist also identisch mit einem gestörten funktionieren der FCG. Koch stellte Oxydatoren zusammen, die die FCG von ihren Toxinen befreien und die normale Funktion des Atmungsmechanismus wiederherstellen sollen. Er nannte diese Oxydatoren »Survival Reagent Carbonylgroup«. Einige wenige befreite FCGs können das Wegoxidieren der Toxine also wieder in Gang setzen.

MEHRFACH UNGESÄTTIGTE FETTE ALS BEDINGUNG FÜR EIN GESUNDES LEBEN

Wenn wir über Fette sprechen, dann erinnern wir uns sofort an den Namen der Expertin und einsamen Kämpferin Dr. Johanna Budwig aus Freudenstadt. Sie hat mit der von ihr auf Grund ihrer Fettuntersuchungen entwickelten Therapie viele Patienten gerettet. »Das Fettsyndrom«, die »Öl-Eiweiß-Kost« und »Krebs- das Problem und die Lösung« sind ihre wichtigsten Werke.

Der Fettstoffwechsel spielt im Körper eine dominierende Rolle und ist für eine gesunde Zellatmung sehr wichtig. Man muss wissen, welche Fette der Gesundheit zuträglich sind, da viele Fette keinen Nutzen oder Wert für den Körper haben. Man sollte Fette wählen, die die Gesundheit fördern. Dagegen soll man die im Nahrungsangebot vielfach enthaltenen, gesundheitsschädlichen Fette meiden.

Fette setzen sich im allgemeinen aus langen Ketten von gesättigten und ungesättigten Kohlenwasserstoffverbindungen zusammen. Eine Verbindung ist gesättigt, wenn es in der Kette keine freien Stellen mehr gibt, an denen Stoffe sich binden können. Wenn es jedoch an einer Stelle noch eine Verbindungsmöglichkeit gibt, dann spricht man von einer einfach ungesättigten Ölsäure. Es gibt auch Fettverbindungen mit zwei oder mehr freien Verbindungsstellen, die sogenannten mehrfach ungesättigten Fette. Linolsäure zum Beispiel hat zwei freie Verbindungsstellen, Linolensäure drei, Erdnussölsäure vier, Eicosapenthaensäure fünf. Linolsäure ist für den Körper von großer Bedeutung. Diese Fettsäure wird bei der Gesunderhaltung der Fettpartien in allen Zellen, vor allem der Zellmembrane, benutzt. Linolsäure sorgt für die Flexibilität der Zellmembrane. Die Adrenalin- und Geschlechtshormone sowie die Darmbakterien brauchen ebenfalls Linolsäure. Die Linolsäure verringert den durch die Zuckerkrankheit verursachten Schaden, gebietet Multipler Sklerose Einhalt, senkt den Blutdruck und verringert die Risiken von Thrombose, Herzattacke oder Gehirnschlag. Die Linolsäure selbst trägt nur wenig hierzu bei; der Körper setzt die Linolsäure jedoch über die verwandte Linolensäure in eine aktive Form, die Prostaglandine, um. Prostaglandine sind sehr verschiedenartig. Man kann sie mit Hormonen, also Stoffe, die in kleinen Mengen Effekte bewirken, vergleichen.

Die Umsetzung von Linolsäure in Prostaglandine vollzieht sich in zwei chemischen Schritten. Zuerst entsteht Gamma-Linolensäure, die anschließend in Dihomogamma-Linolensäure umgesetzt wird. Daraus entstehen schließlich Prostaglandine. Wenn die Nahrung zuwenig mehrfach ungesättigte Fettsäuren enthält, dann kann der Körper nicht genug Prostaglandine produzieren. Ein Mangel an Insulin, Zink, Magnesium und Vitamin B-6 blockiert die Produktion von Linolensäure ebenfalls.

Es gibt eine fast unüberschaubare Anzahl von Prostaglandine. Man kennzeichnet sie mit Buchstaben und Nummern, um die Eigenschaften festzulegen. Prostaglandin 1 ist zum Beispiel ein Stoff, der die Blutgefäße erweitert und dadurch den Blutdruck senkt. Eine Untersuchung in Heidelberg ergab, dass die Zunahme von Linolensäure in der Nahrung bei vielen Menschen eine Blutdrucksenkung verursachte. Man konnte auch beobachten, dass es dank des Gebrauchs von Linolensäure weniger Glaukome bei Diabetikern gab.

Der Körper braucht die guten, aktiven, mehrfach ungesättigten Fettsäuren auch zum Schutz der Nervenbahnen. Die sogenannten Myelinschilder isolieren den Nerv, so dass ein elektrischer Impuls, der sich den Nerv entlang fortpflanzt, nicht durch »Streustrom« verloren geht. Dieses Problem kommt bei Multiple-Sklerose-Patienten oft vor. Der Körperbedarf an Linolensäure ist gering. Wenn die Umsetzung jedoch aus irgend einem Grund misslingt, dann kann der Mangel tödlich sein. Wenn man zuviel Alkohol trinkt oder zuviel gesättigte Fettsäuren isst, können sich Störfaktoren, die die Umsetzung der Linolensäure blockieren, entwickeln. Wir müssen die richtige Nahrung wählen, um solche Störungen in der Umsetzung zu verhindern. Es empfiehlt sich, statt Fleisch ein wenig Fisch zu essen, schon deswegen, weil Fischöl hervorragende Eigenschaften hat. Ein Überschuss an tierischen Eiweißen ist für den Fettstoffwechsel nicht zuträglich und lagert sich außerdem an den Wänden der Blutgefäße ab, was deren Durchlässigkeit beeinträchtigt. Ich habe diesen Vorgang bei Professor Dr. L. Wendt behandelt. Bekanntermaßen erhöht Eiweiß den Cholesterinspiegel. Mehrfach ungesättigte Fettsäuren sind sehr störanfällige Verbindungen. Sie oxidieren schnell und verbinden sich leicht mit anderen Stoffen, wodurch sie eine schädliche Wirkung auf den Körper haben.

Mehrfach ungesättigte Fettsäuren gibt es der Struktur nach in zwei Hauptformen, nämlich in der Cis-Form und in der Trans-Form. Die Cis-

Form ist die aktive Form, wie sie sich in der Natur im Pflanzenreich entwickelt. Die Trans-Form ist eine tote, untätige Form, die als Speisefett der Gesundheit schadet.

Die Cis-Form, die elektronen-biologische Form, kann durch Sonnenbestrahlung zusätzliche Energie aufnehmen, da die Sonne Photonen ausstrahlt. Wenn mehrfach ungesättigte Fette der Cis-Form stark erhitzt werden, können Fette in der Trans-Form entstehen. Die elektronen-biologische Aktivität und die vorhandenen E-Vitamine gehen bei Temperaturen über 42 Grad Celsius verloren. Bei der Herstellung von Speisefetten erhitzt man die Fette auf diese Weise, um sie haltbar zu machen. Dann vermischt man sie mit gesättigten Fetten, um sie streichfähiger zu machen und mit Konservierungsmitteln, damit sie lagerfähiger werden. Das Endergebnis verdient kaum noch den Namen Speisefett und gefährdet die Blutgefäße. Solche Fette verursachen Ablagerungen in den Arterien, was zu einer Erhöhung des Blutdrucks führt, wenn man älter wird. Man macht für Fette viel Werbung. Der Werbeslogan für Margarine: »Dieses Produkt enthält reines Sonnenblumenöl« hat überhaupt keinen Wert, da der Prozentsatz sehr gering ist und der Werbetext nichts über die restlichen Speisefette aussagt. Linolsäure in der Cis-Form kann auch künstlich hergestellt werden, hat dann jedoch keinen medizinischen Wert. Das Öl muss im allgemeinen aus unvermischten Samen kalt gepresst werden, wenn es haltbar sein soll. Die Samen werden beim Pressen also nicht erhitzt. Außerdem soll die Umgebung sauerstoffarm sein, um einen frühzeitigen Verfall zu verhindern.

Es gibt mehrere Pflanzenöle, die viel Linolsäure enthalten. Man soll immer den Prozentsatz der mehrfach ungesättigten Fettsäuren und besonders den Prozentsatz der Linolensäure beachten. Wichtig ist auch, wie viel Vitamin E noch im Öl vorhanden ist. Je mehr mehrfach ungesättigte Fettsäuren und Linolensäure das Öl enthält, desto aktiver arbeitet das Öl im Körper. Das ist für Krebspatienten sehr wichtig.

Das Öl darf nicht zu alt sein. In der Bundesrepublik gilt für Ölprodukte eine Garantiezeit von drei Monaten. Eine geöffnete Büchse Öl sollte man im Kühlschrank verschlossen aufbewahren. Die meisten chemischen Vorgänge vollziehen sich bei niedrigeren Temperaturen langsamer. Zu bedenken ist jedoch, dass das Tiefkühlen das Altern nicht bremst. Beim Altern des Öls entsteht Malonaldehyd, ein Stoff, der schon lange bevor das Öl ranzig wird, messbar vorhanden ist. Diese Messbarkeit ermöglicht eine Bestimmung der

Frische. Fette beeinflussen das Körpergewicht. Wenn man die richtigen Fette isst, nimmt man ab. Aktive, mehrfach ungesättigte Fettsäuren beschleunigen den Abbau von Fettablagerungen, indem sie die Verbrennung von vorhandenen Fettdepots fördern und die Hormonerzeugung anregen. Die Hormone bauen ebenfalls Fettablagerungen ab. Es empfiehlt sich nicht, eine fettlose Diät zu halten, da durch eine solche Diät die Ablagerung von Cholesterin in den Arterien zunimmt und die Aufnahme von fettlöslichen Vitaminen beeinträchtigt wird. Eine Cholesterinablagerung verringert die Elastizität der Gefäßwände, was das Herz schwer belastet. Die folgenden Öle enthalten sehr viel mehrfach ungesättigte Fettsäuren:
Leinöl (87 %), Schlüsselblumenöl (80 %), Safloröl (75 %), Sonnenblumenöl (60 %), Weizenkeimöl (53 %), Fischöl (77 %) und Maisöl (43 %).

Kaum mehrfach ungesättigte Fettsäuren enthalten: Olivenöl (15 %), Hühnerfett (23 %), Schweinefett (11 %), Rinderfett (2,5 %). Im allgemeinen kann man behaupten, dass eine Beschränkung der Aufnahme von gesättigten Fettsäuren und eine Zunahme der aktiven, mehrfach ungesättigten Fettsäuren für die Gesundheit von großer Bedeutung ist.

Buttermilch und magerer Quark enthalten noch ein wenig Fett, das der beste Teil der Butter ist. Oft verschreibe ich meinen Patienten eine Mischung aus Quark und gutem, aktivem Öl. Dieses Rezept ist bekannt unter dem Namen Budwigbrei. Man nimmt etwa 125 Gramm mageren Quark und mischt 3 Esslöffel kaltgepresstes Leinöl bei. Einige Esslöffel Milch oder Buttermilch lockern den Quark auf. Diese Mischung ist die Basis für vielerlei Anwendungen. Wenn man etwas Honig und Zitronensaft hinzugibt, hat man eine herrliche Nachspeise. Wenn man Obst wie Äpfel oder Orangen beimengt, hat man ein ausgezeichnetes Frühstück. Man kann das Ganze mit Nüssen ergänzen. Der Budwigbrei ist leicht verdaulich und eignet sich deshalb ausgezeichnet als Frühstück.

Im Quark bindet Leinöl sich an einer schwefelhaltigen Aminosäure des im Quark vorhandenen Eiweißes. Es entsteht eine Öl-Eiweiß-Verbindung, Lipoprotein genannt, die es auch in der Natur gibt. Die Öl-Eiweiß-Verbindung kann von Sauerstoff nicht mehr angegriffen werden und ist wasserlöslich, so dass das Blut sie leicht aufnehmen kann. Bei dieser Aufnahme ist keine Galle erforderlich. Galle hat normalerweise die Aufgabe, Öl in kleine, aufnehmbare Teile zu zerlegen. Die Öl-Eiweiß-Verbindung ist kein reines Öl. Für Patienten hat dies den Vorteil, dass das Öl für den ganzen Körper zur

Verfügung steht und dass die dann erhaltene Sonnenenergie an die Zellen weitergeleitet werden kann, da die Leber die Leinölverbindungen nicht mehr zum Eigenbedarf benötigt. Man kann die Wasserlöslichkeit sehr leicht zeigen, indem man die Schale, in der man Öl und Quark gemischt hat, mit Wasser reinigt. Das Öl hinterlässt keinerlei Spuren. Diese Öl-Eiweiß-Verbindung ist bei gesättigten Fettsäuren unmöglich. Deshalb sollte man Vollmilch zuerst entrahmen.

Mehrfach ungesättigte Fettsäuren enthalten in der Cis-Form Lichtenergie, da die Moleküle der Cis-Form die von der Sonne ausgestrahlten Lichtquanten oder Photonen bei einer Frequenz von 6900 A oder 690 nm auffangen können. Dabei tritt Resonanz auf, d. h. nur bei dieser Frequenz können die Photonen in die Fettmoleküle eintreten. Die Energie der Photonen verursacht bei den um den Kern kreisenden Elektronen einen Energiesprung, der sie in eine höhere Bahn bringt. Die Elektronen umkreisen den Kern in ihrer früheren Umlaufzeit und haben also eine höhere Umlaufgeschwindigkeit. Sie können ihre zusätzliche Energie auf die Körperzellen übertragen. Der Patient hat dadurch das Gefühl, mehr Luft und Energie zu haben, und sein Wohlbefinden nimmt zu.

Einige Kernpunkte aus den Werken von Dr. Johanna Budwig dürften Ihnen klarmachen, wie wichtig eine richtige Zusammensetzung der Fette für die Gesundheit ist. Der Körper muss ständig durch elektronen-aktive Fette ernährt werden, um richtig funktionieren und Sauerstoff an die Gewebe weiterleiten zu können. Stark erhitzte, konservierte Fette, die nicht elektronen-aktiv sind, verzögern den Sauerstofftransport in die Zellen. Deshalb beherrsche elektronen-aktive Fette alle körperlichen Tätigkeiten. Diese Fette erweisen sich nur dann als nützlich, wenn sie zusammen mit schwefelhaltigen Eiweißen gegessen werden. Aus diesem Grund ist Brei von Quark und Leinöl besonders gesund. Gute Fette fördern die Geschmeidigkeit der Haut. Ein Mangel an mehrfach ungesättigten Fettsäuren verursacht häufig geschwollene Mandeln. Dr. Budwig ist der Meinung, Krebs sei teilweise ein Fettproblem, das sich durch eine Röntgenbestrahlung nur verschlimmert, da die Röntgenstrahlen die Öl-Eiweißverbindungen zerstören. Schlafmittel stoppen die Erneuerung des Gewebes. Das verursacht ein Altern, das man durch eine ausreichende Zufuhr von mehrfach ungesättigten Fettsäuren verlangsamen kann. Nierenkranke müssen darauf achten, ob sie ausreichend mehrfach ungesättigte Fettsäuren zu sich nehmen. Das ist für sie noch wichtiger, als Salz zu vermeiden. Diese Fette machen die Gebärmutterschleimhaut geschmeidig, was eine Geburt erleichtert. Man sollte Lebererkrankungen mit aktiven Fetten bekämpfen, da für die Genesung die richtigen Öle ausschlaggebend sind. Eine Nahrung, die reich an mehrfach ungesättigten Fettsäuren und Rohkost ist, wird unseren Körper sehr schnell von vielen Beschwerden befreien.

Ist Ihnen übrigens bekannt, wie man Margarine herstellt? Wenn Sie die folgenden Zeilen lesen, werden sie auf den Gebrauch von Margarine vielleicht völlig verzichten. In einem Bericht des französischen Verbraucherverbands Union Federale de la Consomation heißt es:
»Nach eingehender Untersuchung mehrerer französischer Margarinen sind wir zu der Schlussfolgerung gelangt, dass wir statt Butter kein Ersatzprodukt, das sich aus verschiedenen, zahlreichen, in ihrer chemischen Wirkung noch unerforschten Bearbeitungen unterzogenen Grundstoffen zusammensetzt, empfehlen können.«

Diese Aussage bedarf keiner näheren Erklärung. Beeinflusst durch die Herstellerwerbung schenkt das holländische Informationsamt für Ernährungsfragen dagegen den mehrfach ungesättigten Fettsäuren in Margarine allzu viel Beachtung. Man vergisst, dass die Herstellung von Margarine mehr ein chemischer Prozess als eine einfache Mischung von reinen Ölen und Fetten ist.

Ursprünglich verwendete man Rinderfett bei der Herstellung, später nahm man verschiedene Öle und Fette und nach der Einführung von Härtungsprozessen konnte man alle Ölarten verwenden. Fischöl war schlecht haltbar und eignete sich nicht besonders gut für die Herstellung von Margarine, da dieses Öl leicht oxidierte. Die Raffination verbessert den Geschmack, den Geruch und die Haltbarkeit von Fischöl. Der Härtungsprozess macht das Öl schmierfähig und für die Herstellung von Margarine brauchbar.

Früher presste man die von Natur aus ölhaltigen Samen. Auch heute ist das kaltgepresste Rapsöl noch erhältlich. Die Samen wurden zum zweiten Mal warm gepresst, wobei auch die Fette mit einem höheren Schmelzpunkt herausgepresst wurden und womit eine Ertragssteigerung erreicht wurde. Man verarbeitete den übriggebliebenen Pulp zu Viehfutterkuchen. Heutzutage ist wirklich kaltgepresstes Öl schwer erhältlich. Im allgemeinen mahlt man heute die Samen und löst die Öle in Benzin, Butan, Hexan, Propan und

Triochloräthylen, wobei die Fette mit einem höheren Schmelzpunkt ebenfalls gelöst werden. Nach der anschließenden Verdunstung des Benzins und der anderen flüchtigen Stoffe bleiben die extrahierten fettähnlichen Produkte zurück. Sie eignen sich jedoch noch nicht für den Konsum. Ein naturreines Produkt, so wie es beim kalten Pressen entsteht, gibt es nach diesem chemischen Prozess nicht mehr.

Bei der nun folgenden Raffination filtert man das fettähnliche Produkt. Damit es flüssig bleibt, erhitzt man das Produkt auf 180 bis 240 Grad Celsius, wodurch harzartige Stoffe entstehen können. Man muss die Öle durch einen Zusatz von Natronlauge oder Natriumbikarbonat entsäuren, um schließlich ein neutrales Produkt zu erhalten. Die Lauge verursacht seifenähnliche Stoffe, die sich im trichterförmigen Teil des Vorratstanks absetzen und abgezapft werden. Zur Entfärbung vermischt man das warme Öl mit Bleicherde. Dann pumpt man zur Entfernung aller Farbstoffe und Rückstände das Öl durch die Filter, so dass reines Öl übrigbleibt. Auch jetzt eignet sich das Öl noch nicht für die Herstellung von Margarine. Der Geschmack muss neutralisiert werden. Zu diesem Zweck fügt man dem ständig bewegten Öl bei einer Temperatur von etwa 200 Grad Celsius unter Druck stehenden Dampf hinzu. Es genügt nicht, bei der Herstellung von Margarine nur Öle zu verwenden. Deshalb mengt man der Margarine auch gehärtete Fette bei. Das geschieht unter Temperaturen, die über dem Schmelzpunkt der gehärteten Fette liegen, denn dann findet im flüssigen Zustand die intensivste Mischung statt Nach dieser intensiven Mischung und teilweisen Abkühlung des Produkts mischt man Farb-, Geschmacks- und Geruchsstoffe bei. Man fügt der ungesalzenen Margarine weitere fäulnisverhütende Mittel wie Benzoesäure und Sorbinsäure hinzu, wodurch die Margarine sich länger hält als Butter. Da Butter ein naturreines Produkt ist, darf man ihr zur Fäulnisverhütung nichts hinzufügen oder entnehmen.
Dreizehntes Kapitel

MEINE THERAPIE

Auf dem Wege zur Gesundung begegneten wir mehreren Therapeuten wie zum Beispiel Dr. Warburg, Dr. Seeger, Dr. Kuhl, Dr. Issels, Dr. Wendt, Dr. Koch, Dr. Budwig und Dr. Sklenar.

Sie brachten uns unserem Ziel immer näher. Wir brauchen sie alle, um unser Endziel zu erreichen. Ein einziger Ratgeber nützt uns gar nichts. Es gibt Menschen, die glauben, die Krebsfrage allein gelöst zu haben. Sie hoffen auf Ehre und Anerkennung. Eine Anerkennung ihrer Therapie wird es jedoch nie geben, denn die Krebsfrage ist nicht von einem einzigen Menschen gelöst worden. Man hat sich das Verständnis für das Krebsproblem gemeinsam erarbeitet. Warburg hat zu diesem Verständnis viel beigetragen und seine Forschungsergebnisse regten Jung und Seeger an, sich tiefgehender mit dem Krebsproblem zu beschäftigen. Gemeinsam haben sie das Wesen dieser Krankheit erklärt. Andere Forscher haben die Lücken in der Theorie gefüllt, und alle zusammen haben sie Schritt für Schritt die Geheimnisse dieser schleichenden Krankheit gelöst.

Das bedeutet nicht, dass die Krebsfrage für Sie und für mich nun auch endgültig gelöst wäre. Eine Lösung hängt oft nicht mit dem Vorhandensein einer Geschwulst zusammen. Geschwulstträger sind Krebspatienten, aber die Tatsache, dass man keine Geschwulst hat, bedeutet noch lange nicht, dass man nicht krebskrank ist.

Krebs kann nicht nur durch die Ernährung und einige Medikamente geheilt werden, obwohl es ohne sie sicherlich auch nicht geht. Es gibt Menschen, die sich nie getrauen, etwas Falsches zu essen, da sie fürchten, sonst nie wieder gesund zu werden. Bitte, verstehen Sie mich recht: man sollte die vorgeschriebene Diät streng, aber nicht krampfhaft einhalten. Unsere tägliche Nahrung spielt eine wesentliche Rolle in der Krebsbekämpfung und wir sollten ihr viel Aufmerksamkeit schenken. Das Wesen der Krebskrankheit ist jedoch tiefgründiger und die Lösung liegt darin, Menschen zu befähigen, ihre körperlichen und geistigen Blockierungen abzubauen. Das ist nicht einfach, und auch ein Therapeut muss einem Patienten Verständnis und Einfühlungsvermögen entgegen bringen. Es gehört zu meiner Therapie, gemeinsam die Lösung der oftmals festgefahrenen Situationen anzustreben, die unterschwelligen Ängste zu besprechen und gemeinsam den erlebten Kummer zu durchleben. Der Grundsatz meiner Therapie heißt: die seelische

Heilung sollte der körperlichen Genesung vorangehen. Das beinhaltet keine Vernachlässigung der körperlichen Behandlung, denn beide sind gleichberechtigt und eine einseitige Betonung würde nicht zum gewünschten Resultat führen. Körper und Seele müssen zueinander in einem harmonischen Verhältnis stehen. Krebs ist jedoch eine Krankheit der Disharmonie. Das Chaos muss behoben, und der Mensch wieder ins Gleichgewicht gebracht werden. Die Nahrung spielt in diesem Prozess eine wichtige Rolle. Sie normalisiert das Hormonsystem. Dicke Menschen magern durch eine ausgewogene Ernährungsweise ab und magere Menschen nehmen zu. Gute Nahrung reguliert viele körperliche Funktionen, steigert die Energie, bringt die Darmträgheit zum Verschwinden und heilt den Blutkreislauf.

Das alles hat einen positiven Einfluss auf die Seele. Dieses erstaunliche Zusammenspiel kann kranke Menschen genesen lassen. Aus diesem Grund gebührt niemandem die Ehre, den Weg zur Genesung entdeckt zu haben. Ehrgeizige Menschen gehören nicht hierher. Auf dem Wege der Genesung gebührt nur Gott die Ehre. Es hängt von ihm ab, ob wir körperlich und geistig gesunden. Wir dürfen und sollen die vorhandenen Mittel benutzen, aber das garantiert keine Genesung. Krebskranke können geheilt werden und sind schon oft geheilt worden. Eine Genesung ist jedoch an erster Stelle abhängig von Gottes heilenden Händen. Dieses Wissen gehört ebenfalls zu meiner Therapie.

DIE DIÄT

Die Diät, die ich meinen Patienten verschreibe, gründet sich auf den Arbeiten derer, die ich erwähnt habe. Das nachstehende Beispiel kann nur allgemein andeuten, welche Vorschriften ein Krebspatient befolgen sollte. Ein Darmkrebspatient wird in der Praxis eine andere Nahrung zu sich nehmen müssen als ein Lungenkrebspatient. Die Basis ist jedoch für beide Patienten die gleiche. Sie zielt darauf ab, die blockierten Atmungsorgane der Körperzellen von den vorhandenen Toxinen zu befreien und dadurch den Gärungsprozess zurückzudrängen und den Oxidationsprozess durch einen möglichst niedrigen Blutsäuregrad (pH-Wert) zu fördern.

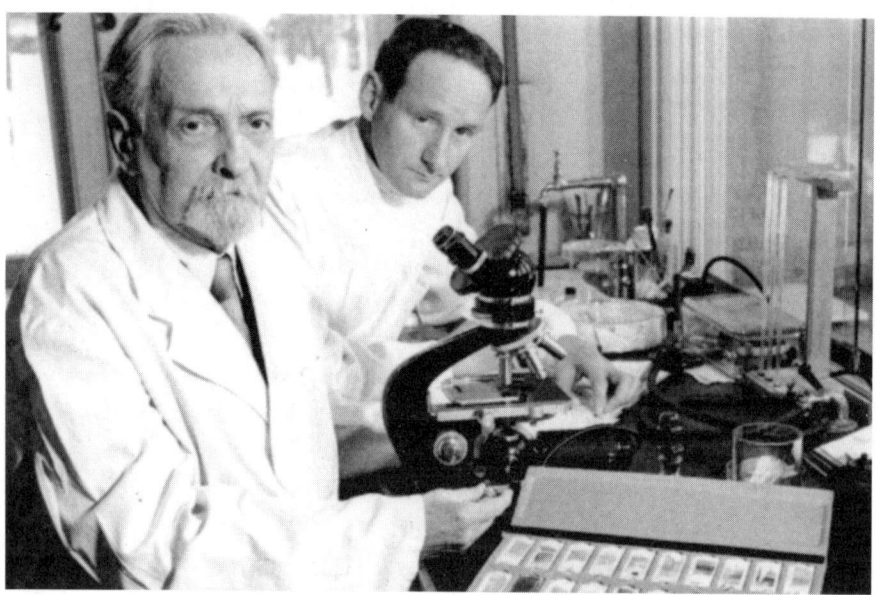

Prof. Dr. Enderlein

8:00 Uhr	Klistieren mit einem Kaffeeklysma 125 Gramm Quark (BioGarde), mit 3 Esslöffel Leinöl und einem Teelöffel Honig vermischt 1 geriebener Apfel
10:00 Uhr	1 Glas Saft von roten Beeten
11:30 Uhr	1 Glas Karottensaft mit etwas Sahne
12:30 Uhr	2 bis 3 Scheiben Vollkornbrot oder Sauerteigbrot bestrichen mit Eden Margarine Belag: Rohkost, Salat, Zwiebel, Radieschen, Tomate
16:00 Uhr	1 Glas Trinksauermilch mit einem rohen Eidotter
17:00 Uhr	1 Glas Saft von Karotten oder roten Beeten
18:00 Uhr	1 kleine Schale rohes Sauerkraut Ungeschälter Reis, ab und zu einmal gekochte Kartoffeln mit Rohkost Der mäßige Gebrauch von gekochtem Gemüse ist erlaubt
20:00 Uhr	Eine Tasse Kräutertee eventuell Gemüsesäfte BioGarde Yoghurt
21:00 Uhr	Obst, vor allem Äpfel! Säfte.

Orangen, Birnen, Trauben, süße Äpfel, Feigen, Datteln, Rosinen und alle anderen süßen Qbstsorten sind nicht erlaubt. Für Darmkrebspatienten sind saure Milcherzeugnisse verboten, saure Gemüsesäfte dürfen sie jedoch zu sich nehmen. Es empfiehlt sich sehr, täglich einen halben Liter Kombucha zu trinken.

Diese Diät ist nur eine Basisdiät. Es sind viele Variationen möglich, und es empfiehlt sich, die Gerichte abwechslungsreich herzustellen. Das Mittagsmahl darf die Hauptmahlzeit sein, und man darf auch andere Säfte als Karottensaft oder den Saft roter Beete trinken, obwohl diese zwei sehr wichtig sind. Wie Sie sehen, berücksichtigt diese Diät den Gedanken von Dr. Issels, regelmäßig ein wenig zu essen. Das Frühstück wurde von Dr. Budwig zusammengestellt und die Sauermilchprodukte stammen von Dr. Kuhl.

Während der Mahlzeiten und nachher bekommen die Patienten noch ergänzende Nährstoffe, die jedoch für jeden unterschiedlich sind und deshalb nicht erwähnt wurden. Man kann statt morgens auch abends mit Kaffeklysmen klistieren. Die Erfahrung hat jedoch gelehrt, dass es die meisten Menschen bevorzugen, morgens zu klistieren.

Man kann die Brotmahlzeit durch eine Quarkmahlzeit ersetzen. Dr. Budwig verschrieb ihren Patienten unter Umständen sogar dreimal täglich Quarkmahlzeiten. Ich befürworte eine Mischung von Quark und Leinöl, mit der ich sehr gute Erfahrungen gemacht habe.

Es gibt Patienten die morgens vorzugsweise Brot und mittags Quark essen. Das ist erlaubt. Man darf auch ab und zu Haferflockenbrei oder Brei aus ungeschältem Reis essen. Aufkeimende Samen eignen sich sehr als Brotaufschnitt. Im Reformgeschäft sind verwertbare Samen erhältlich. Man soll die Samen aufkeimen lassen, bis sie aufbersten, die Stängel also nicht wachsen lassen. Die aufgekeimten Samen enthalten sehr viel Enzyme und fördern die Genesung. Zusammen mit Rohkost sind sie eine Delikatesse (Arm Wigmore). Wir kochen die Kartoffeln ungeschält und ohne Salz. Sie können die in der Diät verwendeten Säfte mit einem Entsafter selbst herstellen oder im Reformgeschäft kaufen. Die Marke Eden ist sehr bekannt. BioGarde ist ein Produkt aus Quark und Buttermilch, das rechtsdrehende Milchsäure enthält.

ERGÄNZENDE NÄHRSTOFFE

Ich verschreibe jedem meiner Krebspatienten andere ergänzende Nährstoffe. Deshalb kann ich hier über die Art und Dosis der ergänzenden Nährmittel nur einige allgemeine Dinge sagen. Der Gebrauch von Vitaminen als Ergänzung unserer täglichen Nahrung ist vor allem in den Vereinigten Staaten sehr verbreitet. Man stellt in vielen Lebensmittelgeschäften und Supermärkten Vitamine neben Gemüse und Obst aus. Viele Menschen halten diese Vitamine für eine notwendige Ergänzung der täglichen Ernährung. Das ist nicht erstaunlich, denn Forschungen auf diesem Gebiet ergaben, dass das Nahrungsangebot den wachsenden Vitaminbedarf oft nicht mehr deckt. Einerseits haben die vielen giftigen Umwelteinflüsse, denen wir ausgesetzt sind, den Vitaminverbrauch des Körpers gesteigert. Andererseits ist bei vielen Menschen die Aufnahme dieser notwendigen Nährstoffe mangelhaft, weshalb die Dosierung bestimmter Vitamine oft erhöht werden muss. Die Dosierung bei Krebs und anderen Krankheiten wird von den spezifisch wichtigen therapeutischen Zielen bestimmt.

Die auf zellularer Ebene wirksamen Vitamine und Mineralien verstärken die Abwehrkräfte des Körpers. Je besser wir begreifen, wie der Körper funktioniert, desto besser verstehen wir, welche Bedeutung eine gute Ernährung für unsere Gesundheit hat. Vor zwei Jahrhunderten genügte die Erkenntnis, dass eine halbe Tasse Zitronensaft täglich den Menschen vor Skorbut schützt. Heute erforscht man, welche der vielen infektionsbekämpfenden weißen Blutkörperchen durch das Vitamin C angeregt werden. Man untersucht ihre Zellmembrane, ihren Stoffwechsel, die Anzahl der vorhandenen weißen Blutkörperchen, ihre Fähigkeit sich zum Kampf zu rüsten und ihre Möglichkeiten, zwischen fremden und körpereigenen Zellen zu unterscheiden. Man hat nicht nur das Funktionieren von Vitamin C, sondern auch Vitamin E, Vitamin A und das Spurenelement Selen auf zellularer Ebene erforscht.

Diese Stoffe helfen, die Gesundheit zu erhalten, indem sie die Zellmembrane gegen Oxidation schützen. Oxidation korrodiert die Zellmembrane, so dass Bakterien und Viren leichter in die Zelle eindringen und ihr Schaden zufügen können, was schließlich zu Veränderungen in der Zelle oder sogar zum Tod der Zelle führen kann. Die Veränderungen in der Zelle verursachen den Krebs. Die Oxidation kann durch sogenannte »freie Radikale« hervorgerufen werden. Freie Radikale sind Molekularteilchen, die unpaarige, sehr unstabile Elektronen mit einer hohen Ladung enthalten. Einige Körperfunktionen wie die Lymphozyten produzieren freie Radikale zur Bekämpfung von Infektionen. Die freien Radikalen entstehen jedoch auch in zunehmendem Maße durch die Folgen von Umweltgiften.

Bei einer genaueren Betrachtung sind die freien Radikalen am beängstigendsten. Sie rauben buchstäblich die Elektronen der anderen Moleküle. Im Körper verbinden sie sich mit Fettsäuren. Auf diese Weise bilden sie Peroxyden, die die Zellwände angreifen und eine Kettenreaktion auslösen können, die viele neue freie Radikale schafft. Diese Kettenreaktion kann Autoimmunkrankheiten verursachen, bei denen die Lymphozyten das eigene Körpergewebe angreifen.

Wir brauchen ein Mittel, das diese Vorgänge unterdrückt. Wir brauchen Anti-Oxydantien. Vitamin E, Vitamin C und Selen sind ausgezeichnete Anti-Oxydantien. Andere Spurenelemente und Betakarotine sind schwächere Anti-Oxydantien. Auf vielerlei Weisen hindern sie die freien Radikalen daran, die Zellmembrane zu zerstören.

Vitamin E spielt eine besondere Rolle. Forschungen des Linus Pauling Instituts ergaben, dass die sehr viel Fettsäure enthaltenden Zellmembranen das fettlösliche Vitamin E anziehen. Die Zellmembrane gleicht einem Sandwich, das aus zwei Fettschichten und Vitamin E in der Mitte besteht. Auf diese Weise schützt Vitamin E die Fette gegen Oxidation. Vitamin E oxidiert unmittelbar und löst dadurch die freien Radikalen auf. Eine Vorbeugung gegen Oxidation kann die Lebensdauer der Zelle verlängern. Eine an Hamstern vorgenommene Untersuchung der Universität von Atlanta (Georgia) ergab, dass die Anzahl der Brüche, Löcher und Fusionen in den Lungenchromosomen der dem krebserregenden Benzopyren ausgesetzten Tiere durch Vitamin E stark reduziert wurde. Nach Meinung der Forscher belegen die Forschungsergebnisse, dass Anti-Oxydantien den potentiell mutagenen und karzinogenen Effekten bestimmter Stoffe vorbeugen können.

Selen wirkt ebenfalls wie ein Anti-Oxydant, aber in einer allgemeinen Weise. Selen unterstützt die Produktion eines speziellen Enzyms, Glutathionperoxydase genannt, das Peroxyden in unschädliches Wasser verwandelt. Selen ist wasserlöslich und wirkt innerhalb der Zelle. Es gibt in Krebszellen größere Selenmengen als in normalen Zellen und viele Forscher zeigten, dass diese Krebszellen sich langsamer teilen als die normalen

Zellen. Wenn man Versuchstieren Selen gab, wuchsen die Brust-, Darm-, Leber- und Hautgeschwülste nicht so schnell. In einer Untersuchung von Dr. Milner aus Urbana gab man einer Gruppe von Mäusen Selen und Krebszellen, einer Kontrollgruppe gab man jedoch nur Krebszellen. Bei der ersten Gruppe waren sechs Wochen später keine Geschwülste mehr vorhanden, bei der Kontrollgruppe dagegen hatten sich die Geschwülste in diesen sechs Wochen verdoppelt. In dieser Untersuchung erwies sich Selen als Vorbeugungsmaßnahme gegen Krebs. Dr. Gerhard Schrauzer aus San Diego, einer der führenden Forscher auf dem Gebiet von Selen, ist der Meinung, Selen könne gegen Krebs teilweise durch Verzögerung der Zellteilung vorbeugen. Die Verzögerung gibt der geschädigten Zelle gerade genug Zeit, um die Chromosomen wiederherzustellen. Zellen, die Chromosomenschäden haben, können bösartig werden, es sei denn, der Schaden ist behoben, bevor die Zelle sich teilt. Jedes Agens, das die Zellteilung bremst, ist ein potentiell antikarzinogener Stoff.

Selen spielt auch eine wichtige Rolle bei der Ausscheidung von potentiell karzinogenen Chemikalien und Giften. Dr. Schrauzer nennt Selen ein umweltschützendes Agens. Im Körper kann Selen sich mit giftigen Schwermetallen wie Quecksilber, Cadmium und Blei verbinden, und somit können diese Verbindungen ausgeschieden werden.

Vitamin C ist eine wasserlösliche Nachbildung von Vitamin E. Die starken anti-oxidierenden Effekte finden jedoch innerhalb der Zelle in der wässrigen Flüssigkeit statt. Bei der Auflösung von freien Radikalen durch Vitamin C entstehen zwei Stoffe, die beide krebsbekämpfende Eigenschaften haben. Vitamine und Mineralien helfen uns auf zellulärer Ebene nicht nur in der Form der Anti-Oxydanten, sondern sie verstärken auch die Abwehrkräfte. Das gilt besonders für Vitamin C. Lymphozyten enthalten viel Vitamin C, welches sie bei der Bekämpfung von Infektionen rasch verbrauchen.

Möglicherweise erhöht Vitamin C den Stoffwechsel einiger Lymphozytenarten, wodurch sie stärker reagieren. Vitamin C ist unentbehrlich für das Wachstum und die Gesundheit des Bindegewebes, des sogenannten Kollagen, ein Gerüsteiweißstoff im Gewebe, in Knochen und Knorpel. Mit Hilfe von Vitamin C kann Kollagen Krebstumore in ein solides Stützgewebe einhüllen, einkapseln und deren Aussaat verhindern. Japanische Forscher fütterten Ratten, die Magentumoren hatten, täglich 400 Milligramm Vitamin

C. Es stellte sich heraus, dass die Tumore bei keiner der Ratten wuchsen. Das Wachstum wurde durch eine starke Vermehrung von Bindegewebe um die Tumore herum gehemmt. Bei Ratten, die nicht mit Vitamin C gefüttert waren, hörten die Geschwülste jedoch nicht zu wachsen auf.

Vitamin A ist in den meisten Körperzellen vorhanden, vor allem in den Zellen des Mundes, der Lungen, des Halses, des Magens, des Darms, der Haut und sogar der Netzhaut der Augen. Die besondere Aufgabe der Zellen des sogenannten Epithelgewebes liegt darin, die Organe zu schützen und bestimmte Flüssigkeiten auszuscheiden. Menschen, die an Mund-. Hals- oder Lungenkrebs leiden, haben sehr wenig Vitamin A im Blut.

Künstlich erzeugter Vitamin A-Mangel verursachte Halskrebs bei Mäusen, die man außerdem karzinogenen Chemikalien ausgesetzt hatte. Die Leber speichert Vitamin A. Viele Forscher sind der Ansicht, dass das häufige Vorkommen von Hals- und Mundkrebs bei Menschen, die sowohl Alkohol trinken als auch Tabak rauchen, nicht durch den Gebrauch dieser Genussmittel, obwohl diese krebserregende Stoffe enthalten, verursacht wird, sondern dadurch, dass die geschädigte Leber nicht imstande ist, das gespeicherte Vitamin A zur Bekämpfung der karzinogenen Stoffe an den Blutkreislauf weiterzuleiten.

Das auch in Karotten vorhandene, orangefarbene Beta-Karotin ist eine Vorstufe von Vitamin A. Der Körper setzt einen Teil des Beta-Karotins in Vitamin A um. Der Rest wirkt als Anti-Oxydant, meistens auf dieselbe Weise wie Vitamin E. Der Körper braucht das in Vitamin A umgesetzte Beta-Karotin für die Ausscheidung von Schleim, Tränen und Speichel und für die Versorgung der Struktur von winzigen Organteilen, die sich in den Epithelzellen befinden. Vitamin A hat ebenfalls einen Einfluss auf die Aktivität des Immunsystems und vergrößert die Thymusdrüse, eine faustgroße Drüse innerer Sekretion im vorderen Teil der Brusthöhle. Die Thymusdrüse sondert viele Antikörper, Fresszellen und T- Lymphozyten ab, die unsere primäre Verteidigung gegen Krebs sind. Das Element Zink beeinflusst die Wirkung von Vitamin A und ist mitbestimmend für ein gesundes Funktionieren der Thymusdrüse.

Vitamin A spielt eine sehr wichtige Rolle bei der Zelldifferentierung. Es hilft, spezielle Zellen zu erkennen und es gibt den Antrieb für die Produktion spezifischer, bei der Bekämpfung von Mikroorganismen nötigen Eiweiße oder Anti-Körper. Ausreichende Mengen an Vitamin A bewirken eine schnelle Reaktion des Immunsystems, wenn Viren in den Körper eindringen. Vitamin A hemmt das Wachstum der Tumore und verringert die Giftigkeit einiger auch bei der Krebsbehandlung angewandter Medikamente.

Zur Ergänzung der Nährstoffe verfügen wir nicht nur über Vitamin A, C und Selen, sondern auch über all die anderen Vitamine und Mineralien. Weiterhin stehen der Naturheilkunde noch viele für die Normalisierung eines chaotischen Stoffwechsels unentbehrliche Präparate zur Verfügung. Das Mineral Germanium hemmt die Entwicklung von Geschwülsten. Das Enzym Polyerga bekämpft die Gärung in den Zellen. Das von Professor Rissle zusammengestellte Mutoflor regeneriert die Darmflora. Das von Dr. Kuhl entwickelte Milchsäurepräparat Viscum Forte regt die Zelle an, die toxischen Milchsäuremengen auszuscheiden. Gelum, ein Erzeugnis aus rechtsdrehender Milchsäure, normalisiert den Blutsäuregrad. Die Wobe Mugos-Enzyme verhindern die Entstehung von Metastasen. Das von Seeger befürwortete Gelee Royal fördert die Oxidation. Zusammenfassend kann man sagen, dass die biologische Krebsbekämpfung über viele natürliche Präparate verfügt. Es ist unbedingt notwendig, dass ein Sachkundiger diese Mittel verschreibt und empfiehlt. Man soll sie nie ohne Rücksprache mit einem Arzt ausprobieren.

Es erübrigt sich, hektisch nach immer neuen krebsbekämpfenden Medikamenten zu suchen, da die Natur uns ausreichend Heilmittel verschafft. Man wird nie ein einziges krebsheilendes Mittel finden. Wir selbst müssen mit Hilfe der Nahrung und der Nahrungsergänzungen unseren eigenen Krebs überwinden. Dieses Wissen schützt uns vor dem Überkonsum. Wir brauchen die Nahrung für unsere Gesundung. Sie spielt ihre eigene Rolle im Loslösungsprozess. Die Nahrung soll uns die körperliche Kraft zur Beseitigung unserer seelischen Blockierung geben, die in erster Linie bekämpft werden muss. Ich hoffe, dass viele, die sich auf dem Wege zur Genesung befinden, ihre Nahrung auf diese Weise zu sich nehmen werden.

ZUSAMMENFASSUNG DER WICHTIGSTEN PUNKTE

1. Infolge einer Schädigung oder Blockierung der Zellatmungsorgane vergären krebskranke Körperzellen (Glykolyse) ihre Nahrung statt sie zu verbrennen (Oxidation).

2. Die Krebsgeschwulst ist eine Folge der Krebskrankheit.

3. Die Entfernung der Geschwulst bedeutet noch keine Krebsheilung.

4. Das Vorhandensein einer Krebsgeschwulst deutet immer auf den Beginn eines Endstadiums.

5. Die röntgenologische Feststellung einer Krebsgeschwulst ist immer eine Spätdiagnose.

6. Seinem Wesen nach ist die Krebskrankheit ein Milchsäureproblem.

7. Krebs wird durch chemische Stoffe, Strahlung, eine falsche Ernährung und seelische Belastung verursacht.

8. Die H.E.S.-L. 3d Blutdiagnose ermöglicht die Früherkennung von Krebs.

9. Ein Überschuss an tierischen Eiweißen fördert das Wachstum der Mikroorganismen im Blut, was zur Erkrankung des Gewebes führt.

10. Eine Veränderung des neutralen Blutsäuregrads beschädigt die Atmungsorgane der Zelle.

11. Der vielfache Gebrauch von antibakteriellen Mitteln kann Krebs verursachen.

12. Durch eine Störung der Zellatmung haben Krebszellen nicht die Fähigkeit, ihre Nahrung zu verbrennen.

13. Eine Röntgenbehandlung kann Metastasierung verursachen.

14. Ein charakteristisches Merkmal der Krebssituation ist eine Umwelt, die Geschwülste verursacht.

15. Die Regulierung des Blutsäuregrads ist die wichtigste Maßnahme bei der Krebsbekämpfung.

16. Die Nahrung ist einer der wichtigsten Faktoren in bezug auf den Blutsäuregrad.

17. Die Nahrung soll rein, lebendig und fermentreich sein.

18. Es empfiehlt sich, biologisch angebaute Nahrung zu essen.

19. Durch Milchsäuregärung entstandene Produkte regulieren die Darmfunktion.

20. Denaturierte Kohlenhydrate schaden der Zellatmung.

21. Zahnwurzelhöhlen, aus denen der Nerv entfernt worden ist, können zu ständigen Krankheitsherden entarten.

22. Vitamine und Mineralien sind eine unentbehrliche Ergänzung der täglichen Nahrung.

23. Mehrfach ungesättigte Fette wie Leinöl fördern die Oxidation in hohem Maße.

24. Im Vergleich zu anderen Diäten enthält eine krebsbekämpfende Diät sehr viel Milchsäuregärungsprodukte.

25. Eine krebsvorbeugende oder krebsbekämpfende Diät enthält weiterhin normale, gesunde Nahrung.

26. Der Blutsäuregrad bestimmt die Gesundheit.

27. Die Erhaltung eines pH-Wertes von 7.1 ist größtenteils von der Nahrung abhängig.

28. Die Mikroorganismen im Blut bleiben bei einem pH-Wert von 7.1 gesund.

29. Eine Veränderung des Blutsäuregrads stört den Abbau von Zucker, so dass die für die Verbrennung der im Zitronensäurezyklus notwendigen Bausteine unvollkommen und unzulänglich sind (Dr. H. Jung).

30. Die Zellstruktur verliert ihren Zusammenhalt, die Anzahl der Mitochondrien verringert sich, und es entsteht ein Mangel an Zytochromoxydase (Dr. P. G. Seeger).

31. Der Mangel dieses Oxidationsferments verursacht eine Störung der Zellatmung, wodurch die Toxine nicht mehr wegoxidiert und die Mitochondrien immer weiter blockiert werden.

32. Die Membrane der Mitochondrien und Erythrozyten fangen an, »undicht« zu werden, was zu einer Permeabilitätsstörung führt. Die Störung der Permeabilität der Zelle verursacht eine Veränderung ihres bio-elektrischen Potentials.

33. Die Zelle schaltet gezwungenermaßen auf eine anomale Milchsäuremengen produzierende Glykolyse um.

34. Die langfristig auf die Zellen einwirkende Milchsäure verursacht in einer sauren Umgebung hyperplastisches Gewebe (Dr. J. Kuhl).

35. Durch die zwangsmäßige Umschaltung auf den Glykolyseprozess zeigt der Zellstoffwechsel immer mehr eine Eiweiß- und Fettbildung, wodurch so viele Bausteine entstehen, dass die Zelle zur Zellteilung gezwungen wird (Dr. P. G. Seeger).

36. Durch die karzinogenen Stoffe entstehen in der Krebszelle Krebsgifte, die sogenannten Polypeptiden, die die Erythrozyten angreifen.

Die Membranstrukturen der Erythrozyten desintegrieren, wodurch sich die Atmung der Erythrozyten verringert. Das führt dazu, dass das Blut nicht mehr genug Sauerstoff binden kann. Es entsteht Blutarmut.

37. Die ständige Bildung von Milchsäure und die Desintegration der Zellstrukturen verursachen auf die Dauer eine Geschwulstbildung an der Körperstelle mit der geringsten Widerstandskraft.

38. Die Wiederherstellung des Zellgärungsprozesses kann nur stattfinden, wenn der Blutsäuregrad durch vollwertige Nahrung ohne denaturierte Zucker und Kohlenhydrate normalisiert worden ist, aber ergänzt durch Milchsäuregärungsprodukte wie Buttermilch, Sauerkraut, den Saft von roten Beeten, Quark, Kefir und Produkte der Marke BioGarde.

39. Die Normalisierung des Blutsäuregrads hängt von einer gesunden Darmflora ab, die rechtsdrehende Milchsäurebakterien (L+) enthält.

40. Eine gesunde Nahrung, die viel Milchsäuregärungsprodukte enthält, bewirkt eine gute Darmflora voller rechtsdrehender Milchsäurebakterien, die ihrerseits den Blutsäuregrad regulieren. Die Atmungsorgane der Zellen bleiben unbeschädigt, die Zellen können ihre Nährstoffe verbrennen, und es entstehen keine schädlichen Milchsäuremengen.

41. Aus diesem Grund ist eine gesunde Ernährung eine der wichtigsten Mittel zur Krebsvorbeugung.

42. Wir selber können entscheiden, ob unsere Nahrung gesund ist oder nicht. Da das Krebsproblem eng mit der Nahrung verknüpft ist, tragen wir selbst in vielen Fällen die Verantwortung dafür, ob wir krebskrank werden oder nicht.

43. Krebs ist eine Stoffwechselkrankheit, die nur auf dem Wege des Stoffwechsels geheilt werden kann.

SCHADSTOFFE

In diesem Abschnitt möchte ich auf die der Nahrung hinzugefügten Schadstoffe aufmerksam machen. Die Hersteller sind heute gesetzlich verpflichtet anzugeben, welche Stoffe dem Produkt beigefügt worden sind, so dass der Käufer kontrollieren kann, welche Stoffe er zu sich nimmt. Ich halte das für eine gute Entwicklung. Auf Grund der Information auf dem Etikett können wir darüber entscheiden, was wir für zulässig halten.

Wenn wir die These von Professor Kollath, das Natürliche so natürlich wie möglich zu erhalten, befolgen, dann wird es keine Probleme geben. Der Gebrauch von vollem Getreide und biologisch angebautem Gemüse, sowie die Herstellung ohne Konservierungsmittel bringt keinerlei Probleme mit sich.

Wir leben jedoch in einer Gesellschaft, in der die veränderten Nahrungsgewohnheiten uns alle berühren. Wie gesagt, es müssen heute zum Schutz der Verbraucher eventuelle Schadstoffe, die der Nahrung beigemengt worden sind, auf dem Etikett vermerkt werden. Beim Kauf eines Produktes sollten Sie darauf achten. Nehmen wir einmal irgendein Produkt aus dem Regal des Supermarktes, z.B. Cocktailsoße.

Der Inhalt dieser Soße setzt sich aus pflanzlichem Öl, Tomatenmark, Eigelb, Zucker, Essig, Senf, Whisky, Würzmittel, Stabilisatoren, E 410, E 466, Farb- und Geschmacksstoffe zusammen.

Die Nummern E 410 und E 466 werden auf dem Etikett vermerkt. Diese sollten Sie besonders beachten. Es gibt nämlich eine Liste mit Codes, welche alle der Nahrung hinzugefügten chemischen Stoffe enthält. Sie brauchen diese Stoffe nicht auswendig zu lernen, denn mit Hilfe der Liste können sie leicht von nun an selbst bestimmen, welche Schadstoffe Sie zu sich nehmen wollen und welche nicht. Da immer mehr Hersteller diese Codenummern verwenden, kann es sehr wichtig sein, diese zu beachten.

Liste der Nahrung beigegebenen chemischen Stoffe.

Ungefährliche Beigaben:
E 100, E 101, E 103, E 104, E 105, E 111, E 121, E 122, E 126, E 132, E 140, E 151, E 152, E 160, E 161, E 170, E 174, E 175, E 180, E 181, E 200, E 201, E 202, E 203, E 236, E 237, E 260, E 261, E 262, E 263, E 270, E 280, E 281, E 282, E 290, E 301, E 302, E 303, E 304, E 305, E 306, E 307, E 308, E 309, E 325, E 326, E 327, E 331, E 332, E 333, E 334, E 335, E 336, E 400, E 401, E 402, E 403, E 404, E 405, E 406, E 408, E 410, E 413, E 414, E 420, E 421, E 422, E 440, E 471, E 472, E 473, E 475, E 480.

Verdächtige Stoffe:
E 125, E 141, E 150, E 153, E 171, E 172, E 173, E 240, E 241.

Stoffe, die Darmerkrankungen verursachen können:
E 221, E 222, E 223, E 224, E 226.

Stoffe, die die Verdauung stören können:
E 338, E 339, E 340, E 341, E 450, E 460, E 461, E 462, E 463, E 465, E 466, E 450.

Stoffe, die Hautbeschwerden verursachen können:
E 230, E 231, E 232, E 233.

Gefährliche Stoffe:
E 102, E 110, E 120, E 124, E 127.

Ein Stoff, der Vitamin B 12 vernichtet:
E 220.

Stoffe, die in feine Fleischwaren gemischt werden und Gefäßstörungen verursachen können:
E 250, E 251, E 252 (E 251 Sulfit).

Stoffe, die auf Cholesterin einwirken:
E 320, E 321.

Stoffe, die eine Überempfindlichkeit der Haut verursachen:
E 311, E 312.

Ein Stoff, der Aphten (Bläschenausschlag im Mund) verursacht:
E 330 (synthetische Zitronensäure), sehr gefährlich, krebserregend, wird in Limonaden u.ä. verwendet.

Ein Stoff, der in Speiseeis vorhanden ist und Darmerkrankungen verursachen kann:
E 407.

Krebserregende Stoffe:
E 131, E 142, E 210, E 211, E 212, E 214, E 215, E 216, E 217, E 239,
E 123 (der krebserzeugende und in den Vereinigten Staaten und der UdSSR verbotene Farbstoff Amarant).

REZEPTE

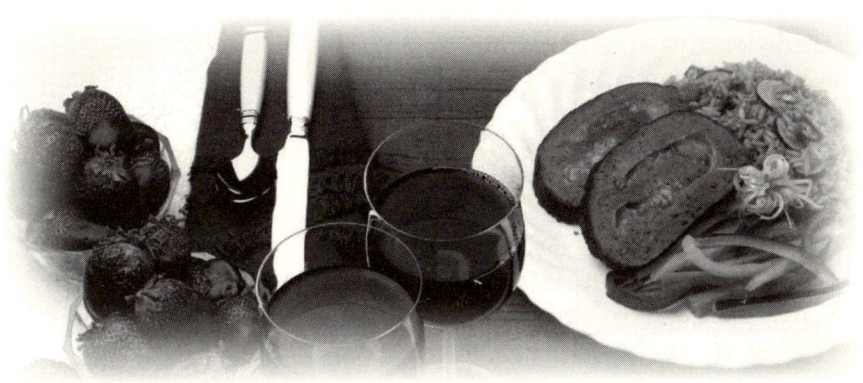

Rohkostrezepte
Sellerieknolle
Reiben Sie die Sellerieknolle so grob, wie es Ihnen beliebt oder mahlen Sie sie mit einer Rohkostmühle. Vermischen Sie die geriebene Sellerieknolle mit einer zerkleinerten Knoblauchzehe und einigen Löffeln Quark.

Roher Chicorée
750 g Chicorée
1 Goldrenette (Apfelsorte)
1 Zwiebel
Muskatnuss
1 Tomate
2 Eier

Schneiden Sie den Chicorée sehr fein, waschen Sie den geschnittenen Chicorée und trocknen ihn, am besten in einer Salatschleuder. Legen Sie eine Schicht Chicorée in eine Schale, zerschneiden Sie die Zwiebel, das Ei und den Apfel und streuen Sie die Zutaten mit ein wenig Muskatnuss und Dressing über den Chicorée. Wiederholen Sie das Ganze einige Male. Garnieren Sie den Salat schließlich mit einem Ei und der Tomate.

Quarkdressing für Rohkost und Salat
125 Gramm Quark
1 Tasse Buttermilch
4 Esslöffel Sahne
1 kleine Zwiebel
2 Esslöffel Apfelessig
1 Löffel Honig oder Marmelade (keine Pflaumenmarmelade)
ein wenig Currypulver
ein wenig Schnittlauch
2 Esslöffel Gewürzkräuter
3 Esslöffel Leinöl

Vermischen Sie den Quark, die Buttermilch und das Leinöl. Schlagen Sie die Sahne, aber nicht steif. Mischen Sie nun alle Zutaten, zunächst ohne Honig. Süßen Sie anschließend das Dressing mit Honig. Bewahren Sie das Dressing im Kühlschrank auf.

Salat mit Porree
Waschen Sie einen Kopfsalat und schneiden Sie ihn in kleine Stücke. Waschen Sie den Porree und schneiden Sie ihn in dünne Ringe. Vermischen Sie Salat und Porree mit selbstgemachter Mayonnaise oder mit ein wenig Öl und Essig. Eventuell können Sie noch eine geschnittene Perlzwiebel hinzufügen.

Endiviensalat
Waschen Sie die Endivie und schneiden Sie sie in kleine Stücke. Vermischen Sie die geschnittene Endivie mit selbstgemachter Mayonnaise.
Mengen Sie dieser Mischung ein wenig gekochte Sojabohnen oder braune Bohnen und einige in Würfel zerschnittene gekochte Kartoffeln zu.

Frühlingssalat
Schneiden Sie eine Tomate, eine Zwiebel und eine grüne Paprika in kleine Stücke und vermischen Sie das Ganze mit Öl und Apfelessig oder mit selbstgemachter Mayonnaise. Waschen Sie den Kopfsalat. Drapieren Sie die Salatblätter auf einer Platte und legen Sie die Mischung aus Tomate, Zwiebel und Paprika darauf. Garnieren Sie den Frühlingssalat mit Petersilie.

Salat aus Rettich und Mandarinen
Reiben Sie den Rettich in dünne Scheiben. Vermengen Sie diese mit Mandarinenstückchen und einer kleingeschnittenen Gurke, eventuell auch mit Würfeln einer roten Paprika. Mischen Sie das Ganze mit etwas Öl und Apfelessig.

Karottensalat mit roter Beete
Reiben Sie einige Karotten und rohe rote Beete. Bereiten Sie den Salat mit Öl und Apfelessig zu. Garnieren Sie das Ganze mit ein paar Stückchen Blumenkohl und kleingeschnittener Petersilie.

Salat aus Karotten und Äpfeln
Reiben Sie zwei Äpfel mit Schale und die Karotten. Schneiden Sie eine Zwiebel und eine Gurke klein. Bereiten Sie eine Soße aus Öl und Apfelessig oder Zitronensaft und vermischen Sie diese Soße mit den Karotten, den Äpfeln, der Zwiebel und der Gurke. Drapieren Sie auf einer Platte einige Kopfsalatblätter und füllen Sie die Rohkostmischung darauf. Streuen Sie zum Schluss ein wenig kleingeschnittene Petersilie darüber.

Rotkohlsalat
Rotkohl
Äpfel
Rosinen
Eine Soße aus Öl und Apfelessig oder
eine Soße aus Öl und Zitronensaft und eventuell etwas Honig

Weichen Sie die Rosinen ein. Reiben oder zerschneiden Sie den gewaschenen Rotkohl. Vermengen Sie den Rotkohl mit dem geriebenen Apfel, den eingeweichten Rosinen und der Soße. Sie können statt der Rosinen auch Gurkenscheiben hinzufügen.

Blumenkohlsalat
Blumenkohl
1 Karotte
1 Gurke
Öl
Apfelessig
eventuell etwas Meersalz

Waschen Sie den Blumenkohl und zerschneiden Sie ihn. Reiben Sie die Karotte. Schneiden Sie die Gurke in Scheiben oder Würfel. Schmecken Sie das Ganze mit Gewürzen ab.

Eintopf aus rohem Porree und Zwiebeln
Kartoffeln
Porree
1 Zwiebel

Für den Kartoffelbrei:
Ei
Meersalz
Sojasoße oder pflanzliche Bouillonkörner
Butter
Milch

Kochen Sie die Kartoffeln. Reinigen Sie den Porree und die Zwiebel und zerschneiden Sie alles in sehr kleine Stücke, mischen Sie diese Zutaten mit den zerstampften Kartoffeln zu einem festen Brei. Erhitzen Sie den Brei und vermengen Sie ihn mit dem geschnittenen Porree und den Zwiebeln. Sie könnten noch Würfel aus gebackenem Brot, gebratenes Kunstfleisch (Soja) oder gekochte Bohnen hinzufügen.
Statt Porree können Sie den Kartoffelbrei auch mit kleingeschnittener Endivie, Sauerkraut. Rotkohl, Weißkohl u.ä. vermengen.

Haferflockensuppe
½ Teelöffel Butter oder Öl
2 Esslöffel Haferflocken
eine halbe geschnittene Zwiebel
6 dl Wasser oder Gemüsebrühe
1 dl Milch
etwas Sellerie
salzfreier Hefeextrakt
Kräuter wie Schnittlauch, Petersilie, Majoran oder Borretsch

Die Haferflocken und die halbe geschnittene Zwiebel in Butter oder Öl leicht bräunen lassen, das Wasser oder die Gemüsebrühe hinzufügen, das Ganze eine Stunde lang kochen lassen, in der Suppenschüssel die Kräuter hinzufügen.

Reis mit Erbsen und Paprika
Weichen Sie die Erbsen eine Nacht lang ein. Kochen Sie sie, bis sie gar sind. Waschen Sie die roten, grünen und/oder gelben Paprikaschoten. Schmoren Sie den Paprika und die Zwiebel kurz in Öl oder vermischen Sie dieses Gemisch roh mit dem Reis und den hinzugefügten Erbsen. Erwärmen Sie das Gemisch kurz und schmecken Sie es mit Sojasoße oder pflanzlicher Brühe ab.

Reis mit Curry
Schmoren Sie 3 bis 4 Esslöffel Curry und eine kleingeschnittene Zwiebel etwa fünf Minuten lang in Butter. Vermengen Sie diese Mischung mit zerschnittener Petersilie und rühren Sie sie in den warmen Reis.

Reis mit Champignons
Reinigen Sie die Champignons, schneiden Sie diese in Scheiben, geben Sie eine kleingeschnittene Zwiebel hinzu und schmoren Sie alles etwa 5 Minuten. Vermengen Sie diese Mischung mit zerschnittener Petersilie und rühren Sie das Ganze in den warmen Reis. Eventuell können Sie es mit Sojasoße abschmecken.

Reis mit Leber und Ananas
Weichen Sie die Rinderleber ein und schneiden Sie sie klein. Entfernen Sie die Schale der frischen Ananas, zerkleinern Sie sie und entfernen Sie dabei den harten Kern. Vermengen Sie den Reis mit der Leber und den Ananasstücken und erwärmen Sie das Ganze kurz.

Reisgericht
Gemüsebeispiele: Karotten, Porree, Zwiebeln, Paprika, Blumenkohl, Kohl, Sellerie, usw. Kochen Sie den Reis, jedoch nicht zu gar. Schmoren Sie etwa drei der gewaschenen, abgetropften und kleingeschnittenen Gemüse etwa 5 Minuten lang in Öl. Vermengen Sie das Geschmorte und das rohe kleingeschnittene Gemüse mit dem Reis. Erwärmen Sie das Ganze und schmecken Sie es mit Sojasoße oder pflanzlicher Brühe ab.

Buttermilch -Buchweizenbrei
1 Liter Buttermilch
100 g gemahlener Buchweizen oder Graupen
eventuell Honig oder Zuckerrübensirup

Streuen Sie die Graupen in die kalte Buttermilch und erwärmen Sie das Ganze allmählich bis es kocht. Der Brei wird zwar gerinnen, aber das schadet nicht. Rühren Sie, bis der Brei fertig ist. Sie können etwas Honig, Sirup und nach Bedarf ein wenig Butter hinzufügen.

BROTAUFSTRICHE
Brotaufstrich mit Quark
Vermischen sie den Quark mit
- Honig
- Marmelade aus dem Reformgeschäft
- geschnittenem oder geriebenem Obst, Honig und Marmelade
- Apfelsirup oder Apfel/Birnensirup
- Zuckerrübensirup
- Tahin (Sesammuß), Milch und Honig nach Bedarf
- Milch, geriebener Ingwer, frische Ananasstückchen, Honig und eventuell Gewürznelkenpulver
- Gewürze, Gartenkresse, eine Zwiebel oder eine Paprika

Brotaufstrich mit Apfelmus
Waschen Sie einige Äpfel, schneiden Sie sie in vier Stücke, entfernen Sie das Gehäuse und kochen Sie die Äpfel in ein wenig Wasser zu Mus. Entfernen Sie die Schalen und rühren Sie das Mus mit dem Quirl. Nehmen Sie beim Kochen nicht zuviel Wasser, damit Sie ein festes Mus bekommen. Beachten Sie jedoch, dass beim Kochen nicht zuviel Wasser verdunstet und das Mus anbrennt. Vermischen Sie den Apfelmus mit Müsli, gewaschenen Rosinen, einer zerkleinerten Banane und ein wenig Zimt. Statt Apfelmus können Sie auch Apfel- oder Birnensirup aus dem Reformgeschäft mit geriebenen Äpfeln, Rosinen und eventuell Zimt nehmen.

Brotaufstrich mit verschiedenem Gemüse
- Geriebene Karotten und Rosinen, eventuell mit Quark
- Eine Scheibe Rettich, eventuell mit Roggenbrot und Feldsalat
- Pflanzliche Sojapaste und Zwiebelringe, Paprika und Tomate
- Salat, Tomaten, Eier, Gurken
- Salat, Paprika, Gartenkresse
- Salat, Sauerkraut, Rosinen
- kleingeschnittener Chicorée, vermischt mit Quark, kleingeschnittene Apfelsinenstückchen oder Mandarine, etwas Zitronensaft und nach Bedarf etwas Pfeffer und Kräutersalz
- Geriebene Karotten, vermischt mit einem geriebenen Apfel, etwas Quark, eventuell noch etwas Sesam, Zimt und Zitronensaft
- Sesampaste mit Radieschen oder Gartenkresse
- Geriebene Karotten, vermischt mit einem geriebenen Apfel und einem gekochten Ei und Petersilie oder andere Gewürze nach Geschmack
- Salat, rote Beete, Zwiebel
- Feldsalat oder Salat, Wurzelsellerie, Gartenkresse

SUPPEN

Champignonsuppe (4 bis 5 Tassen)
50 g Butter
50 g Mehl
1 Zwiebel
Champignons
etwas Schnittlauch und Petersilie
2 Esslöffel Planta Force (Butter)
etwas Salz
etwa ein Liter Wasser

Zerlassen Sie die Butter, ohne sie zu bräunen und fügen Sie beim Rühren das Mehl hinzu, bis ein glatter Brei entsteht. Gießen Sie jetzt nach und nach das Wasser hinzu bis die Suppe die gewünschte Dicke hat. Vermengen Sie die Suppe mit den gewaschenen und geschnittenen Champignons, der kleingeschnittenen Zwiebel und dem Schnittlauch. Schmecken Sie die Suppe mit Salz und der aufgelösten Planta Force (Butter) ab. Bevor Sie die Suppe servieren, geben Sie noch die zerschnittene Petersilie hinzu.

Erbsensuppe
500 g grüne Erbsen oder Schälerbsen
2,5 Liter Wasser
500 g Porree
eine halbe Wurzelsellerie
Sellerie
Petersilie
1 Kartoffel
Karotte
pflanzliche Bouillonkörner
Tamari (Sojasoße)
Meersalz
Butter oder Öl

Weichen Sie die gewaschenen Erbsen eine Nacht lang in viel Wasser ein. Kochen Sie die Erbsen etwa zwei Stunden im selben Wasser mit etwas

Meersalz. Eventuell können Sie die Suppe durch ein Sieb gießen. Schmoren Sie zwei Drittel des gereinigten frischen Gemüses etwa fünf Minuten lang in Butter oder Öl. Das Gemüse muss knusprig bleiben. Schneiden Sie den Rest sehr klein und vermischen Sie ihn mit dem geschmorten Gemüse. Rühren Sie diese Mischung durch die heiße Suppe. Schmecken Sie die Suppe mit Gewürzen ab. Servieren Sie sie eventuell mit Sojawürstchen.

Linsensuppe
500 g gewaschene Linsen
2 Scheiben Wurzelsellerie
1 dicke Zwiebel
1 Karotte
1 kleines Stück Porree
2 Knoblauchzehen
ca. 3 Liter Wasser
2 Esslöffel Planta Force (Butter)
etwas Salz

Legen Sie die gewaschenen Linsen in kaltes Wasser und kochen Sie diese in etwa 2,5 Stunden gar. Fügen Sie das gewaschene und geschnittene Gemüse hinzu, und kochen Sie das Ganze noch eine weitere Viertelstunde. Geben Sie etwas Salz hinzu und schmecken Sie das Ganze mit der aufgelösten Brühe ab. Servieren Sie die Suppe mit Roggenbrot und Butter.

Bohnensuppe
500 g braune Bohnen
2,5 Liter Wasser
Meersalz
500 g Zwiebeln
Butter oder Öl
Sellerie
Petersilie
eventuell Lorbeerblätter und Pfefferkörner
vegetarische Bouillonkörner oder Sojasoße

Weichen Sie die gewaschenen Bohnen eine Nacht lang in viel Wasser ein. Kochen Sie die Bohnen in diesem Wasser mit etwas Meersalz. Sie können Lotbeerblätter und Pfefferkörner nach ihrem Geschmack hinzugeben. Die Bohnen müssen vollständig durchgekocht werden. Nehmen Sie anschließend die Bohnen aus der Brühe und reiben Sie sie durch ein Sieb. Vermischen Sie nun langsam den geriebenen Brei mit der Brühe. Kochen Sie das Ganze noch einmal. Währenddessen können Sie nun die Zwiebeln, die Petersilie und den Sellerie reinigen. Schmoren Sie zwei Drittel der kleingeschnittenen Zwiebeln in Öl oder Butter. Vermengen Sie die geschmorten Zwiebeln und den Rest des Gemüses mit der Suppe. Schmecken Sie die Suppe mit Sojasoße oder mit den vegetarischen Bouillonkörnern ab, ohne sie mitzukochen. Servieren Sie die Suppe heiß.

Zwiebelsuppe
½ Teelöffel Butter oder Öl
1 zerschnittene Zwiebel
1 Esslöffel Mehl
5 Teile Gemüsebrühe
eventuell 2 Esslöffel Milch
Kräuter mit salzlosem Hefeextrakt
Basilikum
Muskatnuss

Auch diese Suppe kann man sieben. Bräunen Sie die Zwiebel. Streuen Sie das Mehl darüber und bräunen Sie das Ganze einige Minuten lang. Fügen Sie die fünf Teile Gemüsebrühe hinzu und kochen Sie diese Mischung eine halbe Stunde lang. Eventuell können Sie zwei Esslöffel Milch hinzufügen.

Gemüsesuppe für vier Personen
Nehmen Sie das Gemüse der jeweiligen Jahreszeit, zum Beispiel Sellerie, Karotten, Kohl, Kohlrabi, Porree, Tomaten, Zwiebeln. Sie können für die Zubereitung dieser Suppe auch harte, gesunde Gemüsereste verwenden.

1 Teelöffel Öl oder Butter
1 Zwiebel
2 Karotten
1 kleine Wurzelsellerie
Kohl
1 Porree
3 bis 4 Liter Wasser
Liebstöckel, Basilikum oder andere Kräuter
ein halbes Lorbeerblatt

Halbieren Sie die Zwiebel und schmoren Sie sie auf der durchgeschnittenen Fläche. Zerschneiden Sie das Gemüse und geben Sie es hinzu. Schmoren Sie das Ganze eine Viertelstunde lang, jedoch nicht zu warm. Gießen Sie Wasser hinzu und erwärmen Sie die Brühe zwei Stunden lang. Geben Sie nach Geschmack Kräuter hinzu.

Kerbelsuppe
½ Esslöffel Butter
ein Stück Zwiebel
eine gewürfelte Kartoffel
½ Esslöffel Mehl
5 Teile Gemüsebrühe
1 Esslöffel kleingeschnittener Kerbel
1 Esslöffel Sahne

Schmoren Sie das Gemüse, kochen Sie es eine halbe Stunde lang. Sieben Sie die Brühe. Geben Sie den Kerbel in die Suppenschüssel hinzu.

LITERATUR VERZEICHNIS

Dr. Adler Allgemeineinkrankungen durch Störfelder
Dr. C. Atkins De voedingsrevolutie
Kurt Allgeier Die Enzymtherapie
Dr. Bradford, Culbert, Allen Cancer Protocols
Dr. Bradford, Culbert, Allen Oxidology (ROTS)
Dr. J. Budwig Der Tod des Tumors
Dr. J. Budwig Das Fettsyndrom
Dr. Blumenschein-Knobl Biologische Krebstherapie
Adele Davis Eet goed, blijf gezond en fit
Professor Dr. Defares Langer vitaal blijven
Professor Dr. G. Enderlein Bacteriencyclogenie
M. Finkel Nieuwe hoop bij kanker
Dr. Ferenczi, Dr. Seeger Rote Bete in der Zusatztherapie
Dr. M. Gerson A Cancer Therapy
Dr. 3. Hackethal Sprechstunde
Dr. J. Hackethal Nach Operation
Dr. 3. Hackethal Keine Angst vor Krebs
Dr. 3. Issels Mehr Heilungen von Krebs
Professor W. Kollath Regulatoren des Lebens
Professor W. Kollath Zivilisationsbedingte Krankheiten
Professor W. Kollath Vom Wesen der Redox-Systeme
Professor W. Kollath Die Ernährung als Wissenschaft
Professor W. Kollath Die Ordnung unserer Nahrung
Professor W. Kollath Der Vollwert der Nahrung
Professor W. Kollath Leben - Wachstum und Gesundheit
Dr. 3. Kuhl Schach dem Krebs
Dr. J. Kuhl Geschwülste
Dr. H. Nieper Revolution
Dr. Pischinger Das System der Grundregulation
Dr. E. Rauch Blut und Säftereinigung
Dr. Reckeweg Homotoxikologie
Dr. Rilling Nicht-toxische Additivtherapie
Professor Dr. Scheller Langlebigkeit mit Paracelsus Arzneien
Professor Dr. Scheller Jugendfrische im Alter

Dr. P. G. Seeger Leitfaden flur Krebsleidende
Dr. P. G. Seeger Krebsveibütung
Dr. P. G. Seeger Krebs - Problem ohne Ausweg?
B. Schwitters Überleben mit einem Körper
Professor Dr. L. Wendt Die Eiweißspeicherkrankheiten
Professor Dr. L. Wendt Hyppoporopathien Professor
Dr. W. Zabel Die interne Krebstherapie
Dr. Ziff Amalgam, die toxische Zeitbombe

SENSEI Verlag – wir sorgen uns um Ihre Gesundheit

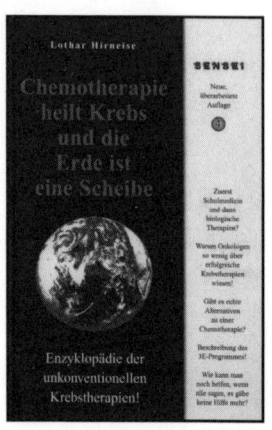

„Zukünftig wird es nur noch zwei Gruppen von Krebskranken geben. Solche, die dieses Buch gelesen haben – und die Nichtwissenden."

Seit vielen Jahren bereist Lothar Hirneise die ganze Welt auf der Suche nach den erfolgreichsten Krebstherapien und klärt Menschen darüber auf, dass es mehr als Chemotherapie und Bestrahlung gibt. Neben der Beschreibung von über 100 Krebstherapien und Substanzen zur Behandlung von Krebs, klärt der Autor auch darüber auf, welche Krebstherapien bei welchen Krebsarten in der Schulmedizin angewandt werden und was man als Patient unbedingt wissen muss, bevor man sich solchen Therapien unterzieht.

Erstmals wird auch das 3E-Programm beschrieben, das auf der Auswertung der Krankengeschichten von Tausenden von Menschen beruht, die Krebs in einem sehr späten Stadium überlebt haben. Erfahren Sie, warum so viele Menschen an Krebs sterben müssen und andere nicht. Das Buch liefert nicht nur eine unglaubliche Menge an Informationen, sondern hilft dem Krebskranken auch durch aktive Übungen des 3E-Programmes, seinen eigenen Weg zu finden, um Krebs zu heilen. Großformat, Über 800! Seiten nur € 39,90.

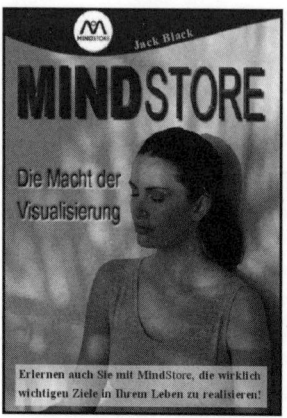

Das **Mind**Store System zählt europaweit zu einem der bekanntesten Programm für eine positive Persönlichkeitsentwicklung. Mit einfach anzuwendenden Techniken zeigt der Jack Black, wie jeder seine Ziele erreichen kann, und zwar unabhängig davon um welche es sich handelt.

Viele Menschen nehmen heutzutage an Kursen für Zeitmanagement, Präsentationstechniken, Teamförderung, Projektmanagement und vielen anderen nützlichen Kursen teil. Doch wo andere Kurse aufhören, fängt **Mind**Store erst an. Der Autor lehrt Sie Grenzen zu sprengen und wie Sie zuvor unerreichbare Ziele verwirklichen können. Nehmen Sie die Zügel für Ihre Zukunft ab sofort fest in die Hand und beginnen Sie noch heute die ersten Schritte in eine neue Welt der tiefen Zufriedenheit.

Jack Black stieß in seinen Forschungen auf eine Nobelpreis Studie von Roger W. Sperry. Diese Studie gab ihm wichtige neue Einsichten in die innere Welt unseres Gehirns. Aus diesen Forschungen entwickelte sich über die Jahre ein Trainingssystem an dem bis heute über 200.000 Menschen teilgenommen haben. Viele von ihnen haben anschließend darüber berichtet, wie sich ihr Leben durch **Mind**Store positiv entwickelt hat. 212 Seiten nur € 12,90.

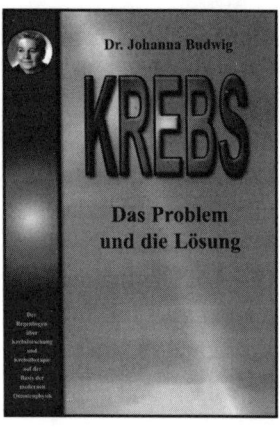

Seit über 40 Jahren behandelt die mehrfach für den Nobelpreis nominierte Wissenschaftlerin, Frau Dr. Johanna Budwig, erfolgreich Krebskranke. Mehr als 50% ihrer Patienten sind Ärzte oder Angehörige von Ärzten, die wissen, warum sie sich bei einer so ernsthaften Erkrankung auf die Erfahrungen dieser brillianten Physikerin, Chemikerin und Pharmakologin verlassen, anstatt sich der herrschenden Meinung anzuschließen, die da sagt, dass Tumore durch Chemotherapie und Bestrahlung zerstört werden müssen. Frau Dr. Budwig erklärt in diesem Buch ausführlich, welche Theorien hinter ihrer Therapie stehen und wie einfach die Umsetzung der Therapie sein kann. Dieses Buch sollte jeder Krebskranke und Onkologe lesen. 140 S. € 15,30.

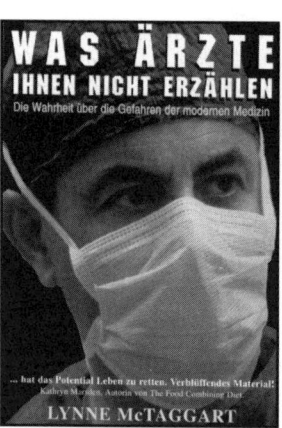

In diesem Buch werden nicht nur Krebsbehandlungen etwas kritischer betrachtet, sondern auch die Früherkennungstests wie Abstrich oder Mammographie etwas genauer angeschaut. Die Autorin, beschreibt, dass gern benützte Worte wie „Tumorverkleinerung" und „positive Reaktion auf die Behandlung" nicht unbedingt gleichzusetzen sind mit Überlebenschance oder Lebensqualität. Anmerkung: Damit ein Medikament die Zulassung bekommt, muss es nur nachweisen, dass es Tumore schrumpfen lässt und nicht, dass es Leben verlängert. Inhalt: Diagnostische Übertreibungen, Cholesterin-Trugschluss, Impfungen, Antibiotika, Zahnmedizin, Operationen, Verantwortung übernehmen und vieles, vieles mehr. 430 Seiten nur € 18,90

SENSEI Verlag – wir sorgen uns um Ihre Gesundheit

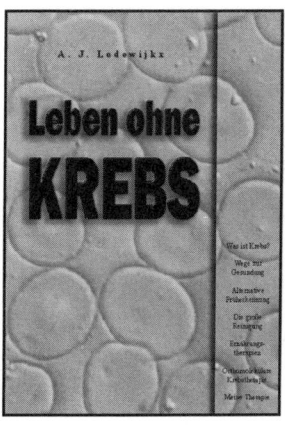

Leben ohne Krebs
Der Holländer A.J. Lodewijkx beschäftigt sich schon seit über 30 Jahren intensiv mit der Krebsproblematik. Er hat sich in dieser Zeit intensiv mit den Forschern Budwig, Seeger, Warburg, Jung, Kuhl, Wendt, Issels, Spengler und Koch beschäftigt. Dabei fand er einen roten Faden der Therapie heraus, welchen er in seiner Therapien seit nunmehr drei Jahrzehnten erfolgreich einsetzt. Wer sich als Leser darüber informieren will, wie Krebs entsteht und warum Ernährung und Entgiftung eine zentrale Rolle in allen Krebstherapien spielt, für den ist dieses Buch ein Juwel. Zusätzlich klärt der Autor auf, wie er Krebs diagnostiziert bzw. welche Methoden er zur Therapiekontrolle anwendet. A5, 224 Seiten nur € 18,90.

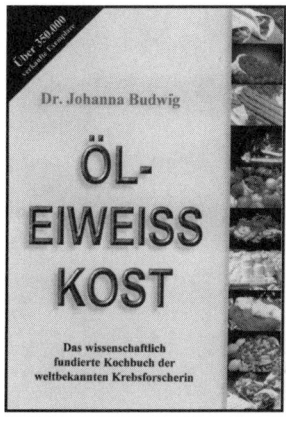

Öl-Eiweiß Kost,
In diesem Buch geht es um die Praxis der erfolgreichen Krebstherapie. Es werden mehr als 160 Menüvorschläge präsentiert und auf wenigen Seiten noch einmal alle wichtigen Ernährungsschritte erklärt. E. Clement, Magazin *Regeneration*: "Diese einfache Therapie hat gegenüber all den anderen zwei Nachteile:
1. sie sieht zu einfach aus, klingt nicht gelehrt;
2. sie erfordert eine persönliche Anstrengung, ein Umdenken. Sie ist aber die einzig biologisch vollwertige Methode." Dieses Buch ist das Praxisbuch zum erfolgreichen Titel von Frau Dr. Budwig: *Krebs - das Problem und die Lösung*. A5, 180 Seiten nur € 15,30.

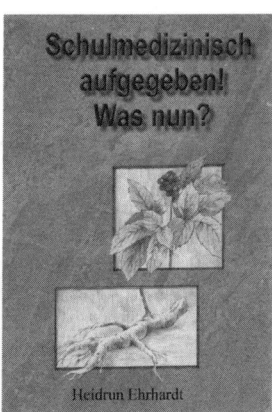

Schulmedizinisch aufgegeben - was nun?

Heidrun Ehrhardt hatte keine Hoffnung mehr. Schulmedizinisch austherapiert und beide Lungen voller Metastasen, bot man ihr noch einen Versuch mit einer Hochdosis-chemotherapie an, welchen sie dankend ablehnte und sich für einen biologischen Weg entschied. Lernen auch Sie von der Autorin, dass:
* Krebs in jedem Stadium der Krankheit zu besiegen ist und man auch dann die Hoffnung nicht aufgeben sollte, wenn dies die Ärzte schon längst getan haben.
* Krebs bei weitem nicht die gefährliche Krankheit ist als die sie immer wieder dargestellt wird und die Diagnose bzw. die Therapien oftmals schlimmer sind als die Erkrankung. * Krebs in einem späten Stadium nur dann geheilt werden kann, wenn man ganzheitliche Therapien anwendet. * Krebs mit vielen Therapien sehr erfolgreich behandelt werden kann und nicht nur mit Chemotherapie und Bestrahlung. A5. 340 Seiten nur € 18,90.

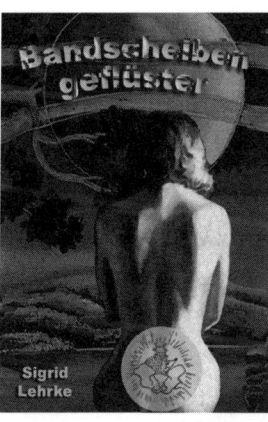

Rückenschmerzen?

„Viele Menschen kennen ihr Auto wie ihre Westentasche und pflegen es auch gut. Würde eine Werkstatt den noch funktionierenden Auspuff erneuern wollen, gäbe es Protest. Man würde noch andere Fachleute dazu befragen und sich mehrere Angebote einholen. Sagt aber ein Arzt, dass eine Operation notwendig ist, erkundigen sich die wenigsten, was es da noch auf dem Markt der Möglichkeiten gibt."

Humorvoll lebt die Protagonistin vor, wie sie die Volkskrankheit Nummer eins, Rückenschmerzen, für sich und ihre persönliche Entwicklung nutzt. Trotz Gesundheitsreform und unterschiedlicher schulmedizinischer Meinungen, lässt sich die Autorin einige Weisheiten von ihrer Bandscheibe flüstern und lebt ohne die empfohlene OP ein angenehmes Leben. Ein ideales Geschenkbüchlein! 244 Seiten handliches Format nur € 9,90.

SENSEI Verlag – wir sorgen uns um Ihre Gesundheit

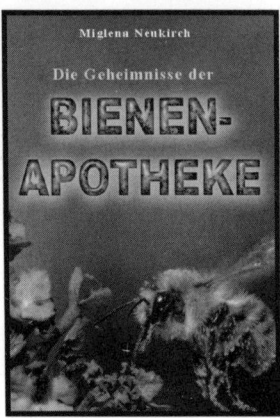

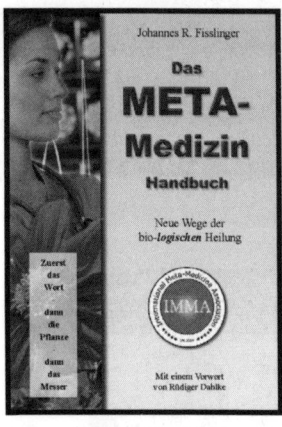

DIE GEHEIMNISSE DER BIENENAPOTHEKE

Mehr Power und Erfolg im Kampf gegen Krankheiten und vorzeitiges Altern, bessere Lebensqualität und mehr Lebensfreude dank des neu entdeckten Wissens über die uralten Heilkräfte von Honig. So geht die Autorin detailliert auf zahlreiche Einsatzmöglichkeiten von Honig ein bei verschiedenen Beschwerden und Erkrank-ungen von A wie Abwehr-schwäche, Allergien, Asthma über B wie Blutarmut, Blutdruck, Bronchitis, D wie Darmkatarrh, G wie Grippe, Gürtelrose, H wie Herzinfarkt, K wie Krebs, L wie Leberent-zündung, Lungenentzündung, P wie Prostatavergrößerung, R wie Rheuma bis Z wie Zahnfleischentzündung. *116 Seiten nur € 12,90*

Das Meta-Medizin Handbuch

Was wäre, wenn man im Gehirn den ganzheitlichen Zustand unseres gesamten Körpers und der Psyche, wie in einem Buch, ablesen könnte? Was sind die URSACHEN von Erkrankungen und warum werden Krankheiten oftmals chronisch? Kann man wirklich Ursachen und nicht nur Symptome behandeln? In diesem Buch erhalten Sie Antworten auf Ihre Gesundheitsfragen und verlieren gleichzeitig die Angst vor Symptomen. Ab sofort können auch Sie die Selbstverantwortung für Ihren Körper und Ihren Geist übernehmen und Sie werden neue Wege finden zur bio-*logischen* Heilung. *€ 22,90*

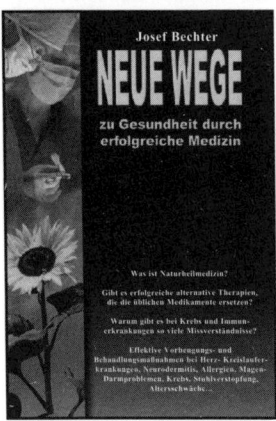

Dass Gesundheit durch chemische Medikamente und Arztbesuche nicht käuflich erwerbbar ist, hat uns die Vergangenheit mit von Jahr zu Jahr mehr Kranken gelehrt. Früher waren es die Seuchen wie Cholera und Pest, die die Menschen massenhaft dahin gerafft haben. Heute sind es die Zivilisationskrankheiten, allen voran Krebs und Herz- Kreislauferkrankungen, denen aufgrund falscher oder unvollständiger Behandlung jährlich viele Millionen Menschen unnötigerweise zum Opfer fallen.

In diesem Buch werden die Ursachen der Krankheitsflut erörtert und naturheilkundliche, effektive und wissenschaftlich fundierte Behandlungsmethoden zu den häufigsten Zivilisationskrankheiten verständlich gemacht. Gesundheit ist einfach, erhaltbar und im Krankheitsfall grundsätzlich wieder herstellbar. Dieses Buch erklärt Ihnen, was Sie erstens selbst tun können und zweitens was Sie beachten müssen, wenn Sie wieder zu Ihrem Arzt gehen. *Hardcover, 432 Seiten nur € 22,90*

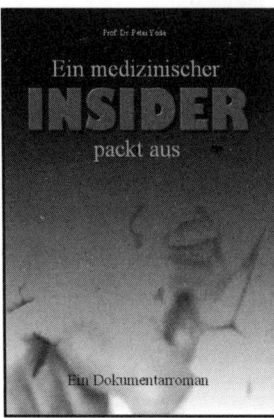

Prof. Dr. Peter Yoda war über viele Jahre Mitglied des berühmten Frankfurter Clubs, einer Vereinigung exzellenter Wissenschaftler, die Ableger auf der ganzen Welt haben. Nachdem er aus dem Club ausgestiegen ist, erzählt der Insider, wie Patienten und Ärzte täglich belogen und betrogen werden. Mit schockierenden Einsichten erklärt er welche Systeme dahinter stehen und wie Regierungen und Pharmafirmen über Leichen gehen. Der Autor zeigt hemmungslos auf, wie falsch und gefährlich die heutige Medizin ist, ohne dass dies von der breiten Öffentlichkeit wirklich wahr genommen wird. Erfahren Sie, auf welche perfide Art erfolgreiche Therapien unterdrückt und stattdessen absolut nutzlose und krankmachende in unser tägliches Leben implantiert werden. Dieses Buch ist nichts für schwache Nerven, denn Prof. Yoda erzählt Details der 40er Studien, die leider unmenschlichsten Studien die jemals gemacht wurden. Außerdem klärt er Sie über „Perpetuums Mobile" auf, die von Regierungen und Firmen weltweit eingeführt wurden und deren einzige Aufgabe ist, Angst in der Bevölkerung zu verbreiten, damit Sie machen was andere wollen. *196 Seiten nur € 14,90*

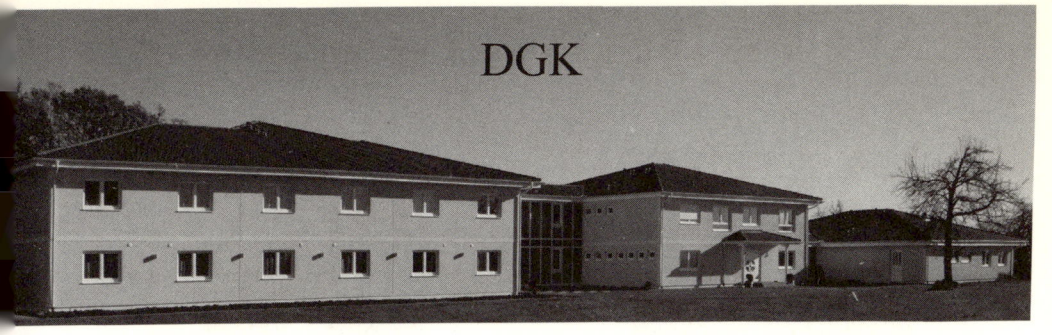

DGK

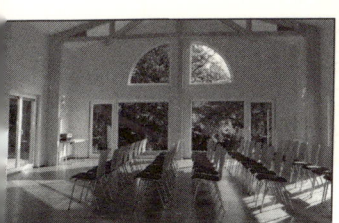

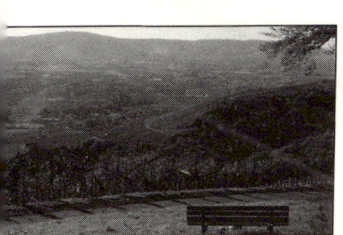

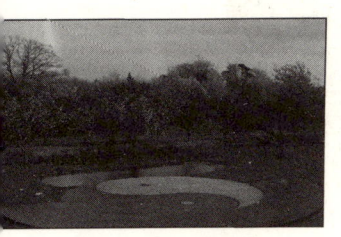

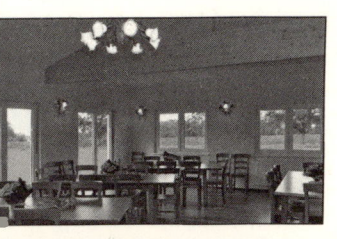

Deutsches Ganzheitliches Krebsinformations & Beratungszentrum

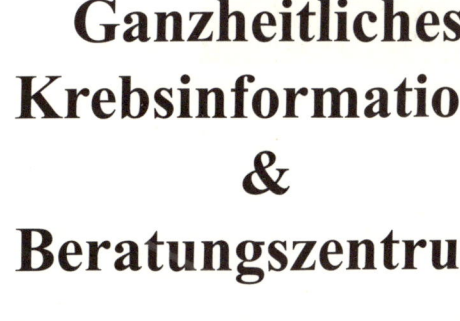

Im neuen DGK haben Sie die Möglichkeit sich eine unabhängige Zweitmeinung über Ihre Krebserkrankung von einem Expertenteam einzuholen. In einem zweitägigen Programm analysieren wir Ihre Situation und erklären Ihnen was SIE tun können und welche Therapeuten unseres weltweiten Netzwerkes Ihnen helfen werden. Desweiteren wird in unserem Zentrum das bekannte 3E-Programm unterrichtet, welches auf der Auswertung der Krankengeschichten von Tausenden von Menschen beruht, die Krebs sehr spät überlebt haben. In unserer Akademie unterrichten wir außerdem die Öl-Eiweiß Kost nach Dr. Johanna Budwig und bieten Kurse zum Ganzheitlichen Krebsberater oder Visualisierungstrainer an. Mehr Infos erhalten Sie unter:

www.dgk-buoch.de

oder bei:
DGK * Im Salenhäule 10 * 73630 Remshalden Tel: 07141-9813-0 * Fax: 07151-9813-210

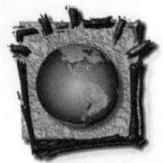

MENSCHEN GEGEN KREBS E.V.

Alle Menschen haben das Recht zu wissen und zu wählen

Menschen gegen Krebs e.V. * Postfach 12 05 * 71386 Kernen
Tel: 07151-910217 * Fax: 07151-910218
e-mail: mgk@krebstherapien.de * www.krebstherapien.de

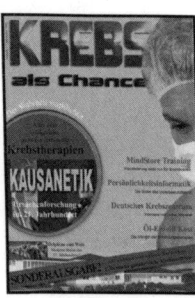

Infounterlagen und aktuelles Magazin **KREBS ALS CHANCE** gegen Einsendung von € 7,- in Briefmarken!

Liebe Leserin! Lieber Leser!

Jeden Tag wenden sich Menschen mit Krebs, deren Angehörige, Journalisten, Wissenschaftler, Ärzte und weitere Interessierte an unsere Organisationen in den USA, Großbritannien und Deutschland, um mehr Informationen über erfolgreiche Krebstherapien zu erhalten. Dies geschieht vor allem vor dem Hintergrund, dass in absehbarer Zeit Krebs die Herz-Kreislauferkrankungen als Todesursache Nr.1 in Deutschland ablösen wird. Immer wieder wird uns von großen Fortschritten der Chemotherapie, durch Interferon, Interleukin, Stammzelltherapie, Gentherapie, stereotaktischen Bestrahlungen, Angiogenese-Hemmer und vieles mehr erzählt. Doch wenn man ins Detail geht, erkennt man sehr schnell, dass die Statistiken auf den zweiten Blick nicht so positiv aussehen wie viele Krebskranke oftmals annehmen.

Krebs wird leider immer noch als eine eigene Krankheit angesehen - **und nicht als ein Symptom einer Erkrankung eines Menschen.** Deshalb wird auch immer noch versucht, die *Krankheit Tumor* mit allen zur Verfügung stehenden Mitteln wie Chemotherapie oder Bestrahlung auszumerzen. Es werden nur noch Tumore - und keine Menschen mehr behandelt. Durch diese Sichtweise war es möglich, dass sich in den letzten Jahrzehnten alles auf 4 Krebstherapien konzentriert hat: Chirurgie, Bestrahlung, Hormon- und Chemotherapie. Fast alle Forschungsgelder sind in diese Therapien geflossen - doch für Millionen Krebskranker ohne irgendeinen durchbrechenden Erfolg.

Unsere täglichen Erfahrungen zeigen uns, dass die meisten Onkologen immer noch versuchen, ausschließlich Tumore zu zerstören. Dass die Zerstörung eines Tumors jedoch nicht gleichzusetzen ist mit einer Verlängerung der Lebenszeit und schon gar nicht mit einer Verbesserung der Lebensqualität, zeigen die vielen Metastasen und leider auch die hohe Sterb-

Verbesserung der Lebensqualität, zeigen die vielen Metastasen und leider auch die hohe Sterblichkeitsrate bei den häufigsten Krebsarten. Um Missverständnisse auszuschließen: Die Zerstörung des Tumors ist ein wichtiger Bestandteil jeder Krebstherapie und auch wir sind in bestimmtem Fällen für den Einsatz aggressiver Mittel.

Jedoch wurde durch diese einseitige Sichtweise in den letzten Jahrzehnten der Mensch als Träger des Tumors leider vergessen. Denn er ist es, der diesen Tumor entwickelt. Nur wenn wir den ganzen Menschen betrachten, und nicht nur seinen Tumor, können wir ihn auch richtig behandeln. Ein weiterer Punkt ist der, dass durch diese einseitige Konzentration andere erfolgreiche Krebstherapien in den Hintergrund geraten sind. Wir hören immer wieder: "Mein Arzt würde es doch wissen, wenn es andere erfolgreiche Krebstherapien gäbe."

Dabei erleben wir doch alle jeden Tag, dass die ganzheitliche Betrachtung von Krankheiten zugunsten einer chemischen bzw. High-Tech Medizin weichen muss und deswegen erfolgreiche Therapien vergessen, verdrängt, aus finanziellen Gründen verleugnet, als nicht erfolgreich verkannt oder an den Universitäten erst gar nicht mehr gelehrt werden. Ob eine Therapie erfolgreich ist oder nicht, wird in der Wissenschaft vor allem mit sogenannten Doppelblindstudien bewertet. Leider zeigt es sich jedoch immer wieder, dass diese Studien entweder falsch bewertet werden oder aber die Zahlen nicht richtig sind. Ein weiteres Problem stellen außerdem Fälschungen aus Profitgier dar. Aufgrund solcher "Forschungen" kommen dann Medikamente auf den Markt, auf die sich Betroffene und Ärzte verlassen. Der Leidtragende ist dabei der erkrankte Mensch.

Einerseits sagen Ärzte und Krankenkassen, dass sie nur Doppelblindstudien als wissenschaftlich fundiert akzeptieren, und andererseits werden diese Doppelblindstudien von den gleichen Personen angezweifelt, wenn sie nicht in deren Schema passen. Oder wie kann man sich sonst erklären, dass es sehr viele Doppelblindstudien gibt, die beweisen, dass Chemotherapien bei epithelialen Tumoren (über 80% aller Krebsarten) nur in den wenigsten Fällen geholfen haben, das Leben zu verlängern, jedoch immer noch bei den meisten Krebskranken eingesetzt werden. Ärzte dürfen in Deutschland zuerst einmal nur *wissenschaftlich fundierte* Therapien anwenden. In der Regel "dürfen sie wählen" zwischen einer krebserzeugenden Bestrahlung, einer immunzerstörenden Chemotherapie und einer Operation, deren Folgen evtl. nie mehr rückgängig zu machen sind.

Doch Hand aufs Herz, wer untersucht eigentlich, wie wissenschaftlich diese Wissenschaft noch ist? Wie frei können Ärzte eigentlich ihre Patienten behandeln, bzw. wie stark werden sie von Institutionen, Regierungen und Firmen unter Druck gesetzt? Krebs ist eine den ganzen Menschen umfassende Erkrankung, und Sie müssen die Verantwortung für Ihre Gesundheit heute mehr denn je wieder in Ihre eigene Hand nehmen.

Krebs ist heilbar. Immer wieder erleben wir, dass auch Menschen in einem sogenannten *finalen Stadium* ihren Krebs besiegen. Werden Sie deshalb aktiv und finden Sie heraus, was Sie noch heute gegen Ihren Krebs tun können. Übernehmen Sie die Verantwortung für Ihre Erkrankung. Überlassen Sie es nicht anderen Menschen, dass Sie gesund werden. Beginnen Sie noch heute damit, darüber nachzudenken, was Sie zukünftig anders machen werden und vertrauen Sie Ihrer inneren Stimme, die Ihnen sagt, dass SIE Ihren Krebs besiegen.

Wir werden alles tun, um Sie auf diesem Weg so gut wie möglich zu unterstützen.